Über dieses Buch Mit Liebe, Mut und Ironie zeichnet hier eine Frau das Bild ihres Mannes und ihres gemeinsamen Lebens, seit sie wissen, daß er Lungenkrebs hat. Die Chancen, den Kampf gegen die Krankheit zu gewinnen, sind sehr gering, wie sie bald erfahren, aber weit davon entfernt zu resignieren, versuchen sie es mit allen Mitteln der Alternativ- und der Schulmedizin. Sie erleben die ganze Spannbreite der Behandlungsmöglichkeiten und des menschlichen Verhaltens im Gesundheitswesen, von Fasten über Rohkostdiät und Homöopathie bis zur Operation, von gewissenhaften Ärzten und verständnisvollen Krankenschwestern bis zum berühmten Spezialisten, der leider nur keine Zeit hat, sich um seine Patienten zu kümmern, und dessen Klinik sich als reines Horrorkabinett entpuppt.
Es ist die unsentimentale, oft sogar humorvolle Darstellung einer schweren Zeit. Sie vermittelt einen Eindruck von der tiefen Liebe und dem großen Verständnis füreinander, die die Autorin und ihren Mann verbanden.

Sigrid Borst

Weniger als ein Jahr...

Unser Kampf gegen den Krebs

Fischer
Taschenbuch
Verlag

Lektorat: Anke Rasch

9.–11. Tausend: Juli 1988

Originalausgabe
Veröffentlicht im Fischer Taschenbuch Verlag GmbH,
Frankfurt am Main, September 1987

Umschlaggestaltung: Jan Buchholz/Reni Hinsch
Gesamtherstellung: Clausen & Bosse, Leck
Printed in Germany
ISBN 3-596-23248-1

Persönliche Erfahrungen mit Krisen

Unter dieser Überschrift legt der Fischer Taschenbuch Verlag Titel vor, deren Autoren aus eigenem Erleben oder auch aus der Betroffenheit über das Schicksal eines anderen versuchen, Ereignisse und Empfindungen zu reflektieren.
Ob die Ursache der Krise psychische oder physische Erkrankung, das Scheitern einer Partnerschaft oder sonst ein tief berührendes Erleben war – es gab Anlaß, das Leben zu überdenken.

12.12.1975–4.3.1981

Unsere Familie besteht aus meinem Mann Philip, meinem Sohn Dany und unserer Katze Eduard. Wir wohnen in einer Wohnung mit großem Balkon im 1. Stock eines Vierfamilienhauses am Stadtrand. Links und rechts von uns kleinere Häuser mit größeren Gärten und hinter dem Haus Wochenendgrundstücke für weniger begünstigt Wohnende. Uns bringen die Gärten frische Luft und eine schöne Aussicht, unserer Katze ein großes, ungefährliches Revier. Also für alle Beteiligten eine zufriedenstellende Lösung.

Philip ist 50 Jahre alt. In seiner Jugend war er Motorradrennfahrer, Werksfahrer, später, nach seinem Unfall, Berufsoffizier, noch später Rallyefahrer und in den dann folgenden ruhigeren Jahren selbständiger Fahrlehrer. Vor einem Jahr hat er seine Fahrschule verkauft. Seither baut er für seinen Berufsverband eine Abrechnungszentrale für Fahrschulen auf. Wie bei allem, was er bisher unternommen hat, ist er mit Leib und Seele dabei. Er sieht aus wie jener distinguierte Herr, der in der Werbung immer den edlen Cognac trinkt. Groß, stattlich (also mit Gewichtsproblemen), silbergraues Haar, strahlend blaue Augen, immer noch umgeben vom Flair des ehemaligen Abenteurers. In Jeans und Turnschuhen sportlich, im Anzug mit Krawatte repräsentativ, im Smoking einfach umwerfend. Das Schönste an ihm ist seine Stimme, tief und warm, immer ruhig und nie laut. In seine Stimme habe ich mich zuerst verliebt. Philip ist der liebenswerteste und ausgeglichenste Mensch, den ich kenne. Er liebt die Menschen so, wie sie sind, nicht so, wie sie sein sollen. Entsprechend groß ist unser Freundes- und Bekanntenkreis.

Dany, eigentlich Daniel, 17 Jahre alt, Gymnasiast, ist mein Sohn aus erster Ehe. Er ist intelligent, zurückhaltend, ein ernsthafter junger Mann mit besonderer Vorliebe für Bücher, Theater, Musik, weniger für Parties und Disco. Vor meiner Ehe mit Philip habe ich ihn fünf Jahre lang allein erzogen, besser gesagt, seine Erziehung war nach meiner Scheidung von seinem Vater weitgehend abgeschlossen, und in der Folgezeit war ich nur noch beratend tätig. Er ist heute sehr selbständig und trifft seine Entscheidungen mehr oder weniger alleine.

Das Verhältnis zwischen Philip und Dany ist dank ihrer Toleranz trotz der oft gegenteiligen Auffassungen gut. Philip macht keine Erziehungsversuche, und Dany behält seine Meinung über Philips abenteuerliche Vergangenheit für sich. Im ersten Jahr unserer Ehe staunte Dany Philip aus großem Abstand wie ein exotisches Wesen an. Dany war damals zwölf Jahre alt und hatte so jemanden wie Philip noch nie erlebt. Er glaubte, Philips Menschenfreundlichkeit sei nur eine aufgelegte Schicht, die nach und nach abgehe. Erst nach einiger Zeit war er überzeugt, daß sein Verhalten echt ist.

Ein weiteres wichtiges Familienmitglied ist die Katze Eduard, eigentlich Eduardine, denn sie ist eine Dame. Sie ist rothaarig, attraktiv und mit einem mißtrauischen Charakter gegenüber Menschen ausgestattet, den ihr eine stattliche Reihe wilder Vorfahren vererbt hat. Allerdings ist sie klüger als ihre Vorfahren. Denn bereits im zarten Alter von drei Monaten beschloß sie, ihrem täglichen Broterwerb nicht mühsam als streunende Katze nachzugehen, sondern in einer kalten Novembernacht unter unserem Balkon so lange kläglich zu miauen, bis wir sie reinließen. Es klappte, und fortan hatte sie ausgesorgt.
Sie gehört zur Familie, hat die gleichen Rechte, aber viel weniger Pflichten. Die Katze Eduard hat viele Namen. Philip nennt sie Miezi, Dany nennt sie Reddy, wegen ihrer Farbe. Ich sage einfach Katze zu ihr, oder Mistvieh, das richtet sich nach dem, was sie gerade wieder angestellt hat.
Es gibt Nutztiere und Unnutztiere. Nutztiere geben Fleisch, Milch oder Eier, sind also dem Menschen wohlgefällig. Unnutztiere geben überhaupt nichts, sondern wollen nur immer. Außerdem ärgern sie den Menschen, wo sie nur können und lauern hinter Türen, um mit einem schnellen Schlag Laufma-

schen zu produzieren, und das möglichst fünf Minuten bevor man ins Büro muß. Die Katze Eduard gehört zu den Unnutztieren.

Und nun zu mir. Ich bin 39 Jahre alt, Chefsekretärin, groß, blond, schlank. Aussehen durchschnittlich bis gut, je nachdem, wieviel Mühe ich mir gebe. Philip und ich, das war die berühmte Liebe auf den ersten Blick. Früher habe ich auch nicht daran geglaubt. Aber es gibt sie wirklich. Das kann man sich nicht aussuchen, das kommt einfach so. Ich war seine Fahrschülerin, und schon nach der ersten Stunde wußte ich, daß ich dem Mann begegnet war, mit dem ich den Rest meines Lebens verbringen wollte. Bei Philip war es genauso. Es war alles so, wie man sagt, wie es sein soll, wenn aus einer Verliebtheit die wirklich große Liebe erwächst. Keine heimlichen Treffs, keine verstohlenen Küsse, keine schnellen Betteinlagen, sondern eine altmodische, romantische Werbung, mit Worten, die nie über das Erlaubte hinausgingen, mit Blicken, manchmal einer zufälligen Berührung.
Natürlich war es völlig unmöglich. Ich war verheiratet, Philip auch, ich hatte ein Kind, Philip zwei. Wir hätten nur eine versteckte Liebesaffäre haben können. Das wollten wir nicht. Nach beendeter Ausbildung ließ ich mich scheiden, nahm Dany und zog in eine andere Stadt. Philip wußte nicht, wohin.

Vier Jahre später trafen wir uns durch einen Zufall wieder. Es hatte sich überhaupt nichts geändert. Wir blieben zusammen, und nach seiner Scheidung heirateten wir. Unsere Ehe verlief am Anfang stürmisch, trotz der großen Liebe oder gerade deswegen. Ich war inzwischen sehr selbständig geworden, und für Philip wäre eine Verschnaufpause zwischen den beiden Ehen besser gewesen. Wir haben uns gestritten, wir haben uns versöhnt. Wir haben eine dauerhafte Grundlage für unsere Ehe geschaffen. Und wir lieben uns noch immer.

Freitag, 6. 3. 1981

Ich träume. Vor mir steht ein riesengroßer Mann, ganz in Weiß. Er hat ein Stethoskop umgehängt, auf dem Kopf balanciert er mehrere leuchtende Kugeln, die sich um ihre eigene Achse drehen. Ich bin darüber so erstaunt, daß ich gar nicht auf seine Worte achte. Dann ist er verschwunden, und an seiner Stelle steht Dr. Weißmüller, unser Hausarzt, und sagt: »Es tut mir leid, aber es besteht kein Zweifel, Ihr Mann hat Lungenkrebs. Sie werden ihn nicht mehr wiedersehen.« Plötzlich steht Philip neben ihm, und Dr. Weißmüller zieht ihn zur Tür hin. Die Tür geht auf, und Philip verschwindet. Ich sitze da und weine und denke an all die lieben Worte, die ungesagt blieben, und auch an all die lieblosen Worte, die gesagt wurden.
Ich wache auf, und mein Kissen ist naß. Neben mir atmet Philip mit jenem rasselnden Unterton, der mir so vertraut ist. Er ist noch da, und es ist noch nicht zu spät.
Jetzt fallen mir die Worte ein, die Dr. Weißmüller heute morgen zu mir sagte, als ich ohne Philips Wissen bei ihm war. »Ich habe mit Frau Dr. Hartlieb vom Gesundheitsamt gesprochen. Es bestehen leider kaum Zweifel darüber, daß es sich um ein Bronchialkarzinom handelt. Eine endgültige Gewißheit kann nur eine Bronchoskopie bringen, bei der man eine Gewebeprobe entnehmen kann. Sie sollten Ihren Mann dazu überreden, sich schnellstens darüber Klarheit zu verschaffen, damit geeignete Maßnahmen ergriffen werden können.«
Ich fragte ihn, was er unter geeigneten Maßnahmen verstehe, und er sprach vage vom Abwarten der Untersuchungsergebnisse, von Operation, Bestrahlung, evtl. Chemotherapie. Vielleicht hat er auch ganz konkret davon gesprochen, und ich habe durch den Schleier des Schocks nur die Hälfte mitbekommen.
Philip hat Lungenkrebs – das ist nicht möglich. Natürlich hat er unsinnig viel geraucht. Aber das tun andere auch. Außerdem hat er bereits vor drei Jahren damit aufgehört. Damals, als die Atemgeräusche immer unüberhörbarer wurden und sein morgendlicher Husten immer stärker und als sich die Frühjahrserkältung fast zu einer Lungenentzündung entwikkelt hätte. Damals, als Dr. Weißmüller sagte, er hätte eine

chronische Bronchialentzündung, die wegen des starken Rauchens nicht ausheilen könne. Wir haben zusammen aufgehört und es gleich beim ersten Mal geschafft.
Schließlich bekommt nur einer von sieben Rauchern Lungenkrebs, warum gerade Philip? Und überhaupt kann ein Mensch wie er keinen Krebs bekommen, weil er noch lange leben muß und weil es so wenige von seiner Art gibt.
Wenn ich an meinen Traum denke, entsteht vor meinem inneren Auge das Schreckgespenst eines Lebens ohne Philip, und schon wieder fließen die Tränen. Das Heulen, das ist etwas, was ich mir am besten gleich wieder abgewöhne bzw. erst gar nicht angewöhne. Ich muß mir ein Beispiel an Philip nehmen.
Gestern war er zur Reihenröntgennachuntersuchung bestellt. Weil mit dem ersten Bild etwas nicht in Ordnung war. Abends holte er mich vom Büro ab. Auf dem Heimweg erzählte er mir, daß seine EDV-Anlage wieder einmal Schwierigkeiten mache und das Programm nicht richtig funktioniere. Erst zu Hause vor der Garageneinfahrt sagte er beiläufig: »Beim Gesundheitsamt haben sie heute 17 Schichtaufnahmen von meiner Lunge gemacht. Frau Dr. Hartlieb meint, daß sich da wahrscheinlich ein Tumor entwickelt.«
So ohne Vorwarnung war das wie ein Schlag unter die Gürtellinie, der mir die Luft nahm. Mein Verstand weigerte sich einfach, das Gehörte zu verarbeiten.
Ich sagte gar nichts und wartete auf weitere Erklärungen, die nicht kamen. Philip benahm sich wie immer, begrüßte Dany und die Katze Eduard, las seine Zeitung und fing dann an, sich für unseren Kegelabend umzuziehen. Auf dem Weg zum Kegellokal erzählte Philip wieder von den Schwierigkeiten mit der EDV-Anlage. Ich hörte ihm zu und verstand doch nichts. Der Abend war kein Erfolg. Ich dachte dauernd daran, wie es sein wird, wenn meine Betäubung nachläßt.
Heute war Philip den ganzen Tag mit dem Auto unterwegs. Kundenbesuche. Als er heimkam, war er sehr müde. Ich erzählte ihm nichts von dem Gespräch mit Dr. Weißmüller. Vor dem Einschlafen meinte er, wir hätten ja morgen genug Zeit, über alles zu reden.
Ich bin trotz allem relativ schnell eingeschlafen, um nun mitten in der Nacht, eigentlich ist es ja schon Samstagmorgen, mit klopfendem Herzen und rabenschwarzen Gedanken wieder

aufzuwachen. Ich sitze im Bett, und mein Gehirn fängt an zu arbeiten. Die Betäubung hat nachgelassen. Ich werde heute nacht nicht mehr viel schlafen.

Samstag, 7.3.1981

Gegen Morgen bin ich doch noch eingeschlafen. Bereits beim Aufwachen weiß ich, daß etwas ganz Schreckliches passiert ist. Dann fällt es mir wieder ein, Philip hat Krebs. Die Angst packt mich. Sie drückt das Herz zusammen, ich bekomme keine Luft mehr. Nur keine Panik. Ruhig durchatmen. Philip ist da und liegt neben mir. Wie jeden Morgen. Nichts hat sich seit gestern geändert. Nur das Wissen ist jetzt da. Und mit diesem Wissen werden wir leben müssen. Wir werden es versuchen. Es muß einen Weg geben, und wenn es ihn gibt, werden wir ihn zusammen finden.

Beim Frühstück komme ich ganz vorsichtig zum Thema. Ich achte genau auf den Tonfall. Er stimmt. Nicht mit zu großer Betonung, aber auch nicht so, daß Philip darüber hinweggehen kann. Es ist ihm sichtlich lästig, sich darüber Gedanken zu machen. Er hat den Kopf schon wieder voller Geschäftsprobleme und würde das Thema Krankheit gerne erst einmal vor sich herschieben. Er war noch nie krank und kann es sich deshalb nicht vorstellen, jemals krank zu werden. Außerdem hat er dazu jetzt in der Aufbauphase der neuen Firma auch gar keine Zeit. Er macht mir klar, zu welchen größeren Katastrophen es im Büro kommen kann, wenn er auch nur einen Tag fehlt. Es hat keinen Sinn, so kommen wir nicht weiter. Ich unterbreche Philips düstere Visionen, was alles passieren kann, wenn er ausfällt, und rufe Michael an.

Michael ist Philips ältester und bester Freund. Er war ein sehr erfolgreicher Architekt, der in den letzten zwanzig Jahren viel Geld verdiente. Vor etwa zehn Jahren fing er an, sein Hobby nebenher zu einem Beruf auszubauen. Vor einem Jahr machte er das Heilpraktiker-Diplom. Seither nimmt seine Tätigkeit als Architekt so kontinuierlich ab, wie sie als Heilpraktiker zunimmt. Sein Wissen auf jedem Gebiet der Heilkunst ist nahezu unbegrenzt. Man merkt, daß er sich bereits seit vielen Jahren mit diesem Thema befaßt. Er hat die Gabe, seinen Patienten

geduldig zuzuhören. Er strahlt Sicherheit und Vertrauen aus. Kurz gesagt, genau der richtige Mann in unserer Lage.
Mit Hanah, Michaels Frau, vereinbare ich einen Termin für den Nachmittag. Da Michaels Praxis in seinem Haus untergebracht ist, lädt sie uns gleich zum Kaffeetrinken ein. Philip geht zu seinem Samstagvormittag-Kaffeehaus-Stammtisch. Ich arbeite meinen Haushalt auf. Ein ganz normaler Samstagvormittag. Wenigstens nach außen hin.
Inzwischen kommt Dany aus der Schule. Ich sage ihm, daß wir am Nachmittag zu Hanah und Michael gehen. Er fragt, wer krank sei. Ich sage ihm nur, daß Philips Röntgenbilder nicht in Ordnung waren. Dany schaut mich an und sagt: »Ich will wissen, was nicht in Ordnung war. Der Arzt muß ja schließlich eine Vermutung ausgesprochen haben.« Also antworte ich ihm, daß man einen Tumor vermute, aber noch nicht sagen könne, ob er gutartig oder bösartig sei. Danys Augen weiten sich vor Entsetzen. »Ich will es nicht wissen, wenn ihr endgültigen Bescheid bekommt, ich will es nicht wissen, wenn Philip wirklich Krebs hat.« Damit verschwindet er in seinem Zimmer. Nach zehn Minuten ist er wieder da und fragt nach Philip. Ich sage ihm, daß er zum Stammtisch gegangen ist. Dany schaut mich an, als ob ich den Verstand verloren hätte. »Zum Stammtisch? Das darf doch nicht wahr sein. Um uns herum bricht die Welt zusammen, und Philip geht zum Kaffeetrinken.«
Als wir bei Michael und Hanah am Kaffeetisch sitzen, erzählt Philip noch einmal genau, was vorgefallen ist. Am 9. 2. war eine Reihen-Röntgenuntersuchung. Am 28. 2. kam die Aufforderung vom Gesundheitsamt zu einer Nachuntersuchung. Vorgestern war die Nachuntersuchung. Bereits beim ersten Bild wurde eine Veränderung an der Lunge festgestellt. Daraufhin wurden 16 Schichtaufnahmen gemacht. Nach deren Auswertung wollte Frau Dr. Hartlieb vom Gesundheitsamt sofort einen Termin für eine Lungenspiegelung, also eine Bronchoskopie, bei Professor Wexer, einem der bekanntesten Lungenspezialisten überhaupt, vereinbaren. Professor Wexer ist Chefarzt der Uhlandshöhe, einer Lungenfachklinik in der Nähe. Nur Philips Wunsch nach Bedenkzeit hielt sie davon ab. Professor Wexers Warteliste ist lang, und sie riet dringend, keine Zeit zu verlieren. Als Philip geendet hat, erzähle ich noch kurz von meinem Gespräch mit Dr. Weißmüller. Philip schaut mich überrascht

an, sagt aber nichts. Dann will er Michaels Meinung wissen. Er scheint sich nicht darüber zu wundern, daß Michael und Hanah so gelassen bleiben, so völlig ohne Emotionen. Ich wundere mich auch nicht, denn ich habe Hanah kurz vor dem Mittagessen noch einmal angerufen und ihr alles erzählt. Den Schock der beiden über diese Eröffnung wollte ich Philip ersparen. Inzwischen hatten sie Zeit, ihre Beherrschung wiederzufinden, und so antwortet Michael jetzt ganz ruhig: »Ich will dir erst einmal die medizinische Seite erklären. Ich habe zwar die Röntgenaufnahmen nicht gesehen, aber aufgrund deiner Erzählung nehme ich an, daß Frau Dr. Hartlieb auf der ersten Aufnahme eine Geschwulst sah und mit Hilfe der Schichtaufnahmen feststellen wollte, wie groß sie ist. Ob sie bösartig ist, kann man wirklich nur durch eine Gewebeprobeentnahme feststellen. Sie muß durchaus nicht bösartig sein, aber die Möglichkeit ist vorhanden.«

Hier macht Michael eine Pause. Von uns vieren weiß er wohl am besten, daß die Möglichkeit eine fast hundertprozentige Wahrscheinlichkeit ist. Denn er war es ja, der Philip seit vielen Jahren immer wieder darauf hinwies, daß Bronchialasthma das mindeste sei, was er bekommen werde, wenn er nicht bald mit dem Rauchen aufhöre. Er hat schon vor langer Zeit Philips Veranlagung für Atemwegserkrankungen erkannt.

Michael fährt fort: »Es gibt jetzt für dich zwei grundsätzliche, völlig verschiedene Möglichkeiten. Der erste Weg ist der, auf den Frau Dr. Hartlieb dich unbedingt schicken möchte. Es ist der einzige Weg, den die Schulmedizin bisher kennt. Stahl, Strahl, Chemie. Das fängt mit einer Bronchoskopie an. Im Spiegel vermag man ziemlich genau zu erkennen, wo und wie der Tumor gelagert ist. Das reicht aber noch nicht aus. Es gibt viele verschiedene Arten von Krebszellen. Deswegen muß eine Gewebeprobe entnommen werden. Danach wird der Operationstermin festgelegt, falls eine Operation überhaupt möglich ist. In aller Regel wird hinterher noch bestrahlt, in weniger erfolgreichen Fällen auch zusätzlich eine Chemotherapie festgelegt, also eine Behandlung mit chemischen Mitteln.«

Ich sehe es Philip an, daß ihm dieser Weg überhaupt nicht zusagt. Wahrscheinlich ist er mit den Gedanken bereits wieder bei den Auswirkungen auf seine Firma.

»Der zweite Weg ist der, den die Schulmedizin grundsätzlich

ablehnt«, fährt Michael fort, »eine Stärkung des Körpers mit allen derzeit zur Verfügung stehenden Mitteln, damit dieser so gut wie möglich selbst mit der Krankheit fertig wird. Das kann einmal darin bestehen, daß der Tumor im Wachstum gestoppt wird, daß sich keine Metastasen bilden, und vielleicht sogar, daß er sich verkapselt, daß ein sogenannter Hauskrebs daraus wird. Du weißt ja, daß verschiedene Diskussionen darüber im Gange sind, ob die Gewebeprobeentnahmen nicht sogar das Wachstum des Krebses fördern. Die Gefahr bei einer Operation ist, daß sie erfolglos ist und damit völlig ohne Nutzen den Körper derart schwächt, daß sich der Krebs schnell und in alle Richtungen ausbreiten kann. Deswegen unser Weg, den Körper dahin zu bringen, daß er selbst damit fertig wird. Dazu gehört aber auch, daß keine Gewebeprobe entnommen wird, damit keine Streuungsgefahr durch Krebszellen entsteht.
Glaube aber ja nicht, daß dies der einfachere Weg ist. Dein Leben wird sich auch dadurch vollkommen ändern. Du müßtest allerstrengste Diät einhalten. Du müßtest rund um die Uhr die verschiedensten Medikamente einnehmen. Wir müßten laufend Spritzenkuren machen. Das kann nur funktionieren, wenn wirklich alles getan wird, was derzeit möglich ist. Außerdem ist das auch eine Finanzierungsfrage. Es würden dadurch enorme Kosten auf euch zukommen, die keine Krankenkasse trägt. Deine Privatkasse übernimmt vielleicht einen kleinen Teil davon.«
Philip will von Michael wissen, zu welchem Weg er ihm rät. Michael antwortet: »Das ist eine Entscheidung, die du ganz allein treffen mußt, denn es geht hier um dein Leben. Dabei kann dir niemand helfen und raten.«
Philip will erst einmal gründlich über alles nachdenken. Er sagt: »Nächste Woche bin ich bis Mittwoch im Außendienst. Danach noch zwei Tage im Büro. Bis Ende nächster Woche steht meine Entscheidung fest. Und egal, wie ich mich entscheide, ich werde auf jeden Fall auch die Folgen, die sich daraus ergeben, selbst tragen.«
Dann gehen Michael und Philip einen Stock tiefer in die Praxis. Michael will einige Untersuchungen vornehmen, um sich ein Bild über Philips derzeitigen Allgemeinzustand machen zu können.
Hanah und ich bleiben am Kaffeetisch sitzen. Bevor sie irgend

etwas sagen kann, bitte ich: »Sei so freundlich und erzähle mir etwas von deinen Kindern oder aus der Praxis. Ich kann nicht darüber reden.«

Als unsere Männer wiederkommen, sind wir in ein Gespräch über Heilkräuter vertieft. Hanah gibt mir Ratschläge, wie ich sie auf dem Balkon selbst anpflanzen kann. Wir reden nur noch Allgemeines. Niemand hat mehr Lust, auf das Thema zurückzukommen.

Bevor wir gehen, gibt Michael uns noch den Rat, vorerst nicht darüber zu sprechen. Wir sollen erst versuchen, selbst damit fertig zu werden. Er hat die Erfahrung gemacht, daß die Umwelt, vor allem die Familie, in Panik ausbricht, wenn sie so etwas erfährt, und es damit dem Kranken eher schwerer als leichter macht.

Sonntag, 8.3.1981

Es ist schrecklich, vor einer Entscheidung zu stehen, von der vielleicht Philips Leben abhängt. Wir wissen so wenig über diese Krankheit. Was man halt so liest und hört. Für mich hat sie etwas vom mittelalterlichen Grauen des Aussatzes an sich. Ausgestoßen aus der Gemeinschaft der Gesunden, meist unwiderruflich, ein Makel, dem irgend etwas Selbstverschuldetes anhaftet. Ich muß den Verstand einschalten und mich zusammennehmen. Krebs ist eine Krankheit, die jeden treffen kann, die jeder bereits in sich tragen kann. Eine Krankheit, gegen die man heute so viel tun kann, der man nicht mehr machtlos gegenübersteht. Das erzähle ich mir immer wieder. Dabei verliert sich etwas von dieser instinktiven, grauenvollen Angst.

Philip neigt von Anfang an zur außerschulmedizinischen Lösung, denn der andere Weg würde ja bedeuten, daß er ab sofort für lange Zeit bei seiner Arbeit ausfällt. Das erscheint ihm völlig unmöglich. Ich beschwöre ihn, seine Entscheidung auf gar keinen Fall davon abhängig zu machen und seine Gedanken endlich auf die Folgen für ihn und nicht für sein Büro zu konzentrieren.

Dany äußert keine Meinung. »Die Entscheidung ist zu wichtig, als daß ich dazu etwas sagen könnte«, meinte er.

Auch mir erscheint eine Behandlung zu Hause, wenn sie auch

noch so schwierig und umständlich ist, immer noch weniger schrecklich als der Gedanke an eine Krankenhausbehandlung. Eine Operation wäre ein drastischer Einschnitt, der unser Leben von Grund auf verändern würde. Philip wäre ab sofort ein schwerkranker Mann. In Wirklichkeit ist er doch so vital, lebensfroh und gesund aussehend. Er hat Freude an seinem Leben und seiner Arbeit, nichts tut ihm weh. Das kann man doch nicht auf einen Schlag ändern.
Philip will auch nicht, daß irgend jemand etwas davon erfährt. Er will kein Mitleid. Er will keine heimlichen, abschätzenden Blicke. Wir wollen beide nicht wahrhaben, daß Philip, egal wie er sich entscheidet, ein schwerkranker Mann ist. Es hat uns völlig unvorbereitet getroffen. Ich kenne jetzt die Bedeutung des Sprichworts ›Wie ein Blitz aus heiterem Himmel‹. Unser Himmel war heiter, keine Anzeichen waren vorhanden, kein Fieber, keine Schmerzen, keine sichtbaren Veränderungen wie bei anderen Krankheiten. Die Krankheit Krebs kann man im Anfangsstadium durchaus ignorieren. Das sehe ich an Philip. Selbst jetzt, wo wir es mit an Sicherheit grenzender Wahrscheinlichkeit wissen, können wir es einfach nicht glauben. Bei einer Langzeitbehandlung könnten wir uns etwas langsamer, sozusagen abschnittsweise und in einer erträglicheren Form daran gewöhnen.

Mittwoch, 11. 3. 1981

Philip ist heute von seiner Reise zurückgekommen. Die vergangenen zwei Tage waren die Hölle für mich. Ich weiß nun endgültig, daß ich nicht allein leben kann, ohne Philip und ohne Hoffnung, daß er zurückkommt. Also muß er wieder gesund werden, oder er darf wenigstens nur so krank werden, daß er damit leben kann. Ich werde inzwischen ja auch älter. Wer weiß, was in zehn, fünfzehn Jahren sein wird.
Spät am Abend finden wir einen Kompromiß. Wir geben der Langzeitbehandlung sechs Monate Zeit, mit ständigen Kontrollen, ob sie funktioniert. Wenn nach sechs Monaten oder auch schon vorher eine Verschlechterung eingetreten ist, brechen wir alles ab, und Philip begibt sich in die Hände der Schulmedizin, mit allem, was dazugehört.

Obwohl es schon Mitternacht ist, ruft Philip noch Michael an und berichtet ihm von seinem Entschluß. Michael ist ein Nachtmensch. Er ist noch vollkommen munter und entwickelt am Telefon einen groben Umriß seines Behandlungsplans. Die Feinheiten werden bis Sonntag stehen. Am Montag beginnt die Behandlung.

Donnerstag, 12. 3. 1981

Heute hat Frau Dr. Hartlieb vom Gesundheitsamt bei Philip angerufen. Sie drängt auf eine rasche Terminvereinbarung mit Professor Wexer. Jeder Tag sei wichtig. Als Philip ihr von unserer Entscheidung berichtet, kann sie es nicht fassen. Sie bittet ihn, sich die Sache noch einmal zu überlegen. Sie sagt: »Wenn Sie ein alter Mann wären, wäre es mir egal. Aber Sie sind erst fünfzig. Da muß das Möglichste getan werden.« Philip antwortet, daß wir das Möglichste tun werden, aber auf unsere Weise. Sie gibt sich nicht damit zufrieden. Sie beschwört Philip, es sei höchste Eile geboten, seine Entscheidung sei falsch. Philip bleibt dabei.
Hinterher überfallen uns wieder alle Zweifel. Handeln wir richtig, machen wir einen Fehler? Philip beendet die Diskussion. »Egal, wie ich mich entscheide, wenn es sich hinterher herausstellt, daß es ein Fehler war, dann werde ich auch die Konsequenzen daraus tragen müssen. Ich werde mir keine Vorwürfe machen, da ich niemals wissen werde, ob der andere Weg der richtige gewesen wäre.«

Montag, 16. 3. 1981

Heute beginnt Philips Behandlung, relativ harmlos, mit einer vierzehntägigen Entschlackungskur. Zwei Wochen lang täglich nur drei trockene Brötchen und einen halben Liter Milch. Das ganze gut gekaut und mit mindestens zwei Liter Wasser oder Tee hinuntergespült. Dazu täglich Massagen. Michael sagt, man kann eine Behandlung nur auf einem entschlackten Körper aufbauen. Alles andere sei Pfuschwerk.
Philip nimmt also zwei trockene Brötchen in dünne Streifen geschnitten mit ins Büro. Dazu zwei Thermosflaschen Tee. Das

dritte Brötchen ist das Abendessen. Als er mich vom Büro abholt, frage ich ihn, wie der Tag verlaufen sei. Er ist zufrieden. »Ich hätte gar nicht gedacht, daß ich von zwei trockenen Brötchen satt werde. Wenn man die so gut kaut, wie Micha sagt, reichen sie wirklich aus.«

Zur Abendessenszeit verschwindet Dany mit einem großen Tablett voll guter Dinge wie ein Blitz in seinem Zimmer. Nicht einmal der Geruch läßt darauf schließen, was er sich zusammengerichtet hat, so gut verpackt hat er alles und so schnell ist er weg. Dany ist gewohnt, für sich selbst zu sorgen. Seit zwei Jahren, seitdem ich wieder voll berufstätig bin, ist er Selbstversorger. Er kauft ein, kocht sich sein Mittagessen, und dank des Geschirrspülers gibt es auch sonst keine weiteren Probleme. Er hat sich sofort bereit erklärt, in den nächsten vierzehn Tagen die Selbstversorgung auch auf die Abende und Wochenenden auszudehnen.

Ich habe reichlich und gut zu Mittag gegessen. Deshalb fällt es mir nicht weiter schwer, abends mit Philip zu kuren. Wir sitzen vor unserem trockenen Brötchen und als Luxusdreingabe einem großen Topf Tee mit Süßstoff und lachen darüber, wie weit es mit uns gekommen ist. Ja, wir lachen darüber, denn nur so ist die Gegenwart erträglich und die Angst vor der Zukunft zu dämpfen.

Mittwoch, 18.3.1981

Philip hat ›Stoffwechselstörungen‹, die eine Entschlackungskur mit anschließender strenger Diät erforderlich machen. Das ist die offizielle Version, sozusagen das ärztliche Bulletin, das ich herausgebe. Gerade hat Irene angerufen, Philips ältere Tochter aus erster Ehe, und uns am Sonntag zum Kaffee eingeladen. Als ich ihr sage, daß z. Zt. mit Kaffeetrinken nichts sei, will sie natürlich den Grund wissen. So erfinde ich die Stoffwechselversion. Sie lacht und fragt: »Ist das vielleicht eine beschönigende Umschreibung für eine beginnende Säuferleber?« Ich antworte: »Eher allgemeine Abnützungserscheinungen.« »Hätte mich auch gewundert, bei meinem abstinenten Vater.« Zum Glück fragt sie nicht weiter. Wir bereden den neusten Familienklatsch. Ein sicheres und neutrales Thema.

Eine Stunde später läutet das Telefon schon wieder. Angela ist am Apparat. Die jüngere Tochter. Unser Familiennachrichtendienst funktioniert offensichtlich gut. Mit ihr habe ich es nicht so leicht. Im Gegenteil. Sie will alles genau wissen. Ich flüchte mich in medizinische Fachausdrücke, die ich bei Michael aufgeschnappt habe, rede im Kreis herum, wiederhole mich, kurz, ich versuche, sie rhetorisch auszutricksen. Sie ist damit nicht zufrieden, will wissen, ob ich ihr auch nichts verschweige.
Ich habe heute sowieso ein handfestes Tief. Den ganzen Tag plagen mich Gespenster der Zukunft. Aus der Vergangenheit wären sie mir lieber, mit denen ist leichter fertig zu werden. Und jetzt auch noch der besorgten Familie Rede und Antwort stehen. Philip kommt mir zu Hilfe. Er nimmt mir den Hörer aus der Hand und sagt: »Hallo, mein Schatz, was gehen denn da schon wieder für Gerüchte in der Familie um? Ich werde älter, und deswegen muß das Getriebe mal wieder überholt werden, damit es noch lange läuft.«
Es liegt an seinem Tonfall, an der Art, wie er spricht. Seine Ruhe geht auf die Umgebung über. In seiner Nähe können sich keine Nervenzusammenbrüche entwickeln oder halten. Angela ist beruhigt. Meine Gespenster verschwinden, vorübergehend.

Sonntag, 22.3.1981

Am meisten fehlt uns unser gemeinsames Frühstück. Das war für uns immer die wichtigste Mahlzeit am Wochenende. Nach einem richtig gemütlichen und ausgiebigen Frühstück konnte nichts mehr schiefgehen, dachten wir. Ein trockenes Brötchen mit Milch hat so gar nichts Gemütliches an sich. Außerdem sitzt Dany nicht mit am Frühstückstisch. Er ist wieder ganz schnell mit einem Tablett in seinem Zimmer verschwunden. Die Katze Eduard hat sich ihm angeschlossen. Sie hat gleich gemerkt, wo es noch etwas Rechtes zum Essen gibt. Wenn Sie auch nichts bei den Mahlzeiten abbekommt, die Hoffnung ist immer da. Bei trockenen Brötchen hofft nicht einmal mehr die Katze Eduard. Philip kaut auf seinem Brötchen herum und sagt: »Wenn ich mir jetzt vorstelle, was Dany und Miezi zusammen frühstücken, werfe ich gleich meinen Teller zum Fenster raus.« Ich suche nach Ablenkung.

Fernsehen ist nicht das Ideale. Mir ist vorher noch gar nicht aufgefallen, daß im Fernsehprogramm den lieben langen Tag über gegessen und getrunken wird. Die Werbung können wir ja abschalten. Aber dann sieht man sich nichtsahnend einen spannenden Western an. Was passiert? Gleich in der ersten Szene verzehrt der Sheriff ein dickes Steak.
Also beschließen wir, einen Bildungstag einzulegen. Zuerst in die Gemäldegalerie, natürlich kein Stilleben. Danach ins Naturkundemuseum, in der Hoffnung, daß es dort auch nichts Eßbares zu sehen gibt.
Bestimmt ist die Entschlackungskur sehr wichtig und gut für Philip. Auf jeden Fall hat sie aber den Vorteil, daß er bis in acht Tagen so ausgehungert ist, daß ihm sogar die Diät, die Michael für uns plant, schmecken wird.

Sonntag, 29.3.1981

Philips Kur ist beendet. Wir sind bei Michael und Hanah eingeladen, nicht zum Kaffee, sondern zum Sprudel. Kaffee ist nicht mehr erlaubt. Michael hat einen Behandlungsplan erstellt, an dem ist wirklich alles dran. Zuerst geht er den Diätplan Punkt für Punkt mit uns durch. In meinem Kopf dreht sich alles. So haben wir es uns nicht vorgestellt.
Philip ist zum erstenmal aus der Ruhe gebracht. »So kann und will ich nicht leben, das lohnt sich ja nicht mehr. Alles, was ich mag, ist verboten, und alles, was ich nicht mag, soll ich essen«, erklärt er kategorisch. Es ist schon hart: Ausgerechnet Philip soll sich künftig von einer Diät ernähren, die vorzugsweise aus Gemüsen und Salaten besteht. Bevor wir geheiratet haben, glaubte er, Gemüse und Salate verwende man nur zur Dekoration der Schaufensterauslagen. Erst nach und nach konnte ich ihn davon überzeugen, daß sie auch eßbar sind. Während Philip mit Michael herummosert, überlege ich mir, wie ich das als Berufstätige überhaupt schaffen kann. Da verbringe ich ja künftig den Hauptteil meiner Freizeit mit Gemüseputzen und Salatwaschen.
Michael versucht, Philip zu beruhigen. Nur ein Drittel der täglichen Nahrungsmenge muß aus Rohkost bestehen. Der Rest kann frei gewählt werden, mit großen Einschränkungen. Ober-

stes Gebot: Rein vegetarische Kost. Noch darüber angesiedeltes Gebot: Kein Zucker, kein Weißmehl, keine tierischen Fette, kein Alkohol.
»Was bleibt denn da noch übrig?« Philip ist mißtrauisch. Hanah bringt ein Kochbuch. Beim Durchblättern sind wir überrascht, was alles übrigbleibt. Es sind viele gute Gerichte vorhanden – nur eben sehr zeitaufwendige. Und was machen wir während der Woche, Philip im Büro, ich im Büro, was ißt man da? Meine Bedenken behalte ich für mich. Es muß irgendwie gehen. Wenn es für Philips Gesundheit notwendig ist, werden wir noch ganz andere Probleme bewältigen. Das sage ich auch Philip, und es besänftigt ihn ein wenig.
»Da werde ich euch heute abend noch einmal zu einem riesigen Abschiedsdiner mit allem Drum und Dran einladen«, meint Philip. Michael ist entsetzt. Die Kur muß nahtlos in die neue Diät übergehen. Kein Rückfall ist erlaubt. Morgen müssen wir uns die Lebensmittelgrundausstattung im Reformhaus besorgen. Und ein Kochbuch natürlich.
Um Philip abzulenken, erklärt ihm Michael die weiteren Punkte seines Behandlungsplans. Dagegen ist die Diät noch ein Kinderspiel. Medikamente mehrmals täglich, dauernd wechselnd, zur Vorbeugung, Stabilisierung und Immunisierung, zehn verschiedene Kräutertees, auch dauernd wechselnd, Bäder, Aufbau- und Stärkungsmittel. Dreimal die Woche Spritzenbehandlung bei Michael, alle möglichen Sorten zusammengemixt, Sauerstoff, Enzyme, Misteln. Zum Glück hat Michael einen ausführlichen, übersichtlichen Plan gemacht. Sonst würden wir am Anfang alles durcheinanderbringen, die Enzyme in den Salat und das Distelöl zum Einreiben. Michael lacht, als ich es ihm sage. »Erfahrungsgemäß dauert es ein paar Tage, höchstens ein bis zwei Wochen, dann geht alles automatisch.«
Philip sitzt wie betäubt da. »Ich weiß zwar nicht, ob ich den richtigen Weg eingeschlagen habe, aber der einfachere ist es bestimmt nicht. Wenn ich daran denke, welche Belastungen dadurch auf dich und Dany zukommen, gehe ich lieber ins Krankenhaus.«
Das ist kein Argument. Das sage ich ihm auch. Im übrigen ist das schon längst besprochen. Ich werde mich ebenfalls an die Diät halten, und zwar auch tagsüber. Dany wird in unserer Abwesenheit nach seinem Geschmack essen. Ansonsten schließt

er sich uns an. Er hat sich erwartungsgemäß sehr verständig gezeigt, als wir darüber gesprochen haben. »Es wird uns beiden auch nichts schaden«, sagte er zu mir, »wenn du dir beim Kochen Mühe gibst, werde ich vielleicht noch ein Rohkost-Fan.«
»Das ist nicht nur eine Behandlungs-, sondern gleichzeitig eine Beschäftigungstherapie«, sage ich zu Michael.
»So soll es auch sein, denn ein nicht unwesentlicher Bestandteil unserer Behandlung ist die aktive Mitwirkung des Patienten. Er soll das Gefühl haben, daß dauernd etwas für seine Gesundheit bzw. gegen seine Krankheit unternommen wird. Das hilft mit.«
Auf jeden Fall ist mir jetzt endgültig klargeworden, daß unser Leben völlig umgekrempelt wird. Da wird kaum mehr etwas so bleiben, wie es vorher war.
Was soll's, Philip ist mein Mann, und ich liebe ihn. Was ist dagegen schon ein bißchen Rohkostraspeln. Und morgen fangen wir damit an.

Sonntag, 5.4.1981

Unsere erste vegetarische Woche ist vorbei. Da ist noch jede Menge Sand im Getriebe.
Zuerst die Vorteile: Philip hat das Gefühl, alles getan zu haben, was überhaupt möglich ist. Er kann sich wieder satt essen. Es schmeckt uns allen überraschend gut, wenn man bedenkt, daß meine Kochkünste sich noch im Versuchsstadium befinden, und wenn man die Katze Eduard ausklammert. Aus ihr wird wohl nie ein Vegetarier. Wir haben kaum noch Zeit zum Nachdenken. Philip läuft dauernd mit seinem Behandlungsplan in der Hand herum, damit er nichts vergißt, und ich stehe in jeder freien Minute in der Küche. Entweder koche ich oder ich bereite das Menü für den nächsten Mittag vor. Abends wird warm gegessen. Richtige komplette Mahlzeiten. Mittags im Büro gibt es vegetarisch belegte Vollkornbrote und rohes Gemüse. Übrigens auch recht zeitaufwendig, das Knabbern von rohem Gemüse. So schnell wie die Kaninchen sind wir noch nicht, aber wir bekommen schon langsam Routine.
Und nun die Nachteile: Es sind derer so viele, daß man am besten gar nicht darüber redet.
Beim Abendessen reden wir immer nur von den Vorteilen. Von

den Vitaminen, von den Spurenelementen, von der Kraft, Gesundheit und Ausdauer, die wir erhoffen. Keiner sagt, daß er auch gerne mal wieder italienisch oder chinesisch oder ganz normale Hausmannskost essen würde.
Das Frühstück ist eine Katastrophe. Kein Kaffee, keine Brötchen. Müsli steht auf dem Plan. Und was für eines. Die Zutaten sind vorgegeben. Das Ganze wird mit Rohmilch angerührt. Früher hätte ich so etwas zum Füllen von Löchern in den Wänden benützt. Dany frühstückt für sich, wenn wir aus dem Haus sind. Niemand kann es ihm verdenken.
Auf der anderen Seite habe ich jetzt das Gefühl, daß wir der Krankheit nicht mehr ganz so ohnmächtig gegenüberstehen. Wir können aktiv dagegen arbeiten. So einem massiven Angriff kann ja nicht einmal der Krebs widerstehen, hoffe ich.
Philip ist wieder ruhig und ausgeglichen. Er nimmt das Ganze als unabänderlich hin. Manchmal frage ich mich, ob er überhaupt bis in die letzte Konsequenz begriffen hat, was ihm fehlt. Vielleicht will er auch gar nicht darüber nachdenken. Er hat im Büro alle Hände voll zu tun, die Arbeit so zu organisieren, daß er möglichst wenig auswärts sein muß. Unterwegs übernachten ist wegen der Behandlung und der Ernährung fast unmöglich geworden.
Neugierige Fragen beantwortet er lächelnd mit Alterserscheinungen, Regenerierung usw. Philip kann das und wirkt außerdem noch überzeugend.

Freitag, 10.4.1981

Meine Kollegen wollen wissen, warum ich nicht mehr mit ins Kasino zum Essen gehe. Ich erzähle von einer Frühjahrskur. Hoffentlich fällt mir in vier Wochen auch noch etwas zu diesem Thema ein.
Ich bin in den letzten Wochen sehr dünnhäutig und hellhörig geworden. Wenn sich die Kollegen über irgend etwas Belangloses streiten, würde ich am liebsten sagen: »Wenn ihr nur wüßtet, wie lächerlich ihr seid, mit euren unwichtigen Sorgen und Problemen. Warum regt ihr euch über solche Lappalien auf.« Das geht natürlich nicht. »The show must go on«, auch im Büro. Das Vorzimmer muß weiterhin lautlos und gut geölt

funktionieren. Höflich, freundlich, für jeden die richtigen Worte, keine Launen, keine Stimmungen. Private Sorgen und Probleme sind an der Garderobe abzugeben.
Am meisten regt es mich auf, wenn über Krankheiten gesprochen wird. Herr X hat Leberkrebs, Frau Y hat Brustkrebs, und wie sie leiden müssen, und wie sie sich verändert haben... lauter interessante Details. Sie reden darüber mit der Arroganz jener Menschen, die noch nie eine schwerere Krankheit als Grippe und noch nie größere Schmerzen als bei einem gequetschten Daumen hatten. Wahrscheinlich habe ich früher auch mitgeredet, ohne mir dabei etwas zu denken. Ich bin überempfindlich geworden. Aber das steht mir zu, denn sie reden von Philip und wissen es nicht.
Gestern abend war Kegeln. Das erstemal seit der Entschlakkungskur. Kegeln ist immer donnerstags, alle zwei Wochen, mit Damen. Die Kur haben die Kegelbrüder ja eingesehen, einige davon haben sie selbst schon gemacht. Aber die Diät nehmen sie uns nicht ab. Sie kennen Philip schon seit Jahrzehnten, und keiner kann glauben, daß er freiwillig so etwas macht. Und dazu noch so streng und unerbittlich. Nur ein Glas Pils ist erlaubt. Dazu ein Käsebrot, aber bitte nur Weichkäse. Michael ist auch im Kegelclub und hat ein scharfes Auge auf Philip. Er tut sein Möglichstes, uns bei unseren Erklärungen zu unterstützen. Keiner glaubt ihm so recht. Irgendwie entsteht die Meinung, daß ich hinter der Diät stecke. Erich, unser Präsident, meint: »Das kommt davon, wenn man eine so junge Frau heiratet. Kaum rundet sich der Bauch, schon wird man auf Diät gesetzt.« Erich ist seit fünfunddreißig Jahren mit der gleichen Frau verheiratet und wiegt über zwei Zentner. Hanah will mir zu Hilfe kommen. Ich winke ab. Sollen sie doch glauben, daß ich schuld bin, besser, als sie erfahren die Wahrheit.
Im übrigen sind die Damen einhellig der Meinung, daß Philips schrumpfender Taillenumfang ihn nur zu seinem Vorteil verändert.

Samstag, 11.4.1981

Heute abend ist großer Frühlingsball der Fahrlehrer. Michael ist wegen der verrauchten Luft gegen eine Teilnahme. Sie bringt seine Sauerstoff-Therapie durcheinander. Wir werden morgen zum Ausgleich einen langen Waldspaziergang machen.
Philip kennt so gut wie alle Kollegen. An jedem Tisch bleiben wir stehen. Philip begrüßt die Frau Gemahlinnen und fragt nach den Geschäften. Obwohl er keine Fahrschule mehr besitzt, ist er Insider geblieben. Er hält sich, schon aus beruflichen Gründen, auf dem laufenden.
Wir tanzen viel, leider nicht immer miteinander. Gesellschaftliche Verpflichtungen. Immer wieder wird Philip nach dem Stand seiner Arbeit gefragt. Viele wollen Näheres wissen, die Sache interessiert sie, sie wollen mitmachen. Philip redet und redet. Schließlich sind das alles potentielle Kunden. Der Abend scheint auch für seine Firma ein Erfolg zu werden.
Seine Stimme wird immer tonloser, und so gegen Mitternacht bringt er kein verständliches Wort mehr über die Lippen. Er kann nur noch flüstern. Schon seit einiger Zeit beobachten wir, daß seine Stimmbänder bei größerer Beanspruchung nicht mehr mitmachen. Aber so schlimm wie heute, daß sie einfach versagen, war es noch nie. Philip sagt etwas von einer nicht auskurierten Erkältung. Die anderen nicken. Das kennt man ja im Frühjahr.
Auf der Heimfahrt sagt Philip mit entschlossener Miene: »Und wenn sich Micha auf den Kopf stellt, ab und zu brauchen wir beide so etwas. Sonst halten wir es nicht durch.« Dann grinst er. »War das nicht großartig, wie wir uns durch das Abendessen gemogelt haben? Kein Mensch hat etwas gemerkt, und außerdem hat es prima geschmeckt. Es ist gar nicht so schwierig, wenn die Speisekarte umfangreich genug ist.« Philip hatte ein Menü aus Gemüsesuppe, Forellenfilet, Champignonomelett und Salatplatte zusammengestellt. Dazu ein Pils. Später ein Glas Sekt und viel Orangensaft, durchaus normal für einen ehemaligen Fahrlehrer.

Sonntag, 12. 4. 1981

Es wird Zeit, daß wir unseren Urlaub planen. Es wird dieses Jahr ein Urlaub ganz anderer Art werden. Seit langem verbringen wir mindestens einmal im Jahr Ferien in Locarno. Wir haben da ein Hotel, direkt am See, mit schönen Zimmern und großen Frühstücksbalkonen in Richtung See. Das ist auch so eine Sache, über die ich nicht nachdenken darf. Verbotenes Terrain. Überdies habe ich genügend damit zu tun, Philip zu trösten. Er hat unser Hotel in Locarno wegen seiner hervorragenden französischen Küche besonders ins Herz geschlossen.
Dany und ich versuchen, ihm einen Urlaub in einem vegetarischen Hotel schmackhaft zu machen. Überraschenderweise gibt es davon recht viele. Man muß sich nur informieren. Im Reformblatt sind jede Menge Angebote drin.
»Du hast gut reden«, sagt Philip mißmutig zu Dany, »du kannst dir in den zwei Wochen, wo wir weg sind, die besten Sachen kochen.«
»Klar, ich werde zusammen mit Reddy richtige Orgien feiern. Jeden Tag Spaghetti mit Tomatensoße, weil's schnell geht.«
Dany hütet das Haus und das Haustier. Er hat im Juni Schule.
Wir finden eine Familienpension am Bodensee, die uns beiden zusagt. Die Vollpension kostet auch nicht mehr als in einem anderen Hotel. Das wundert mich. Seit ich überwiegend im Reformhaus einkaufe, reicht das Haushaltsgeld hinten und vorne nicht mehr. Alles kostet mehr als im Lebensmittelhandel. Und erst das biologische Obst und Gemüse! Am besten wäre es, ich würde mir einen Hausgarten anlegen und die Katze Eduard zum Umgraben heranziehen. Dann würde sie wenigstens meine Fensterpflanzen in Ruhe lassen.
Überhaupt die Kosten. Mit unserer Privatkrankenkasse liege ich dauernd im Clinch. Immer wieder heißt es: »Nicht erstattungsfähig. Wissenschaftlich allgemein nicht anerkannt. Kein tariflicher Leistungsanspruch.« Es lebe die Schulmedizin. Wir Außenseiter haben keine Chance. So gut wie alles, was Michael verschreibt und spritzt, wird als Vorbeugungs- bzw. Stärkungsmaßnahme deklariert. Dazu kommt, daß in diesem Fall nicht nur die Medikamente nicht erstattet, sondern auch die Behandlungskosten selbst getragen werden müssen. Das summiert sich dann ganz schön.

»Was machen eigentlich die weniger Bemittelten, wenn sie Krebs bekommen?« fragte Dany neulich. »Gar nichts, sie werden nicht gefragt und müssen eben mit allem einverstanden sein. Dann bezahlen die Kassen«, antwortete Philip.

Zur Zeit steht eine Trockenzellen-Injektionstherapie auf Michaels Plan. Wir haben die Beschreibung des Herstellers gelesen. Sie klingt gut. Wenn es wirklich wahr wäre, was darin versprochen wird, wäre das ein riesiger Erfolg. Wir wären aber auch schon mit einem Teilerfolg zufrieden. Die Kur kostet so alles in allem runde sechstausend Mark. Ich habe die Behandlung bei der Krankenkasse angemeldet. Mal sehen, was die dazu meinen.

Eines muß man den homöopathischen Mitteln lassen. Auch wenn sie allgemein nicht anerkannt werden, auf jeden Fall tragen sie erheblich zur Verbesserung des Allgemeinbefindens bei. Philip sagt, er fühle sich mindestens zehn Jahre jünger, was er auch öfters unter Beweis stellt. Das Erfolgserlebnis ist wichtig. Es kompensiert etwas die Zweifel an der Richtigkeit unserer Entscheidung. Denn bei allem, was wir tun, vergessen wir nicht, daß das Ganze eben doch nur ein Versuch ist.

In den Minuten kurz vor dem Einschlafen, in der grauen Zone des Vorschlafs, ist der Zeitpunkt gekommen, wo keine Verdrängung und keine Disziplin hilft. Da schleichen die rabenschwarzen Gedanken näher. Sie sind da, ehe ich etwas dagegen tun kann. Sie präsentieren sich in unterschiedlicher Form, aber die Tendenz ist immer die gleiche. Ich bin allein. Es ist alles so geschehen, wie man es mir angekündigt hat. Ich bin hoffnungslos unglücklich und vereinsamt. Es gibt überhaupt keine Worte dafür. Horrorvisionen der Zukunft. Das müssen wirklich die Nerven sein. Denn wenn ich dann endlich einschlafe und morgens aufwache, ist alles vorbei. Dann kommen mir die Nachtgedanken wie die Handlung einer schlecht inszenierten Tragödie vor. Philip lebt. Er ist die Ausnahme. Wir haben noch ein langes gemeinsames Leben vor uns.

Montag, 13.4.1981

Philip und ich haben Urlaub. Bis nach Ostern. Jetzt kann ich mich endlich auch an die komplizierteren Rezepte wagen. Philip ist dankbar für jede neue Süßspeise, die ich finde bzw. erfinde. Alles mit Honig oder Süßstoff. Es ist unglaublich, was man damit alles machen kann. Man muß es nur ausprobieren. Ich habe damit auch schon Kuchen gebacken. Durch das Vollkornmehl hat er am Anfang etwas grau ausgesehen. Inzwischen habe ich den guten alten Safran wiederentdeckt. Dany sagt, das gute Gewissen beim Essen des Kuchens gleiche den fehlenden Genuß aus. So kann man es auch sehen. Philip ist happy, daß er überhaupt wieder Kuchen bekommt.
Wir leben nun schon fast einen Monat mit unserer Ernährung, und das gar nicht so schlecht. Obwohl ich immer noch die meiste Zeit in der Küche verbringe, läuft alles inzwischen doch etwas reibungsloser und schneller. Die Routine.
Ob Michaels Behandlungsplan ansonsten anschlägt, ist schwer zu sagen. Philip hat sich ja vorher auch nicht krank gefühlt. Er ist fit und bewältigt ein riesiges Arbeitspensum. Seine Heiserkeit ist auch besser geworden. Nur bei langen Reden in verrauchten Räumen hat er noch Schwierigkeiten.
Größeren Einladungen sind wir bisher mit Erfolg aus dem Weg gegangen. Die Familie hat sich inzwischen daran gewöhnt, daß wir bei Kaffeebesuchen unseren eigenen Kuchen und Kräutertee mitbringen. Das Mißtrauen hat sich gelegt. Irgendwie scheint sich auch hier die Meinung durchgesetzt zu haben, daß das Ganze mehr oder weniger eine Marotte von mir ist. Da es Philip aber sichtlich gut bekommt, sind sie damit zufrieden.

Ostersonntag, 19.4.1981

Nach einer ausgesprochenen Frühlingswoche ist es wieder bitter kalt geworden. In tieferen Lagen Schneefall. Wir gratulieren uns, daß wir dieses Jahr zu Hause geblieben sind. Mit irgend etwas müssen wir uns ja trösten. Wir ruhen uns aus und sind bald so ausgeruht, daß unsere Nerven nicht mehr mitmachen. Die Katze Eduard trägt das Ihrige dazu bei. Sie macht

uns persönlich für die nasse Kälte verantwortlich, die ihr jeden Spaziergang verleidet.
Zum Ausgleich koche ich ein großes Ostermenü. Mit Suppe, Vorspeise, Hauptgericht und Nachtisch. Als Hauptgericht gibt es einen mexikanischen Maisauflauf. Als Nachtisch etwas Raffiniertes aus Sahne, Gelatine, Ovomaltine und Süßstoff. Schmeckt wie Schokoladencreme. Eine Rarität, da Schokolade streng verboten ist. Meine Familie ist begeistert. Man wird erfinderisch. Wenn ich mehr Zeit hätte, würde mir da schon einiges einfallen.
Nachmittags ist Familientreff bei Irene. Ich mag Philips Kinder, und sie mögen mich. Wir kommen oft und gerne zusammen, und zwischendurch führen wir ausgiebige Telefongespräche. Philip ist ein glänzender Gesellschafter, nicht nur auswärts, sondern auch in seiner Familie. Es gibt da eine Menge abenteuerlicher Geschichten aus seiner Rennfahrerzeit, mit denen er uns unterhält. Deswegen sind solche Nachmittage immer sehr kurzweilig und beliebt. Wir nehmen wieder unsere Verpflegung mit. Und ein paar Sonderrationen dazu. Zum Probieren, damit mir meine Stiefkinder glauben, daß ich ihren Vater gut versorge.

Samstag, 25.4.1981

Philip sagt: »Du hast schon eine richtige Rübenneurose. Wenn du nicht jeden Tag dein Quantum Rüben an den Mann gebracht hast, bist du nicht zu genießen.« Eigentlich hat er recht. Ich putze täglich so verbissen Mengen von Salat und Gemüse, als hinge unser Leben davon ab. Jeden Abend denke ich darüber nach, ob wir an diesem Tag auch wirklich keinen Ernährungsfehler begangen haben und ob von allen notwendigen Bestandteilen nichts gefehlt hat. Ich habe das Gefühl, daß jedes Versäumnis, von Fehlern gar nicht zu reden, ein Stück von Philips Gesundheit abbaut. Oder anders herum, ich glaube, daß ich mit jeder Rübe der Krankheit ein Stück Zeit abgewinnen kann. Vielleicht liegt es auch daran, daß es im Grunde genommen so wenig ist, was wir dagegen tun können, und so muß das Wenige wenigstens perfekt sein. Manchmal denke ich, wir versuchen, mit einer Mausefalle einen Elefanten zu fangen. Philip empfin-

det es gerade umgekehrt. Er meint, er tue jetzt doch wirklich alles Menschenmögliche. Er sagt: »Ich lebe so gesund, daß mir überhaupt nichts mehr passieren kann.« Er glaubt an seine Behandlung und die vielen Medikamente.
Wie leichtsinnig haben wir dagegen in den vergangenen Jahren gelebt. Gewiß, man weiß immer noch viel zuwenig über Krebs und seine Entstehung. Aber über das bißchen, was man weiß, haben wir auch nicht nachgedacht. Krebs, das war für uns immer eine Krankheit für alte Leute und ein paar arme Teufel, die es schon früher erwischt. Dabei treffen auf Philip die meisten der derzeit bekannten krebsauslösenden Faktoren zu, und zwar so exakt, daß wir uns die Wahrscheinlichkeit hätten mathematisch ausrechnen können. Wenn soviel zusammenkommt, wie bei ihm, wäre eine Röntgenkontrolle alle halbe Jahre das mindeste gewesen, was wir hätten tun sollen. Erstens rauchte er mindestens dreißig Zigaretten pro Tag. Zweitens saß er fast den ganzen Tag im Auto. Bei dem, was man heute über Asbestabrieb der Bremsen weiß, hätte uns dazu etwas einfallen müssen. Drittens die Erbmasse. Vater Asthma, Onkel Lungenkrebs. Viertens Ernährungsfehler, und zwar so gut wie alle irgend möglichen. Liebste Mahlzeiten waren süße Mehlspeisen. Von außen gesehen hat es ihm seine Rundungen eingebracht, innen hat es ihn ausgehöhlt, gesundheitlich gesehen. Fünftens Bewegungsmangel und damit verbunden Sauerstoffmangel. Liebste Fortbewegungsart war für ihn Auto- oder Motorradfahren. Keine körperliche Betätigung, die alles so richtig durchgepustet hätte. Da gab es bestimmt Ecken in seiner Lunge, die seit dem letzten Schulsportfest keinen Sauerstoff mehr abbekommen haben. Ich kann mir bildlich vorstellen, was in den teerigen dunklen Ecken alles ausgebrütet werden konnte. Und da haben wir mit unserer Ignoranz immer noch gedacht, daß es nur die anderen treffen kann.

Mittwoch, 29.4.1981

Daß seine längst überfälligen drei Terminals eingetroffen sind und er jetzt mindestens zwei Datentypistinnen zuwenig hat, das alles ist so viel wichtiger als das Ergebnis des Lebertests, den Michael letzte Woche veranlaßt hat. Philip erzählt und er-

zählt. Er ist voll Tatkraft und Energie und entwirft den Ausbau seiner Firma, den er sich für die nächsten Jahre vorgenommen hat. Er will alles erweitern, vergrößern und verschönen. Man könnte gerade meinen, der Laden gehöre ihm, so engagiert er sich. Er sitzt brav am Tisch und ißt seinen Salatteller und den Buchweizenauflauf und denkt mit keinem Gedanken daran, warum er das essen muß. Er betrachtet seine Krankheit als gewisse Unbequemlichkeit, die eben in Kauf genommen werden muß und von der man am besten so wenig wie möglich spricht.
Schließlich frage ich ihn dann doch, was der Lebertest ergeben hat. Er kehrt aus seinen Zukunftsträumen wieder in die Gegenwart zurück. Der Lebertest? Er muß erst seine Gedanken ordnen. »Ach ja, das wollte ich dir eigentlich zuerst erzählen. Meine Leber ist vollkommen in Ordnung. Die Werte sind o. k. Micha meint, daß sich auch hier unsere strenge Diät auswirkt. Du siehst, deine viele Mühe und die umständliche Kocherei machen sich bezahlt. Langsam beginne ich einzusehen, warum ihr beide so streng mit mir seid.«
»Wenn wir schon dabei sind«, frage ich ihn, »warum hast du heute deine Brote wieder nicht aufgegessen?« Philip schaut schuldbewußt drein. »Ich bin einfach nicht dazu gekommen, das rohe Gemüse nimmt soviel Zeit in Anspruch. Ich laufe schon dauernd mit einer Mohrrübe in der Hand umher, damit ich überhaupt mit allem fertig werde. Ich kann doch nicht auch noch mit vollem Mund telefonieren.«
Das stimmt. Ich habe eine Stunde Mittagspause. Die brauche ich aber auch bis zur letzten Minute, um mit dem Gemüse und den Broten fertig zu werden. Philip, der sich überhaupt keine Zeit für eine Mittagspause nimmt und immer nur nebenher ißt, ist bestimmt den ganzen Tag damit beschäftigt.
Auf meine Frage nach seinen Medikamenten sagt er ein bißchen beleidigt: »Natürlich nehme ich die pünktlich. Das habe sogar ich begriffen, daß Michas Mittel nur dann helfen, wenn man sie in großen Mengen und ganz pünktlich nimmt.«
Damit ist das Thema für Philip erledigt, und er beginnt, Dany die Funktionen der neuen Terminals zu erklären.

Sonntag, 10.5.1981

Langsam kommt unser Gesellschaftsleben zum Erliegen. Am 16. Mai wollten wir eine lang geplante Floßfahrt auf der Isar machen. Philip hat sie abgesagt. Was sollen wir den ganzen Tag auf einem Floß machen, wenn wir keine Bratwürste essen und kein Bier trinken dürfen. Was sollen wir überhaupt unterwegs essen? Mitgebrachte Rettichbrote und Kräutertee! Dann lieber daheim bleiben. Für das erste Maiwochenende waren wir zu einem Geburtstag eingeladen. Kollege von Philip. Große Fete. Ferienhaus im Allgäu. Prima Leute, unterhaltsam und gastfreundlich. Wir waren schon öfters dort. Trotzdem mußten wir absagen. Kaffee, Tee und Alkohol verboten, Essen nur Eigenmarke. Das sind nicht die richtigen Gäste.
Philips »Stoffwechselstörungen« sind in unserem Freundes- und Verwandtenkreis sowieso das Thema des Tages. Kein Mensch kann sich vorstellen, daß er sich wirklich so konsequent von den Dingen ernährt, von denen er erzählt. Alle glauben, daß er heimlich sündigt. Beim Kaffeestammtisch trinkt er Pfefferminztee. Beim Kegeln nach dem ersten Pils nur noch Mineralwasser. Wenn wir Besuche machen, dann vorwiegend zu Tageszeiten, wo nichts gegessen und getrunken wird, also zwischen Mittagessen und Kaffeetrinken oder nach dem Nachtessen. Und dann sind wir genügsame Gäste, die außer einem Glas Mineralwasser nichts zu sich nehmen. Wahrscheinlich ist es nur Philips Charme zu verdanken, daß wir überhaupt noch eingeladen werden.
Wenn Philip geschäftlich unterwegs ist, wird es kritisch. Das Frühstück geht ja noch. Vollkornbrot und Kräutertee gibt es überall. Aber bereits beim Mittagessen wird es schwierig. Da bleibt meist nur die Salatplatte, aber keine biologische. Auf Dauer wird Außendienst wohl nicht mehr machbar sein. Schon deshalb, weil Michael dann seinen Behandlungsplan auch nicht mehr unterbringt.
Nein, es ist wirklich nicht einfach, unser Leben.

Sonntag, 17.5.1981

Was ist die Katze Eduard doch für ein unartiges Tier. Ich habe meinen Balkon ringsum mit schönen roten Geranien bepflanzt. Den Duft von Geranien mag sie nicht. Deswegen läßt sie sie in Frieden. Seit vierzehn Tagen versuche ich nun, an der Balkonwand Wicken hochzuziehen. Philip hat ein Rosengitter montiert. Ich habe Wickensamen gesteckt. Bereits nach wenigen Tagen kamen die Wicken, schön regelmäßig und kräftig. Inzwischen sind sie etwa zehn Zentimeter hoch. Das heißt, sie waren es, bis gestern abend. Als Philip heute früh den Frühstückstisch draußen decken wollte, lagen meine Wicken mit den Wurzeln nach oben in ihren Kästen. Philip versuchte zwar, sie wieder umzudrehen, damit ich nichts merke, aber es klappte nicht. Als ich mit dem Frühstückstablett komme, steckt Philip bis über die Ellenbogen in der Erde. Das macht mich mißtrauisch, denn er ist kein großer Gärtner. Gerade, daß er Rosen vom Schnittlauch unterscheiden kann, aber das auch nur dann, wenn sie blühen. Die Wicken, das sehe ich mit einem Blick, sind nicht mehr zu retten. Nicht nur, daß die Wurzeln nach oben ragen, sie sind auch angenagt und zerrissen. Da hat sich die Katze Eduard wieder einmal ganz schön ausgetobt. Das ist pure Bosheit, denn hinter unserem Haus sind meilenweit Gärten und Felder. Da kann sie tagelang graben, ohne daß es jemanden stört – ausgenommen vielleicht den Besitzer.
Ich habe nicht einmal die Möglichkeit, ein Exempel zu statuieren. Sofort ergreift Philip Partei. »Laß doch die Miezi in Ruhe. Sie weiß ja nicht, was sie tut. Sie meint es nicht so.« Als wenn das meinen Wicken noch etwas nützte. Wenn die Katze Eduard nicken könnte, würde sie es tun, so rundum befriedigt ist sie.
Jetzt erscheint auch Dany auf dem Balkon. Nach einem Blick auf die gefaltete Zeitung in meiner Hand meint er: »Komm, Reddy. Was sind das bloß für Menschen, die keine Katzen mögen und wegen ein paar Wicken so ein Theater machen.« Zusammen verschwinden sie in Danys Zimmer.
Langsam zähle ich von zehn an rückwärts, damit ich nicht etwas völlig Unpädagogisches sage. Vor meinem inneren Auge erscheint das Sündenregister der Katze Eduard und wird immer länger. Die umgekippte Blumenvase, das Wasser in der Stereo-

anlage, der angenagte Teppichboden überall da, wo sie einen Ausgang vermutet, mein verschleppter Ehering, der sich nach vier Wochen in der Hydrokultur wiederfand, die verärgerten Nachbarn, an deren ausgelegten Deckbetten die Katze Eduard ins Schlafzimmer kletterte, um dort ihren Mittagsschlaf zu machen. Und dann muß ich mir sagen lassen, daß ich keine Katzen mag. Wenn ich keine Katzen mögen würde, wäre die Katze Eduard schon lange zum Bettvorleger avanciert.
Ich beschließe, in diesem Jahr Tomaten am Rosengitter hochzuziehen. Tomaten riechen ebenfalls streng. Und falls es eine Ernte gibt, hoffe ich, daß die Katze Eduard wenigstens keine Tomaten mag. Sonst pflanze ich im nächsten Jahr Disteln.

Montag, 18. 5. 1981

Ich sitze da und nage an meiner Mohrrübe. Das Vollkornbrot ist so trocken, daß nur viel Kräutertee dagegen helfen kann. Das Unerfreulichste an der Diät ist, daß ein berufstätiger Mensch mittags nichts Warmes bekommt, außer man geht ins Vegetarische Restaurant. Für mich ist es zu weit weg, und Philip hat nie Zeit dazu. Natürlich könnte ich zum Mittagessen einen Rostbraten zu mir nehmen, fernab von Philip und ohne daß er es erfährt. Das Problem dabei ist nur, daß mir dann das Gefühl dafür abgeht, was ein Mensch, der den ganzen Tag nur Brot und rohes Gemüse gegessen hat, abends braucht. So bin ich abends genauso ausgehungert und weiß, daß jetzt unbedingt eine komplette Mahlzeit auf den Tisch muß, von der Suppe bis zur Nachspeise, oder die Sache fängt an, unlustig zu werden. Dany, der sich mittags meist ein schönes Schnitzel oder Steak in die Pfanne legt, beschränkt sich abends gerne aufs Vegetarische. Er und Philip freuen sich immer wieder, wenn ein neues Gericht auf den Tisch kommt, das außerdem noch gut schmeckt. Sie begrüßen jede Bereicherung unseres Speiseplans.
Heute habe ich einen neuen Auflauf ausprobiert. Aufläufe sind gerne gesehen in der Familie. Sie machen satt. Der Auflauf besteht aus Nudeln, natürlich Vollkorn, Eiern, Käse, Spinat und Salbei und schmeckt ausgezeichnet. Philip und Dany lassen nichts übrig. Nach so einer Mahlzeit sind wir dann für

eine Weile wieder mit unserer Diät versöhnt, mit Ausnahme der Katze Eduard natürlich.
Als ich Philip vor ein paar Tagen abends im Büro abholte, saß er an seinem Schreibtisch, in der rechten Hand den Kugelschreiber, in der linken ein Stück Weißkraut. »Früher bist du auch immer so dagesessen«, sage ich. »Nur war es damals kein Weißkraut, sondern eine Zigarette.«
»Wenn es früher keine Zigarette gewesen wäre, dann müßte es heute kein Weißkraut sein.« Philip hat in den letzten Wochen eine ausgeprägte Abneigung gegen Rauchen und Raucher entwickelt. Was ja nicht ganz unverständlich ist. Dauernd versucht er, irgend jemandem das Rauchen abzugewöhnen. Da niemand von seiner Erkrankung weiß, schauen die Leute meist ziemlich verständnislos drein. Einzig und allein bei Dany hat es wie ein Schock gewirkt. Ich habe ihn seither nie mehr mit einer Zigarette gesehen.

Sonntag, 24.5.1981 (1. Urlaubstag)

Wir fahren in Richtung Bodensee. Es ist wirklich wahr geworden. Bis gestern habe ich nicht daran geglaubt. In Philips Büro haben sich im Laufe der vergangenen Woche kleinere Katastrophen angebahnt. Der Stellvertreter ist krank geworden. Eine Datentypistin hat gekündigt. Wir fahren trotzdem, allerdings mit der Auflage, daß Philip sich jeden zweiten Tag im Büro meldet. Egal, ich werde es schon schaffen, daß er es hin und wieder vergißt.
Jetzt haben wir erst einmal vierzehn gemeinsame Tage vor uns. Nur wir zwei. Wir werden die Zeit nützen. Im Hintergrund lauert wieder einmal der Gedanke: Wieviel Zeit haben wir noch? Die Panik ist zwar verschwunden und die Angst vor der Zukunft im Moment gebändigt, doch ist sie immer bereit, in einem schwachen Augenblick hervorzubrechen. Philip denkt da anders. Für ihn existiert nur das, was heute ist. An morgen will er nicht denken. Nach seiner Meinung reicht das immer noch, wenn es soweit ist. Und heute fühlt er sich wohl. Der vernünftigste Standpunkt überhaupt in seiner Lage. Aber so etwas ist nicht erlernbar, das ist angeboren.
Die Pension ist ein altes, ein sehr altes Fachwerkhaus, von

einem kleinen Privatwald fast verdeckt. Solche Häuser gibt es manchmal auf Bildern und nur noch sehr selten in Wirklichkeit. Wir haben eines gefunden. Die Besitzerin ist alt und blind, ihre Haushälterin noch älter. Dafür sieht sie um so besser. Und so etwas wie Philip und mich hat sie wohl schon lange nicht mehr gesehen, zumindest nicht in ihrem Haus. Sie hatte in ihrem Leben offensichtlich noch nicht viel mit ehemaligen Rennfahrern zu tun und denkt, daß wir uns in der Adresse geirrt haben. Der Mann der Besitzerin kommt. Er ist Heilpraktiker. Er nimmt die Sache in die Hand, und wir dürfen ins Haus. Noch bevor wir in unsere Zimmer gehen, kommt Philip mit den dreien ins Gespräch. Ohne Scheu erzählt er diesen Fremden von seiner Krankheit und von dem Weg, den wir eingeschlagen haben, um sie zu bekämpfen. Vielleicht weil die Frau blind ist, die alte Haushälterin schon viel erlebt hat, der Mann als Heilpraktiker vom Fach ist, es jedenfalls Menschen sind, denen das Unglück nicht fremd ist, vielleicht kann er mit ihnen deshalb leichter reden als mit unseren gesunden Verwandten und Bekannten. Für sie hat der Krebs nichts Unheimliches oder Erschreckendes. Für sie ist er eine Krankheit, eine sehr schwere allerdings, die mit allen zur Verfügung stehenden Mitteln bekämpft werden muß. Da der Besitzer Heilpraktiker ist, sehen die zur Verfügung stehenden Mittel in etwa genauso aus wie die, mit denen Philip schon seit zwei Monaten behandelt wird. Er kennt sie alle und sagt, daß damit alles Menschenmögliche getan wird. Es betrübt ihn nur, daß ein so junger Mensch wie Philip schon so schwer krank ist. Er selbst ist 78 Jahre alt.
Unser Zimmer liegt im ersten Stock. Im ersten Moment sind wir doch etwas überrascht. Alles reine Natur. Decken, Böden, Schränke aus Holz, Schafwollteppiche auf dem Boden und in den Betten. Die Wände mit Sisal und Stofftapeten bespannt. Die Vorhänge aus gehäkeltem Garn. Nirgendwo eine synthetische Faser. Im Bad Kernseife und Wurzelbürste. Das ist wirklich einmal etwas ganz anderes. Wir packen unsere Kleider aus, sogar die Kleiderbügel sind aus Holz.
Die Betten stehen mit einem Meter Abstand im Raum. Wir stellen sie sofort zusammen. Man soll nichts übertreiben. Philip probiert sie aus und schläft dabei ein. Ich sitze am Fenster und schaue zu, wie die Sonne untergeht. Ich denke dabei an unsere früheren Ferien in Locarno, mit allem Komfort und mit franzö-

sischer Küche. Ich nehme mir vor, daß der vegetarische Urlaub im Naturlook ein Erfolg werden wird. Irgendwie werde ich einen Ausgleich für die französische Küche finden müssen.

Montag, 25. 5. 1981

Bei Tageslicht besehen wirkt das ganze schon eher komisch. Alle Gäste sitzen an einem ovalen Tisch zum Frühstück. Es sind deren zwölf. Und alle ab 65 aufwärts. Mit meinen 39 Jahren bin ich in dieser Runde wahrscheinlich noch gar nicht mitspracheberechtigt. Es herrscht eine feierliche Stille. Jeder ist mit seinem Müsli und seinem Quarkbrot beschäftigt. Der Kräutertee dampft.
Philip stört das überhaupt nicht. Er fängt sofort an zu reden, und als das Frühstück zu Ende ist, bespricht er mit einem Admiral a. D. den Weltkrieg. Ich vermute allerdings, daß Philip vom Zweiten, der Admiral hingegen vom Ersten Weltkrieg spricht. Egal, sie verstehen sich prächtig. Zwischendurch befragt er eine pensionierte Heilgymnastin nach ihren Erfolgen, und mit einem ebenfalls pensionierten Eisenbahner bespricht er die Ergebnisse des Bundesligafußballs. Ich habe es ja schon immer gesagt, Philip würde mit einem Denkmal ein Gespräch anfangen, wenn man ihm genügend Zeit dazu ließe.
Ich packe den Rest der Kleider in den Holzschrank. Unseren Kunststoffkoffer verstecke ich verschämt in einem Holzverschlag. Philip kommt herauf und verkündet strahlend, daß er der alten Haushälterin einen Platz im Kühlschrank für seine Hefemedizin abgeschwatzt hat. Das ist prima, mit der Kühltasche wäre es auf die Dauer ziemlich unbequem geworden.
Wir machen einen ausgedehnten Spaziergang von einigen Kilometern Länge, und das bergauf bei 25 Grad im Schatten. Philips Kondition ist bemerkenswert. Obwohl zwölf Jahre jünger und gesund, bin ich danach ziemlich fertig. Philip macht sich auf die Suche nach einem Gesprächspartner.
Das Mittagessen ist erstaunlich gut. Mir scheint, ich muß noch viel dazulernen, was man mit Gemüsen, Salaten und Körnern alles machen kann. Eine süße Nachspeise krönt das ganze. Philip hat es irgendwie fertiggebracht, daß sein Nachtisch mit Süßstoff gemacht wird. Deshalb nimmt er lieber gleich zwei Portio-

nen. So gut habe ich im letzten Vierteljahr nicht mehr gegessen. Ich muß mir die Rezepte aufschreiben.
Nach einer ausgedehnten Siesta machen wir einen Seespaziergang, in respektvoller Entfernung von den Cafés mit ihren Kuchen und Eisbechern. Dafür haben wir am Abend dann einen rechtschaffenen Hunger.
Lt. Hausapotheke und lt. Einnahmeplan haben wir heute nichts Wichtiges vergessen. Bloß die Therapie nicht unterbrechen! Die Spritzen gibt der Herr des Hauses. So ist alles aufs Beste geordnet.

Mittwoch, 27.5.1981

Wir haben einen kritischen Punkt erreicht. Heute abend kommt ein Fußball-Länderspiel im Fernsehen. Aber einen Fernsehapparat gibt es hier nicht. Oder doch, nur steht er im Keller. Philip fragt, ob man ihn heute abend nicht ausnahmsweise ins Wohnzimmer stellen könnte. Man kann nicht, denn der Mittwoch ist der Tag der Hausmusik. Bratsche und Geige, darunter Stücke vom Hausherrn selbst komponiert. Die Hausgäste dürfen sich daran beteiligen oder zuhören. Ich glaube, man erwartet von uns, daß wir daran teilnehmen. Der Haken dabei ist nur, daß Philip viel mehr Sinn für Fußball als für Hausmusik hat. Ich rede ihm gut zu und spreche von Opfern für die Gemeinschaft. Er will aber nicht opfern, und schon gar nicht seinen Fußball. Er ärgert sich, daß er Danys tragbaren Fernseher nicht mitgenommen hat. Ich denke, daß man uns dann erst gar nicht reingelassen hätte. Aus dem Haus will er auch nicht gehen. Jetzt erst recht nicht.
Gegen Abend entdeckt er doch noch die komische Seite der Angelegenheit. Er freut sich schon darauf, seinen Freunden zu erzählen, wie er durch Bratsche und Geige um sein Fußballspiel gebracht worden ist. Kein Mensch wird es ihm glauben.
Es wird übrigens ein besinnlicher und beruhigender Abend, wohltuend für Geist und Nerven. Es muß nicht immer Fernsehen sein!

Samstag, 30. 5. 1981

Es ist unwahrscheinlich heiß geworden. Wir suchen uns einen schattigen Platz auf einem der großen Bodenseedampfer und lassen uns einen ganzen Nachmittag lang über den Bodensee schippern. Eine Fünfstundenrundfahrt. Es ist wunderschön, einfach nur dazusitzen, von einem kühlen Fahrtwind umweht, auf den blauen See und die weißen Segelboote zu schauen. Philip sagt: »Wenn ich daran denke, daß ich jetzt eigentlich im Krankenhaus liegen müßte, mit einer abgeschnittenen Lunge und irgendwelchen scheußlichen Therapien, dann geht es mir doch wirklich gut. Da nehme ich auch das Hasenfutter und den Haufen Medikamente in Kauf. Warum kann man an so einem Tag nicht die Zeit anhalten, konservieren und in eine Flasche sperren? Und später, wenn ich dann noch kränker bin und vielleicht gar nicht mehr aufstehen kann, lassen wir den wunderschönen Bodenseenachmittag aus der Flasche.«
»Wir werden noch viele schöne Tage miteinander haben, bis es soweit ist, falls es überhaupt kommt.« Glaube ich, was ich da sage? Wie gut, daß man nicht in die Zukunft schauen kann. Wer weiß, ob man dann noch die Kraft hätte, den Weg dorthin zu ertragen.
In Konstanz ist Zwischenaufenthalt. Wir beschließen, auf dem Schiff zu bleiben. Es ist zu heiß, um unsere schattige Ecke zu verlassen. Nachdem wir uns bisher so vorbildlich gehalten haben, sind wir heute einer kleinen Sünde nicht abgeneigt. Michael hat uns drei bis vier Sünden, auf vierzehn Tage verteilt, erlaubt. Heute wird die erste begangen. In der Nähe des Büffets riecht es verlockend nach Apfelstrudel. Dazu Sahne und eine Tasse Kaffee. Wir stellen wieder einmal fest, daß das Unerlaubte, verbunden mit dem Seltenen, sehr viel Spaß macht.
Langsam kommen die Passagiere für die Rückfahrt an Bord. Viele ältere Menschen, die die Vorferienzeit nützen. Ehepaare mit Kleinkindern. Um die Ecke biegt eine große Gruppe jüngerer Leute. Sie halten sich an den Händen. Als sie näherkommen, kann man erkennen, daß es sich durchweg um Behinderte handelt, und zwar hauptsächlich um geistig Behinderte. Es sind mindestens hundert bis hundertfünfzig. Mädchen und Jungens. Jetzt sieht man auch, daß ältere Frauen und Männer darunter sind. Sie machen einen zusammengewürfelten Eindruck, der

wohl durch die Milde-Gaben-Kleidung entsteht, auf die diese Menschen angewiesen sind. Sie sind fröhlich und laut. Zwischendurch legt sich mal einer auf den Boden. Das fällt nicht weiter auf. Er wird von den anderen einfach mitgezogen. Immer mehr besteigen das Schiff. Momentan verlieren die Betreuer die Übersicht. Daher kommt es wohl auch, daß sich einer verläuft und plötzlich allein zwischen den übrigen Passagieren auf dem Oberdeck umherirrt. Ein Junge, kaum älter als Dany, mit kleinen schmalen Augen in einem großflächigen Gesicht. Kurz geschorenes, fast weißes Haar, ein buntes Hemd, eine Hose, die wohl nicht einmal dem ursprünglichen Besitzer paßte und deshalb weggegeben wurde. Zunächst macht ihm die Entdeckungsreise Spaß. Dann merkt er, daß er seine Gruppe verloren hat. Er faßt den Nächststehenden, eine mittelalte Dame am Arm und versucht, etwas zu sagen. Sie kann ihn nicht verstehen und schaut deshalb hilflos weg. Inzwischen ist der Junge auf einen älteren Herrn zugegangen. Der schaut ihn an wie etwas, das unter dem Stein hervorkriecht, wenn man ihn umdreht. Dann wendet er sich ab. Der Junge läuft noch einige Schritte hinterher, dann bleibt er stehen und fängt an zu weinen. Da kommt ein Betreuer die Treppe heraufgerannt, spricht ihm gut zu und nimmt ihn wieder mit nach unten. Bevor er verschwindet, wirft er einen bitterbösen Blick in die Runde. Wir Zurückbleibenden mögen uns nicht so richtig ansehen. Alle schauen aneinander vorbei. Es herrscht betretene Stille.
Philip sagt zu mir: »Wenn man nur nicht so befangen und hilflos wäre. Ich schäme mich, weil ich nicht eingegriffen habe, aber ich weiß einfach nicht, wie man mit solchen Menschen umgeht.« Ein paar Leute, die Philips Worte mitbekommen haben, nicken erleichtert und zustimmend. Wenn es auch so aussieht, ich glaube nicht, daß es immer nur Kaltherzigkeit oder Gefühllosigkeit oder gar Abneigung ist, was uns dazu bringt, so zu handeln. Es ist oft das reine Nichtverstehen oder Nichtwissen.
Später sagt Philip nachdenklich: »Egal, wie schlecht es einem geht, man findet immer welche, denen es noch schlechter geht. Mir sieht man meine Krankheit wenigstens nicht an.«

Sonntag, 31.5.1981

Ein interessanter neuer Gast ist eingetroffen. Ein Doktor med., Homöopath, seit vielen Jahren erbitterter Krebsbekämpfer auf homöopathischer Basis. Philip erzählt ihm von seiner Krankheit. Er kennt alles, was wir dabeihaben, und ist beeindruckt von der Konsequenz unserer Therapie. Er bestärkt uns darin, einen chirurgischen Eingriff so lange wie möglich aufzuschieben. Er sagt: »Natürlich kann Ihnen niemand die Garantie geben, daß diese Therapie den Tumor aufhält. Aber diese Garantie haben Sie bei einer Operation auch nicht. Im Gegenteil. Durch eine Operation verstärkt sich oft noch die Möglichkeit der Metastasenbildung. Und wenn der Tumor nicht vollständig entfernt werden kann, was bei Lungenkrebs leider häufig der Fall ist, stehen Sie viel schlechter da als jetzt. Dann haben Sie kaum noch eine Chance. Ich sage zu meinen Patienten immer, wir müssen alle sterben, und es ist sehr wahrscheinlich, daß Sie an Ihrem Tumor sterben. Dagegen kann ich nicht viel tun. Aber ich kann Ihnen helfen, Ihren Tod so lange wie möglich hinauszuzögern, und ich kann Ihnen versichern, daß die Zeit bis dahin eine noch wirklich lebenswerte Zeit ist, nicht ein Dahinsiechen, sondern ein aktives, weitgehend beschwerdenfreies Leben. Mehr können Sie in Ihrem Zustand nicht verlangen.«
Philip sagt lange nichts. Dann nickt er. »Ich werde daran denken, wenn es bei mir soweit ist.«
Inzwischen haben sich einige Hausgäste zu uns gesetzt. Das Thema wird allgemeiner. So gelangen wir schließlich zum Lieblingsthema der Runde: die falsche Ernährung. Darin sind sie sich einig, daß das Grundübel aller Dinge in der falschen Ernährung zu suchen ist. Die denaturierten Lebensmittel werden angeprangert, die Möglichkeit eines Fleischverzehrs läßt sie schaudern. Der Doktor schränkt das allerdings ein. Er hat in seiner langjährigen Praxis schon Vegetarier mit Darmkrebs und Bergsteiger mit Lungenkrebs gesehen. »Meine Damen und Herren, wenn das so einfach wäre, dann würde uns der Krebs nicht mehr lange Kopfzerbrechen bereiten. Nein, es spielen da zu viele Faktoren eine Rolle. Ein Teil davon ist sicher die Ernährung, zwar ein wichtiger, aber eben doch nur ein Teil.«

Die Damen und Herren sind nur mäßig überzeugt. Für sie sind mit Distelöl, Schwarzmehl und Quark fast alle Probleme zu lösen.

Montag, 1.6.1981

Es scheint so, als wäre uns auch noch eine zweite Urlaubswoche vergönnt. Philips Anrufe im Büro erbrachten bisher keine bedrohlichen Neuigkeiten. Ein paar Kleinigkeiten wurden per Telefon behoben.
Während Philip wieder einmal im Postamt telefoniert, mache ich einen Spaziergang. Es ist erstaunlich, wie viele Menschen allein promenieren. Ich stelle mir vor, ich wäre auch allein hier. Dann stelle ich mir vor, daß ich in absehbarer Zeit überhaupt allein spazierengehe. Es ist unvorstellbar, und ich weiß, daß ich damit nicht fertig werde. Jetzt verstehe ich auch, warum Philip immer sagt: »Ich will jetzt noch nicht darüber nachdenken, das hat noch Zeit, wenn es soweit ist.« Nur dadurch wird unser unsicheres Leben einigermaßen erträglich.
Philip wartet vor dem Postamt auf mich. In seinen Jeans und dem Tennishemd, die grauen Haare vom Wind zerzaust, sieht er unglaublich gesund aus. Das ist die Wirklichkeit. Alles andere hat Zeit.
Er berichtet aufgeregt, der Computer hätte an fünfhundert Kunden Mahnungen verschickt, was nicht so peinlich wäre, wenn bereits Rechnungen ergangen wären. Aber diese Stufe hat er übersprungen. Ich mache Philip klar, daß der Computer die Kunden auch geschockt hätte, wenn er im Büro an seinem Schreibtisch gewesen wäre. Und da sowieso nichts mehr zu ändern ist, beschließen wir, uns Regensachen zu kaufen. Der Wetterbericht hat schlechtes Wetter angesagt, und wenn wir uns Regenzeug kaufen, scheint morgen bestimmt die Sonne. Ich brauche Größe 38, Philip braucht Größe 56. Bei mir gibt es keine Schwierigkeiten. Aber Philip ist in keiner Jacke unterzubringen. Der Verkäufer schaut ihn anklagend an, weil er für seine schönen Jacken zu groß und zu dick ist. Bei ihm hört die Menschheit offensichtlich bei Größe 54 auf. Also kaufen wir keine Regenjacken. Dann soll es morgen eben regnen.
Auf dem Weg zum Parkplatz trifft Philip einen ehemaligen Kol-

legen, der sich bei der Hitze mit einem Fahrschüler durch die verstopfte Innenstadt quält. Der Kollege erblickt in Philip eine willkommene Unterbrechung, und bald sind die beiden in Fachsimpeleien vertieft. Der Fahrschüler und ich warten geduldig. Kurz vor dem Hitzschlag beenden die beiden ihr Fachgespräch. Wir gehen weiter. Philip sagt: »Warum hast du dich denn nicht an die schattige Uferpromenade gesetzt?«
Natürlich nicht, ich mache doch nicht zweimal am Tag denselben Fehler!

Mittwoch, den 3.6.1981

In den letzten Tagen fällt mir auf, daß Philip immer mehr über seine Krankheit redet. Es fällt ihm leichter, mit diesen alten fremden Menschen darüber zu reden, als mit der Familie, mit den Freunden, die ihn nur strahlend und gesund kennen. Wir müssen es uns jetzt wohl noch einmal überlegen, ob wir nicht auch zu Hause die Fakten auf den Tisch legen. Möglicherweise ist Philip auf dem Weg, eine bessere Einstellung zu seiner Krankheit zu finden, ein neues Bild von sich zu entwerfen, in dem die Krankheit ihren Platz hat, wenn auch nur einen verschwindend kleinen.
Wenn es nur so bleiben könnte. Der Krebs, zwar vorhanden, aber durch intensive Behandlung und gesunde Lebensweise unter Kontrolle gebracht. Aber wir wissen beide, daß die Stunde der Wahrheit nicht mehr allzu fern ist. Nach dem Urlaub ist die erste Röntgenkontrolluntersuchung fällig. Dann wird es sich zeigen, ob es uns gelungen ist, wenigstens einen Stillstand herbeizuführen oder ob alles umsonst war. Philip ist überzeugt, daß sich sein Zustand nicht verschlechtert hat. Er macht Dauermärsche und Klettertouren, um es mir und sich zu beweisen.
Seit Philip mit den Leuten über seine Krankheit spricht, erfahren wir viel Neues. Fast jeder wurde schon einmal mit dem Thema Krebs konfrontiert und gibt jetzt seine Erfahrungen an uns weiter. Vieles ist nicht zu gebrauchen, weil nicht übertragbar, aber hin und wieder ist auch einmal etwas Nützliches dabei. Unser ferienmachender Arzt zum Beispiel erzählt, daß die Trockenzellen-Spritzenkur bereits an einigen Krankenhäusern in Deutschland erprobt werde. Das gibt Hoffnung. Wenn gar

nichts dahinter stecken würde, wäre wohl kein Krankenhaus bereit, Zeit und Geld für die Erprobung aufzuwenden.
Beim Abendessen wird heftig über die Vorzüge der natürlichen Gewebearten und deren Auswirkungen auf die Gesundheit diskutiert. Wir erfahren interessante Details über die heilsame Bedeutung von Leinen auf Transpiriergewohnheiten oder von Baumwolle auf gewisse Ausscheidungsorgane. Philip ist sehr schweigsam. Wir sind hier nicht kompetent genug, um mitreden zu dürfen. Als sich das Thema der schlechten Angewohnheit des Rauchens zuwendet, können wir beide wieder mithalten.
Spät am Abend, als ich schon fast eingeschlafen bin, sagt Philip: »Mir ist heute am Tisch beim besten Willen nichts Baumwollenes eingefallen. Eher etwas Halbseidenes. Ich habe die ganze Zeit an unsere früheren Urlaube in Locarno denken müssen. Du und ich, wir passen einfach nicht hierher. Wenn ich nächstes Jahr immer noch diäten muß, machen wir getrennt Urlaub, damit wenigstens du etwas davon hast.« »Du spinnst wohl«, sage ich freundlich zu ihm, »dann hast du ja überhaupt keinen Spaß mehr im Urlaub. Glaube bloß nicht, daß du hier in Baumwollkreisen einen Kurschatten findest. Außerdem tut mir das auch gut. Ich fühle mich schon fast wieder wie neu.«

Sonntag, 7. 6. 1981 (Pfingstsonntag)

Heute ist Abreisetag. Wir packen unsere Sachen zusammen. Der Arzneikoffer ist beträchtlich geschrumpft. Zeit für Nachschub. Wir spazieren noch ein letztes Mal den Berg hinter dem Haus hoch. Dann unser letztes Mittagessen. Wie werde ich das vermissen. Ohne eine Hand zu rühren ein Mittagessen mit drei Gängen auf dem Tisch, davon einer gesünder als der andere. Und wohlschmeckend obendrein. Jetzt geht die Plackerei wieder los, damit wenigstens etwas einigermaßen Genießbares zustande kommt. Obwohl ich alle technischen Hilfsmittel habe, koche ich nicht halb so schnell und gut wie die alte Anna, die Haushälterin. Man muß es gesehen haben, mit welcher Geschwindigkeit sie Möhren schneidet oder Kartoffeln schält. In der Küche steht noch ein alter Holzherd, auf dem werden die Suppen gekocht. Sie sind unglaublich gut. Und obwohl es mir

anfangs unmöglich erschien, es existiert im ganzen Haushalt keine Geschirrspülmaschine!
Wir werden von den anderen Feriengästen aufs herzlichste verabschiedet. Sie haben ihren Pfingstsonntagsausflug unseretwegen auf den Spätnachmittag verschoben. Ihre guten Wünsche begleiten uns auf dem Heimweg. Wir können sie gebrauchen, jeden einzelnen.
Zu Hause werden wir von Dany und der Katze Eduard erwartet, mit unterschiedlicher Begeisterung. Dany ist froh, daß er mir die Haushaltsführung ohne größere Pannen wieder übergeben kann. Die Geranien und das Porzellan sind noch heil. Beschwerden kamen keine. Was will man mehr. Die Katze Eduard ist weniger erfreut. Jetzt muß sie den Lehnstuhl wieder mit Philip teilen. Außerdem habe ich den Verdacht, daß sie in den letzten vierzehn Tagen in unseren Betten geschlafen und an unserem Tisch gegessen hat.

Samstag, 13. 6. 1981

Heute ist Philip nach Bremen geflogen. Am Abend muß er bei einer Tagung einen Vortrag halten. Obwohl er nach dem Urlaub jede Menge Arbeit vorgefunden hat, hält er seine Termine bei Michael pünktlich ein. Dreimal die Woche. Mit allem Drum und Dran vergeht da jedesmal eine Stunde. Das Ergebnis ist aber auch gleichbleibend gut. Wohlbefinden auf der ganzen Linie. Für eine Röntgenkontrollaufnahme hatte er noch keine Zeit, aber er hat sie fest eingeplant.
Irene hat Dany und mich zum Mittagessen eingeladen. Ich habe abgesagt. Das Risiko ist mir einfach zu groß. Seit einem Vierteljahr lebe ich streng vegetarisch. Ich kann mir lebhaft vorstellen, was eine Ausnahme in meinem Innenleben anrichten würde, deshalb lasse ich es lieber sein.
Ich habe immer noch nicht den Mut gefunden, mit der Familie zu reden. Philip ist mir keine Hilfe. Er sagt: »Mach du das, du kannst es besser. Ich finde bestimmt nicht die richtigen Worte.«
Ich würde es ihm gerne abnehmen. Aber ich bin feige. Wenn ich daran denke, wie sich auf ihren Gesichtern der Schock und dann der Schmerz abzeichnet, wenn sie die ganze Skala durchlaufen müssen, die wir schon hinter uns haben, dann verläßt

mich der Mut. Ich würde es ihnen gerne ersparen. Wie sagt man einer Mutter, daß ihr einziger Sohn Krebs hat, wie sagt man den Kindern, daß ihr Vater unheilbar krank ist? Ich habe gedacht, ich hätte inzwischen eine Einstellung zum Thema Krebs gefunden. Aber sie fällt bereits bei der ersten Belastungsprobe in sich zusammen. So schiebe ich das Problem von Tag zu Tag vor mir her.

Sonntag, 5. Juli 1981

Ein Sonntag wie viele zuvor in unserer sechsjährigen Ehe. Frühstück auf dem Balkon. Nachmittagsspaziergang. Sportschau. Beim Abendessen fällt es mir auf. Philip hat keinen Hunger. Ein richtiger Ausnahmezustand. Er glüht. 39,5° Fieber. Irgendeine Erkältung, vielleicht eine Sommergrippe. Also etwas, was wir im Augenblick auf keinen Fall gebrauchen können. Philip beschließt, morgen nicht ins Büro zu gehen. Das heißt, ich beschließe, und Philip nickt dazu. Zu mehr ist er nicht in der Lage.

Montag, 6. Juli 1981

Philip hat immer noch Fieber. Ich gehe sehr ungern ins Büro. Bevor ich das Haus verlasse, rufe ich Michael an. Er will so schnell wie möglich vorbeikommen. Die Stunden kriechen im Schneckentempo vorbei. Ich vertrödle meine Zeit mit unwichtigen Briefen und überflüssigen Telefonaten, und zu Hause ist Philip krank. Zwei Stunden lang versuche ich, zu Hause anzurufen. Dauernd belegt. Offensichtlich geht es ihm bereits besser. Als ich nach Hause komme, ist Michael da. Das Fieber ist bei 40,1° angelangt. Michael spritzt Grippemittel und verordnet Wadenwickel. Er denkt an eine Sommergrippe, allerdings ohne ausgeprägte Symptome. Er sagt, daß das Fieber innerhalb von drei Tagen sinken muß. Bis dahin viel Trinken, Bettruhe und Wadenwickel. Morgen kommt er wieder.

Mittwoch, 8. 7. 1981

Heute ist der dritte Tag, und das Fieber ist noch nicht gesunken. Michael sagt, daß wir jetzt Dr. Weißmüller anrufen müssen. Nachdem seine Mittel nicht helfen, müssen Antibiotika her. Es ist ihm zwar zuwider, weil dadurch sein Behandlungsplan ganz erheblich gestört wird. Aber er kennt seine Grenzen und sagt seinen Patienten, wenn stärkere Mittel als die seinigen notwendig werden.
Zum Glück hat Dany ab morgen Sommerferien. Da kann er sich wenigstens um Philip kümmern. Allerdings jobbt er ab Montag für vier Wochen in einer Eisdiele. Aber bis dahin ist Philip bestimmt wieder in Ordnung.
Als Dr. Weißmüller hört, daß Philip bereits seit Sonntag Fieber hat, wird er ganz schön wütend. Er sagt zu mir, daß es verantwortungslos sei, ihn erst heute zu rufen. Er verordnet Antibiotika und fiebersenkende Mittel. Mit den Wadenwickeln ist er einverstanden. Wie ich ihn kenne, wird er jetzt jeden Tag vorbeikommen, um nachzusehen, ob wir auch tun, was er verordnet hat. Da Michael auch jeden Tag kommt, kann ich nur hoffen, daß die beiden sich nicht am Krankenbett begegnen.

Donnerstag, 9. 7. 1981

Als ich nach Hause komme, ist Philips Fieber bereits auf 38,6° gesunken. Er hängt schon wieder am Telefon und erledigt seine Geschäfte. Ich höre, wie er für Montag neue Termine ausmacht.
Eines muß man den allopathischen Mitteln lassen. Wenn sie auch alle möglichen Nebenwirkungen haben, sie helfen schnell und sichtbar. Eine so beachtliche Wirkung haben die Vitamine und die Wadenwickel in drei Tagen nicht gezeigt.
Ich koche ein umfangreiches Abendessen, und Philip ißt zum erstenmal in dieser Woche wieder mit.

Sonntag, 12. 7. 1981

Seit zwei Tagen ist Philip fieberfrei. Gestern haben wir einen kleinen Spaziergang gemacht. Es ging schon wieder ganz gut. Heute ist es viel zu heiß, um irgend etwas zu unternehmen. Die Katze Eduard liegt den ganzen Morgen in der Küche auf den Steinfliesen. Man schwitzt eben, wenn man bei diesem Wetter einen Pelz trägt. Dany freut sich über die Hitze. Er meint, daß ein Eisverkäufer bei Regenwetter eine trostlose Figur sei. Er rechnet sich die Umsätze aus. Philip sitzt über seinen Akten. Er hat angekündigt, daß er nächste Woche jeden Abend Überstunden machen muß, um das Versäumte nachzuholen.
Mitten in der Nacht wache ich auf. Philip hat einen Schüttelfrost, der unser französisches Bett zum Zittern bringt. Er sagt, er sei auch eben erst davon aufgewacht. Seine Zähne klappern. Ich packe ihn in Wolldecken und schalte die Heizdecke ein. Im gleichen Maße wie das Zittern nachläßt, steigt das Fieber. Bei 40,9° hole ich die Fiebertabletten. Eine Stunde später ist alles naß. Philip, sein Schlafanzug, unser Bett. Das Fieber löst sich in Wasser auf. Die Temperatur fällt. Gegen Morgen hat Philip Untertemperatur, 35,5°.

Montag, 13. 7. 1981

Als es Zeit ist, aufzustehen, fühle ich mich wie gerädert. Das war eine lange Nacht. Ich fahre ins Büro, sehe, daß nichts Besonderes los und der Chef den ganzen Tag außer Haus ist, also nehme ich Urlaub. Philip ist ganz schrecklich froh, als er mich sieht und hört, daß ich heute zu Hause bleibe. Es geht ihm nicht gut, das Fieber steigt schon wieder. Ich rufe Dr. Weißmüller an, danach Michael. Beide wollen gleich kommen. Dr. Weißmüller ist schon nach einer halben Stunde da. Was er sieht, gefällt ihm überhaupt nicht. Er hat den Verdacht, daß da eine Lungenentzündung entsteht. So verordnet er Antibiotika in stärkerer Zusammensetzung und höherer Dosierung. Michael weiß nicht, was er davon halten soll. Er meint, daß die schnell wechselnden Temperaturen auf etwas anderes hinweisen. Auf was, ist ihm im Moment auch nicht klar. Das Fieber steigt und fällt noch zweimal an diesem Tag. Jedesmal fällt es in die Untertemperatur und arbeitet sich dann mit Schüttelfrost wieder hoch. Ich habe ja schon manche Erkältungen und Grippen erlebt, aber etwas Vergleichbares war bisher nicht dabei.

Dienstag, 14.7.1981

Die verstärkten Antibiotika halten das Fieber in Grenzen. Michael unterstützt den Kreislauf. Er sagt: »Der Körper braucht jede Hilfe, um mit den Anstrengungen fertig zu werden. Auf den Tumor hat das Fieber keinen Einfluß, weil ja dadurch verstärkte Abwehrkräfte mobilisiert werden.« Der Höhe des Fiebers nach müssen das ganze Armeen sein. Hoffentlich sind sie auch schlagkräftig, und vor allem an den richtigen Stellen.
Ich glaube, das Schlimmste haben wir jetzt überstanden, deswegen fahre ich am Nachmittag wieder ins Büro. Dany verkauft tagsüber sein Eis. Das Wetter bringt gute Umsätze. Am Abend hat er einen Bärenhunger. Nur von Eis kann sich der Mensch eben doch nicht ernähren, auch wenn er es glaubt. Deswegen mache ich abends größere Mahlzeiten. Philip ißt auch wieder mit.
Die Katze Eduard ist sauer. Ins Krankenzimmer darf sie nicht. Dany ist nicht da, und ich lasse mich nicht beißen. Also alles in allem hat sie überhaupt keinen Spaß. Wenn man sie am Abend anspricht, dreht sie sich hochmütig weg.

Samstag, 18.7.1981

Wie bin ich froh, daß diese Woche vorbei ist. Philip geht es wieder einigermaßen ordentlich. Temperatur ziemlich konstant bei 38°. Eigentlich wollte er heute Rasen mähen. Dany meldet sich freiwillig. Ist auch besser so, einen dritten Rückschlag können wir nicht gebrauchen.
Philip sitzt in eine Decke gewickelt auf dem Balkon. Ganz schmal ist er geworden. Angela ruft an. Sie möchte zum Kaffee vorbeikommen. Ich vertröste sie, sage ihr, daß es ihrem Vater noch nicht viel besser gehe. Die offizielle Version in der Familie ist eine Erkältung mit Rückschlag. Die Familie wundert sich, daß Philip trotz seiner gesunden Lebensweise überhaupt eine Erkältung bekommt. Ich wundere mich auch.

Wieder habe ich eine Gelegenheit vorbeigehen lassen, die Wahrheit zu sagen. Aber ich habe eine gute Ausrede. Solange Philip noch nicht wieder gesund ist, kann er das, was dann kommen würde, nicht über sich ergehen lassen.

Dienstag, 21.7.1981

Wenn es nicht etwas Schlimmeres ist, dann hat Philip gestern nacht einen dritten Rückschlag bekommen. Wieder Schüttelfrost, wieder Fieber, dieses Mal bis 41,0°. Ich habe heute im Büro angerufen. Ich brauche wieder Urlaub. In diesem Zustand kann ich Philip unmöglich allein lassen. Bei 41° weiß er nicht mehr, was er tut. Er ist völlig benommen und kann kaum reden. Dr. Weißmüller spricht von einer Krankenhauseinweisung. Philips Fall überschreitet seine Kompetenz.
Ich habe Angst. Auf der einen Seite Philips jetzt wirklich besorgniserregender Zustand. Auf der anderen Seite die Sorge, damit etwas ins Rollen zu bringen, was wir nicht mehr stoppen können. Wenn Philip jetzt ins Krankenhaus kommt, ist unser Versuch mit großer Wahrscheinlichkeit zu Ende. Ich glaube kaum, daß die Ärzte dort viel Verständnis für unsere Behandlungsmethode aufbringen. Dann geht es wohl los mit Bronchoskopie und Operation mit allen unübersehbaren Folgen.
Ich rufe Michael an. Auch er zögert. Aber er sagt auch, daß es jetzt unerläßlich ist, daß eine richtige Diagnose gestellt wird. Offensichtlich hat nur ein Krankenhaus dazu die Mittel und Wege.
Ist unser Versuch gescheitert?

Mittwoch, 22.7.1981

Philips Zustand ist jetzt so bedrohlich, daß uns gar keine Wahl mehr bleibt. Gestern nacht stieg das Fieber auf 41,4°. Er war bereits im Delirium. Ein weiteres Zögern ist nicht mehr zu verantworten. Dr. Weißmüller schreibt die Einweisung. Wir einigen uns auf das Hans-Schubert-Krankenhaus. Auf der Privatstation ist erst morgen ein Bett frei. Wir warten. Es wird ein langer Tag und eine noch längere Nacht. Philip ist die meiste

Zeit völlig weggetreten. Er spricht von seiner Arbeit, stöhnt, dazwischen schreit er, daß er nicht ins Krankenhaus gehe. Ich wickle ihn in feuchte Bettlaken. Dann sinkt die Temperatur wieder ab. Untertemperatur, Schüttelfrost. Ich halte ihn fest. Sein Herz jagt. Ich hole Michaels Herztropfen. Gegen Morgen kann ich nur noch hoffen, daß Philip durchhält. Wenn ich noch beten könnte, würde ich jetzt damit anfangen.

Donnerstag, 23.7.1981

Um 9 Uhr kommt endlich der Anruf aus dem Krankenhaus. Wir können kommen, das Bett ist frei. Ich bestelle den Krankenwagen und packe das Notwendige. Philip wird auf der Bahre aus dem Haus getragen. Er kann nicht mehr gehen. Wie werde ich ihn zurückbekommen?
Er bekommt ein wunderschönes Zimmer im obersten Stockwerk mit einem herrlichen Blick auf die Stadt. Während ich auspacke, kommt die Schwester und fragt nach den Essenswünschen. Drei Menüs zur Auswahl, eines davon vegetarisch. Philip will beim Vegetarischen bleiben. Er hofft also auch noch, daß sein Krankenhausaufenthalt nur ein Intermezzo ist und er danach Michaels Therapie fortsetzen kann.
Ich stehe neben Philips Bett und kann gar nichts mehr für ihn tun. Die Schwestern übernehmen jeden Handgriff. Es geht ihm zwar nicht viel besser, aber die Nähe von Ärzten und Krankenschwestern macht uns beide ruhiger. Ringsum Aktivität. Fragen, Wiegen, Messen, Untersuchungen. Die geballte Demonstration des Wissens und der technischen Möglichkeiten der Medizin überrollt uns.

Freitag, 24.7.1981

Ich arbeite wieder. Irgendwie sogar ruhiger, da ich Philip in guter Betreuung weiß. Die Untersuchungen sind in vollem Gange. Da wird geröntgt, Blut genommen, Urin untersucht, eine Tomographie der Leber, des Gehirns, der Knochen wird gemacht. Das Fieber steigt und sinkt, wie zu Hause, im gleichen Rhythmus, in der gleichen Intensität. Behandelt wird es auch

wie zu Hause, mit Antibiotika und Wadenwickeln. Nur die Kontrolle ist besser.
Ich bleibe bis zum späten Abend und mache Wadenwickel, damit die Schwestern auch einmal etwas anderes tun können. Außerdem richte ich das Abendessen, schmiere Brote, schneide sie klein und füttere Philip, damit er sich nicht anstrengen muß. Er sagt mir, was ich ihm noch alles bringen muß. Terminbuch, ganz oben auf der Liste natürlich sein Telefonverzeichnis, Fön, Haarwaschmittel, Fernseher. »Wenn ich schon im Krankenhaus sein muß«, sagt er, »dann will ich wenigstens alles um mich haben, was ich brauche. Kannst du nicht auch dableiben?«
Dany wartet zu Hause auf das Nachtessen. Er kommt müde und hungrig von seinem Eisstand. Zum Kochen reicht es jetzt ohnehin nicht mehr, so gehen wir Hähnchen essen.

Samstag, 25.7.1981

Jede freie Minute verbringe ich im Krankenhaus. Philips Zustand ist unverändert. Die Untersuchungsergebnisse sind noch nicht bekannt. Die Ärzte vertrösten uns und verordnen weiterhin Antibiotika und Wadenwickel.
»Langsam möchte ich schon wissen, was die rausgefunden haben«, sagt Philip. »Wenn man den ganzen Tag so daliegt, kommen einem die seltsamsten Gedanken. Daß ich Lungenkrebs habe, wissen sie. Trotzdem suchen sie weiter. Ich glaube, die suchen bereits nach Metastasen.« Daran habe ich auch schon gedacht. »Sie werden nichts finden«, antworte ich, »du wirst schon sehen, daß unsere Anstrengungen in den letzten Monaten nicht vergeblich waren.« Das ist genau das, was Philip hören und glauben möchte. Und auch glaubt.
Ich lese ihm die neuesten Sportergebnisse aus der Zeitung vor. Er berichtet von den Schwierigkeiten im Büro und von seinen Versuchen, sie telefonisch zu lösen. Als die Sportschau kommt, fahre ich nach Hause.
Dany regeneriert sich vom Eisverkauf im Stehen mit Schnitzelessen im Liegen. Die Katze Eduard ist unumstrittener Herr des Lehnstuhls. Sie verläßt ihn nur zum Fressen.

Sonntag, 26.7.1981

Sobald wie möglich fahre ich wieder ins Krankenhaus. Philip macht gerade seinen Sonntagvormittagrundruf. Er will noch keinen Besuch haben. Er hat Mühe, Irene und Angela davon zu überzeugen, daß er noch zu schwach dazu ist. Zu Angela sagt er: »Mein Schatz, du würdest deinen Vater kaum wiedererkennen. Ich sehe aus wie ein Gespenst. Ich möchte auf keinen Fall meine Töchter erschrecken, deswegen ist es besser, wenn ihr noch ein paar Tage wartet.«
Philip sieht schlecht aus. Er hat abgenommen, und seine Augen liegen tief eingesunken in einem weißen, hageren Gesicht. Aber das ist wohl nicht der einzige Grund. Die Familie glaubt immer noch an die Lungenentzündung. Philip will verhindern, daß sie von den Ärzten die Wahrheit erfährt.

Dienstag, 28.7.1981

Als ich ins Krankenhaus komme, sagt mir Philip als erstes, daß er seine Zustimmung zu einer Bronchoskopie gegeben hat. Termin morgen 8 Uhr auf der Uhlandshöhe. Es kommt für mich nicht überraschend, es hat sich bereits seit Tagen angebahnt. Das wachsende Zutrauen zu den Ärzten. Die Ungewißheit über den derzeitigen Zustand. Die Verachtung, die Dr. Wagner, der Oberarzt, der Homöopathie und der Naturheilkunde entgegenbringt, das alles ist zusammengekommen. Der Einfluß, dem Philip seit Tagen unterliegt, ist einfach zu massiv. Er hat auch beschlossen, ab sofort Normalkost zu essen. Unsere vegetarischen Bemühungen belächelt man hier nur, und unseren Glauben an den Einfluß der Ernährung auf die Krebserkrankung siedelt man in der Nähe der Geisterbeschwörung an.
Philip will meine Meinung zur Bronchoskopie wissen. Ich sage ihm, daß er es richtig gemacht hat. Es ist seine Überzeugung und sein Leben. Nichts wird besser dadurch, daß ich ihn mit meinen Zweifeln belaste.
Am Abend fahre ich zu Michael und Hanah. Als ich mit meinem Bericht fertig bin, schweigen beide. Auch Michael trifft Philips Entschluß nicht unvorbereitet. »Das war mir bereits klar, als Phil ins Krankenhaus ging«, sagt er. »Jetzt muß er eben

versuchen, mit allen Mitteln auf diesem Weg weiterzukommen. Solange er im Krankenhaus ist, kann ich ihm nicht helfen. Aber der Tumor kann deswegen nicht unbehandelt bleiben. Ihr müßt abwarten, was die Bronchoskopie ergibt, und danach müßt ihr eure Entscheidung treffen. Ich halte die Gewebeprobeentnahme immer noch für äußerst gefährlich. Aber offensichtlich gibt es keinen Weg daran vorbei, wenn man erst einmal im Krankenhaus ist. Und egal, für was Phil sich entscheidet, wenn er wieder zu Hause ist, machen wir weiter. Wir werden zweigleisig fahren. Wenn Phil sich für die Schulmedizin entscheidet, werde ich mein Möglichstes tun, die Nebenwirkungen zu mildern.« Er berichtet, daß er zur Zeit an Wochenendseminaren zu dieser Thematik teilnimmt. »Bis Phil wieder zu Hause ist, weiß ich alles, was es darüber zu wissen gibt.«
»Philip hat schon Glück mit seinen Freunden«, sagt Dany, als ich ihm davon erzähle. Das finde ich auch.

Mittwoch, 29.7.1981

»Die Bronchoskopie ist viel harmloser, als man sich erzählt. Dafür sind die Zustände auf der Uhlandshöhe viel schlimmer, als man sagt.« Philip berichtet, was heute alles passiert ist. »Von der Bronchoskopie habe ich überhaupt nichts gemerkt. Nur die lokale Anästhesie am Kehlkopf ist unangenehm. Das ganze ist nicht viel schlimmer als ein Zahnarztbesuch. Nur viel interessanter. Ich konnte die Untersuchung auf dem Bildschirm verfolgen. Sie decken einem zwar die Augen zu, aber nicht richtig. Leider konnte ich nicht viel erkennen. Für einen Laien ergeben die hellen und dunklen Flecken nicht viel. Nach der Bronchoskopie sagte mir Professor Wexer, das Fieber in den vergangenen Wochen sei von einem Abszeß gekommen, der sich in der Lunge gebildet hatte. Der Abszeß hatte sich geschlossen, deshalb wirkten die Antibiotika nicht. Er hat ihn aufgemacht und ausgespült.«
Philip ist angeregt und fieberfrei. Ich atme auf. Dank seiner guten Nerven hat er wieder einmal eine kritische Situation hervorragend gemeistert. Wo andere vor lauter Angst und innerer Verkrampfung Qualen ausstehen, schielt er interessiert unter der Augenbinde hervor.

Er beschreibt mir die Uhlandshöhe. Ein altes Gebäude, vom Aussehen her leicht verwahrlost. Im Inneren mäßiges Durcheinander. Keiner weiß so richtig Bescheid, aber alle sind in Eile. Professor Wexer tritt als unumschränkter Herrscher in seinem Reich auf. Weltberühmte Kapazität auf dem Gebiet der Lungenchirurgie, in höheren Regionen über dem Schmutz und der Unordnung schwebend.
Was wir früher so gesprächsweise über die Uhlandshöhe hörten, war offenbar noch geschmeichelt.

Freitag, 31.7.1981

Heute liegen die Untersuchungsbefunde vor. Philip sagt, der Oberarzt wolle mich sprechen. Das klingt nicht gut.
Dr. Wagner erwartet mich bereits. Schon nach seinen ersten Worten wird mir klar, daß er etwas gegen mich hat. Daß er sehr viel gegen mich hat. Er schaut mich an wie etwas, was die Katze auf dem Teppich gelassen hat. Ohne Einleitung sagt er: »Die Befunde über den Zustand Ihres Mannes liegen jetzt vor. Ich habe es ihm bereits erklärt. Ihm hilft nur noch eine schnelle Operation. Wahrscheinlich haben Sie ihn aber durch Ihr unverantwortliches Hinauszögern um diese Möglichkeit gebracht. Man kann nur operieren, wenn keine Metastasen vorhanden sind. Nach der Tomographie hat sich der Verdacht auf multiple Lebermetastasen ergeben. Wir werden das schnellstens nachprüfen.«
Er macht eine Pause. Ich bin sprachlos. Der Schock ist hundertprozentig gelungen. Das scheint ihn etwas zu besänftigen. »Ihr Mann hat ein hochgradig stenozierendes Carcinom«, er schaut mich scharf an, ob ich es begriffen habe. Ich nicke. Verstanden habe ich es zwar nicht, aber ich kann mir vorstellen, daß es etwas sehr Schlimmes ist, etwas, mit dem wir nicht gerechnet haben. »Hier«, er zeigt auf zwei Röntgenbilder vor einer Lichtwand, »das ist die Röntgenaufnahme vom 5. März, und daneben ist die von der letzten Woche. Oben links, das ist der Tumor. Und hier sehen Sie ganz deutlich, wie er sich in der Zwischenzeit vergrößert hat.«
Ich sehe überhaupt nichts. Genau wie Philip es beschrieben hat, nur helle und dunkle Stellen. Ist das Tumorgewebe eine helle

oder eine dunkle Stelle? Ich wage nicht, danach zu fragen. Dr. Wagner ist schon wieder zu seinem Schreibtisch zurückgegangen. Er möchte mich so schnell wie möglich wieder los sein. »Es tut mir leid, daß ich Ihnen keinen besseren Befund geben kann, aber das haben Sie und Ihr Mann sich zum größten Teil selbst zuzuschreiben. Was dachten Sie sich bloß dabei, auf irgendeinen Quacksalber zu hören und ihm Ihr gutes Geld für nichts und wieder nichts nachzuwerfen!«

Ich komme mir ganz klein und häßlich vor. Aber nicht sehr lange. Michael ist kein Quacksalber. Er ist Philips Freund und tut seit Monaten sein Möglichstes, um Philip zu helfen. Geld für sich selbst hat er bis heute kaum genommen. Das meiste wird für die Medikamente verwendet. Und das sage ich auch Dr. Wagner. Jetzt sieht er richtig angeekelt aus. »Wie kann man heutzutage noch an so etwas glauben. Hokuspokus aus dem Mittelalter. Lesen Sie denn keine Zeitung?«

Selbstverständlich lesen wir Zeitungen. Aber gerade das, was wir darin manchmal finden, hat uns verunsichert. Auch die Methoden der Schulmedizin bei der Krebsbekämpfung sind nicht unumstritten. Das sage ich zu Dr. Wagner. Jetzt wird er wütend. »Bei Krebs gibt es nur einen richtigen Weg: Operieren, danach bestrahlen und obendrauf, wenn notwendig, Zytostatika. Es spielt überhaupt keine Rolle, wie sich der Mensch ernährt. Ob er viel Fleisch ißt oder gar keines. Ob er Zucker zu sich nimmt oder Süßstoff. Ob der Salat gespritzt ist oder nicht. Ihr Mann hat sich für nichts und wieder nichts mit seinen Diäten und Behandlungen herumgequält und dabei nur wertvolle Zeit verloren.«

Das glaube ich nicht. Aber ich sage nichts mehr. Philip liegt hier im Krankenhaus, und Dr. Wagner ist sein behandelnder Arzt. Ich frage nur noch, bis wann das Ergebnis der Leberuntersuchung vorliege. Er meint, Anfang nächster Woche könnte über die Möglichkeit einer Operation beraten werden.

Als ich zurückkomme, ist Michael bei Philip. Er hat ihn sofort nach seinem Gespräch mit Dr. Wagner angerufen. Wie ich mitbekomme, hat Dr. Wagner mit Philip sehr viel vorsichtiger gesprochen. Keine Vorwürfe, keine Andeutungen, daß es für eine Operation vielleicht zu spät sei, nur der Hinweis, daß auch mit seiner Leber etwas nicht in Ordnung ist. Das ehrt ihn, und ich verzeihe ihm vieles, was er zu mir gesagt hat.

Philip fragt Michael nach seiner Meinung über die Operation. »Wenn ich die Röntgenbilder sehen könnte, wäre es für mich natürlich leichter«, antwortet Michael. »So kann ich nicht beurteilen, inwieweit sich der Tumor verändert hat und welche Veränderungen der Abszeß und die Entzündung hervorgerufen haben. Aber wenn Dr. Wagner auch offensichtlich ein erbitterter Gegner der Naturheilkunde ist, so müssen wir doch davon ausgehen, daß er die Lage richtig beurteilt und eine Operation unumgänglich ist. Du bist durch unsere intensive Behandlung bestens darauf vorbereitet. Und danach machen wir weiter.« Als Michael hört, daß die Leber nicht in Ordnung sei, kann er es nicht glauben. »Der Laborbericht ist noch keine fünf Wochen alt, in dem bestätigt wird, daß die Leberwerte in Ordnung sind. Ein großer Teil der Behandlung war ja gerade darauf ausgerichtet, die Leber sauber zu halten.«
Philip hat etwas abwesend zugehört. Er tendiert zur Operation. Er versucht es uns zu erklären. »Ich hoffe, daß ich mit einer Operation den Krebs ein für allemal aus dem Körper herausbekomme. Daß sich keine Metastasen bilden, darum kannst du dich nachher kümmern. Sollen sie mir eine Lungenhälfte entfernen. Mit der anderen kann ich bestimmt noch ganz gut leben. Jetzt habe ich damit angefangen, dann will ich es auch gleich richtig durchziehen. Meine Arbeit im Büro habe ich bereits abgeschrieben. Wenn ich operiert werde, dauert das bestimmt mindestens ein halbes Jahr, bis ich wieder soweit in Ordnung bin. Da muß im Büro eben solange für Ersatz gesorgt werden.«
Als Michael gegangen ist, will Philip meine Meinung wissen. Ich sage ihm, daß dies seine Entscheidung ist, denn es ist sein Leben, um das es hier geht.

Sonntag, 2.8.1981

Jetzt ist es soweit. Philip hat sich entschieden. Er wird sich operieren lassen. Die Geschichte von der Lungenentzündung kann nicht mehr aufrechterhalten werden. Philip hat in den letzten Tagen öfters mit den Kindern telefoniert. Sie sind glücklich, daß es ihm besser geht, und wollen ihn besuchen. Philip will jetzt ganz offen mit allen über seine Krankheit reden. Er bittet

mich aber, daß ich die Familie vorher informiere, bevor sie ihn besuchen kommt. Er sagt, er will keine traurigen Gesichter um sich haben, sie sollen erst kommen, wenn sie wieder mit ihm lachen können. Das soll ich ihnen sagen.
Ich rufe Irene an und sage ihr, daß ich sie und ihre Schwester heute abend gerne sehen möchte. Sie bekommt einen Schreck. »Geht es Vati schlechter?« Ich sage ihr, daß ich mit ihnen über seinen Allgemeinzustand reden möchte. Darauf sagt sie nichts mehr.
Als wir uns am Tisch gegenübersitzen, fragt Angela sofort: »Es sind also doch keine Stoffwechselstörungen bei Vati. Wir haben oft darüber geredet. Warum habt ihr uns nicht die Wahrheit gesagt?« Ich versuche, alles von Anfang an zu erklären. Die Entdeckung, der Schock, der folgte, unsere Bemühungen, erst einmal selbst einen Standpunkt dazu zu finden. Dany erzählt, wie er es aufgenommen hatte. Wie er zuerst gar nichts davon wissen wollte. Ich spreche weiter. Wie wir von den Ereignissen überrollt worden sind. Wie uns das Konzept aus der Hand genommen wurde. Von der beschlossenen Operation. Ich sage den Kindern: »Es ist eurem Vater jetzt nicht damit gedient, wenn ihr die Köpfe hängen laßt. Im Gegenteil, wenn ihr ihn besucht, dann redet mit ihm so wie immer. Er will nicht als bemitleidenswerter schwerkranker Mann behandelt werden. Deswegen besucht ihn erst, wenn ihr sicher seid, daß ihr euch beherrschen könnt. Jammer und sorgenvolle Gesichter kann er jetzt am wenigsten gebrauchen. Nehmt euch ein Beispiel an ihm, wie er es trägt. Wenn er es kann, müssen wir es auch können. Er will auch weiterhin an seiner Umwelt teilnehmen. Also erzählt ihm, was es Neues gibt. Wenn er über seine Krankheit sprechen will, fängt er von alleine damit an.«
Insgesamt haben sie es gut aufgenommen. Aber ich bin fertig. Ich bin nicht der »starke Mann«, den ich die ganze Zeit markiere. Ich bin eine schwache Frau, die ganz schreckliche Angst um ihren Mann hat.

Dienstag, 4.8.1981

Philip ruft mich schon am frühen Morgen im Büro an. Eben hat ihm Dr. Wagner bei der Visite gesagt, daß die gestrige Leberuntersuchung keinen Verdacht auf Metastasenbildung ergeben habe. Er soll noch in dieser Woche auf die Uhlandshöhe verlegt werden.
Meine Erleichterung kann ich gar nicht beschreiben. Man sagt in so einem Fall, ein Stein falle vom Herzen. Das ist zuwenig. Viel zuwenig. Es fällt ein Schleier von den Augen, alles ist plötzlich viel bunter. Der Druck verläßt den Brustkorb, man kann wieder freier atmen. Die Beine werden leichter, man möchte schneller gehen. Man wird versöhnlicher, ich habe die bösen Worte von Dr. Wagner bereits vergessen. Im Ernst, ich muß mich heute abend zurückhalten, damit ich ihm nicht sogar um den Hals falle.
Abends überlegen Philip und ich zusammen, ob die Uhlandshöhe das Richtige ist. Trotz seiner Abneigung gegen das Krankenhaus und trotz des schlechten Rufs, der der Uhlandshöhe anhaftet, läßt es sich eben auch nicht wegdiskutieren, daß Professor Wexer der beste Thorax-Chirurg weit und breit ist. Und das ist wohl das Wichtigste. Außerdem ist die nächste Lungenklinik runde hundert Kilometer von hier entfernt. Ich könnte nur am Wochenende hinfahren. »Das ist völlig undenkbar«, sagt Philip, »wenn du nicht jeden Tag kommst, halte ich das nicht durch. Es reicht schon, wenn ich tagsüber alleine bin. Abends brauche ich dich, und zwar jeden Abend.« Ich stimme dem von ganzem Herzen zu. Philip nur am Wochenende zu sehen ist indiskutabel. Und das ist dann schon die Entscheidung.

Donnerstag, 6.8.1981

Heute morgen wurde Philip verlegt. Er hat mich bereits angerufen und gesagt, daß es im ganzen Haus nur ein Zimmer mit Telefon gebe, und das sei belegt. Schon seit Wochen und für Wochen. Jetzt kann Philip nur noch vom öffentlichen Fernsprecher aus telefonieren, und wenn er nicht aufstehen kann, muß ich den ganzen Tag warten, bis ich erfahre, wie es ihm geht. Das

ist übel. Bisher haben wir uns jeden Tag um sieben Uhr guten Morgen gesagt, und auch tagsüber gab es immer genügend Neuigkeiten, die er mir sofort mitteilen mußte.
Philip erwartet mich bereits am Parkplatz. Ich habe mit dem Wagen vom Büro bis zum Krankenhaus genau 45 Minuten gebraucht. Zurück nochmals 45 Minuten, das macht genau eineinhalb Stunden Fahrzeit täglich. An und für sich nicht tragisch, nur daß die eineinhalb Stunden von unserer gemeinsamen Zeit abgehen, ist nicht gut. Da bleiben höchstens noch zwei Stunden, bis ich rauskomplimentiert werde, weil die Besuchszeit zu Ende ist. Aber da sind ja auch noch die Wochenenden. Wir werden sie gut nützen.
Der Parkplatz ist etwa einen halben Kilometer vom Krankenhaus entfernt. Hin und zurück ein ganz schöner Spaziergang für jemand, der letzte Woche noch den ganzen Tag im Bett lag. Seit Philip kein Fieber mehr hat, erholt er sich zusehends.
Als ich die Uhlandshöhe zum erstenmal sehe, bin ich überrascht. So alt und vergammelt habe ich mir das nicht vorgestellt. Das Hans-Schubert-Krankenhaus ist ein moderner Bau aus Glas und Stahl, alles hell, pflegeleicht und sauber. Die Uhlandshöhe liegt mitten im Wald. Ein altmodisches Bauwerk mit bröckelndem Putz. Vor dem Haus und zwischen den Bäumen eine recht gemischte Gesellschaft. Manche mit Bierflaschen, viele mit Zigaretten in der Hand. Es wird viel und laut gelacht.
Das Innere ist teilweise renoviert. Übriggeblieben sind sehr hohe Zimmer, die fast allesamt von den Bäumen vor den Fenstern verdunkelt werden. Auf der Uhlandshöhe gibt es keine Privatstation. Professor Wexer kennt keine Privatpatienten, sagt er. Warten wir die Rechnungen ab. Auf der Station gibt es ein Einbettzimmer, das mit dem besagten Telefon. Philip ist in einem Zweibettzimmer untergebracht, das einen luftigen, allerdings leicht verstaubten Eindruck macht. Das mag zum Teil an dem altmodischen Mobiliar liegen. Es gibt zwei Waschbekken. Auf der Etage ist ein Gemeinschaftsbad und eine Gemeinschaftstoilette. Keine Dusche und kein WC ins Zimmer integriert, wie im Hans-Schubert-Krankenhaus. Wenn ich mich so umsehe, muß ich feststellen, daß das fehlende Telefon wohl noch das kleinste Übel ist. Es wäre besser gewesen, wenn Philip zuerst auf die Uhlandshöhe gekommen wäre und da-

nach ins Hans-Schubert-Krankenhaus. Verbesserungen lassen sich leichter ertragen.
Aber der Wald ringsum ist schön. Wir werden viel spazierengehen. Wenn man weiter vom Haus weg ist, stört das Bahnhofsmilieu nicht mehr so sehr. Hier sind sie nur noch ganz vereinzelt anzutreffen, die Damen und Herren mit den Flaschen in der Hand.

Dienstag, 11.8.1981

Jetzt geht es wieder von vorne los mit den Untersuchungen. Alles, was das Hans-Schubert-Krankenhaus schon feststellte, wird hier nochmals überprüft. Es lebe die Kooperation. Und die Krankenkosten. Die Verzögerung, die dadurch entsteht, ist weniger schön. Jeder verlorene Tag hätte die Sache verschlimmert, sagte Dr. Wagner. Damit meinte er wohl die Tage, die wir durch unseren Versuch verloren haben. Die Tage, die im Krankenhaus verlorengehen, zählen offensichtlich nicht.
Philip hält inzwischen hof. Dauernd hat er Besuch. Kollegen, Freunde und die Familie. Alle wissen inzwischen Bescheid. Diejenigen, denen wir es erzählten, haben es den anderen gesagt, so hat es sich herumgesprochen. Sie können es nicht fassen. Jetzt wollen sie von Philip Näheres wissen. Er berichtet unbefangen von seiner Krankheit und der bevorstehenden Operation und geht lachend über die Unbequemlichkeit und die Desorganisation der Uhlandshöhe hinweg. Mit jedem Wort merkt man, daß er seine ganze Hoffnung auf die Operation gesetzt hat.
Wenn man Philip anschaut, kann man kaum glauben, daß er so krank ist. Mit Tennishemd und Jeans, braun im Gesicht von den vielen Spaziergängen, sieht er eher wie ein Urlauber aus. Er rechnet sich aus, wann er wieder ins Büro gehen kann. Er ist sehr optimistisch in seinen Prognosen.
Dieser Optimismus ist hier sehr selten. Er ist genau das, was den meisten Patienten fehlt. Wenn man sich im Wald trifft, wechselt man meist ein paar Worte. Es ist immer das gleiche. Krebskranke in jedem Stadium. Vor der Operation. Nach der Operation. Solche, die bestrahlt werden, und solche, die die Chemotherapie machen. Viele abgemagert, mit bleichen Ge-

sichtern. Manche mit seltsamen Kopfbedeckungen. Andere, die ihre Haarlosigkeit nicht verstecken. Junge Gesichter unter kahlen Schädeln. Frauen mit Perücken. Sie haben alle eines gemeinsam: trostlose Gesichter. Sie sprechen wie Menschen, die zum Tode verurteilt sind, aber den Tag der Hinrichtung noch nicht kennen. Mutlos, resigniert, dazwischen irreale Hoffnung und haltlose Träume, ganz in ihre Krankheit versponnen. Viele sind ausgehungert nach ein paar teilnehmenden Worten. Das wäre doch ein Gebiet für die Krebshilfe. Nicht nur die Vor- und Nachsorge. Den Menschen, die mittendrin stecken, muß man helfen. Psychiater, Geistliche, liebe Menschen in die Krankenhäuser schicken, um denen zu helfen, die seelisch nicht mehr weiterkönnen, damit sie den Weg, der zur Besserung führt, nicht ganz vergessen. Das sind die, die noch aufstehen und das Zimmer verlassen können. Was ist mit jenen, die nicht einmal mehr das können? Die ans Bett gefesselt sind und nur noch auf den Tod warten?
Wenn man gesund ist, hat man ja keine Ahnung, was sich in den Krankenhäusern alles abspielt. Noch vor einem halben Jahr gehörten wir auch dazu.

Donnerstag, 13.8.1981

Mit der Operation scheint es nicht zu klappen. Sie haben Philip heute für eine Woche nach Hause geschickt. Zuerst wird man als verantwortungsloses Individuum behandelt, weil man die Operation bösartig verzögert hat, und jetzt läßt Professor Wexer sagen, frühester Termin wäre Anfang September.
Professor Wexer ist so schwer zu fassen wie Quecksilber und genau so beweglich. Immer in Eile, immer auf dem Sprung. Seine Mitarbeiter sind völlig angepaßt. Immer heißt es: »Wenn der Herr Professor damit einverstanden ist..., wir müssen zuerst Herrn Professor fragen...« Falls die Leute überhaupt eine eigene Meinung haben, können sie sie sehr gut verbergen.
Irgend jemand hat erzählt, daß die Stadt dringend einen Nachfolger für Professor Wexer suche. Er ist ja schließlich schon um die Sechzig und auch nicht der Gesündeste. Vor zwei Jahren hatten sie einen in Aussicht. Einen sehr guten Mann. Er war nicht lange da. Es waren auch schon Schlechtere da, die durften

nicht sehr lange bleiben. Und Nachwuchs aus den eigenen Reihen ist wegen der totalen Anpassung kaum möglich. Ein Dilemma.
Professor Wexer schwebt ständig einen Meter über dem Niveau der normalen Sterblichen. Nur so ist zu erklären, welch geruhsames Dasein eine Bratkartoffel eine Woche lang unter dem Tisch im Krankenzimmer führen kann. Und wenn ich sie nicht aufgehoben hätte, dann läge sie noch heute da.

Sonntag, 16.8.1981

Philip ist wieder zu Hause. Wir sind wieder eine komplette Familie. Es wäre natürlich noch viel schöner, wenn die Operation auch schon vorbei wäre. Langsam zerrt das Warten an den Nerven. Als Wiedereinlieferungstermin ist der kommende Freitag festgesetzt. Nächste Woche soll dann operiert werden. Also nehmen wir die Ferientage als unerwartetes Geschenk dankbar an. Wir reden nicht von der Operation und ihren Schwierigkeiten. Wir sprechen ausschließlich über die Zeit danach. Wir schmieden Pläne, bauen Zukunftsgebäude, in denen Philip gesund herummarschiert, entwerfen eine Strategie für den kommenden Winter, wie wir die Feiertage und Philips evtl. Kuraufenthalt und meine Arbeit so unter einen Hut bekommen, daß wir so wenig wie möglich getrennt sind.
Danys Eiszeit ist vorüber. Jetzt erholt er sich. Besonders sein Rücken hat es nach vierwöchigem Stehen im Eiswagen nötig. Er hat auch Nachholbedarf im Essen. Seine Vorliebe für Hamburgers, Hot dogs und ähnliches Nahrungsmittelartige hat sich beträchtlich gemindert.
Vor allem die Katze Eduard ist happy. Nach vierwöchiger Abstinenz hat sie wieder jemanden, den sie ärgern kann. Kaum gibt sie einen Ton von sich, steht Philip auf und vergewissert sich, daß sie keinen Hunger hat, keinen Durst hat, nicht friert und auch nicht schwitzt. Wenn Philip einschläft, kratzt sie an Danys Tür und versucht das gleiche Spiel bei ihm. Da funktioniert es aber meist nicht so gut.
Wir tun also alle so, als wären wir eine ganz normale Familie mit ganz normalen Problemen.

Dienstag, 18. 8. 1981

Wir werden unsere rein vegetarische Diät nachher wohl nicht mehr so konsequent weiterführen können. Philip macht nicht mehr mit. Er hat zum Teil die Meinung seiner Ärzte übernommen, daß die Ernährung überhaupt keine Rolle spielt.
Er sagt: »Warum haben wir uns bloß ein halbes Jahr lang rumgequält, sind nirgends mehr hingegangen, konnten niemanden mehr einladen. Wir sehen ja jetzt, was es genützt hat. Überhaupt nichts. Der Krebs ist munter weitergewachsen und hat sich keinen Deut um die Möhren, Kohlrabi und Körner gekümmert. Schlimmer hätte es auch nicht kommen können, wenn ich drei Schnitzel täglich gegessen hätte.«
Da muß ich doch widersprechen. »Ich glaube nicht, daß alles umsonst war. Zumindest ist dein Allgemeinbefinden bestens, und deine Leber ist auch sauber geblieben. Ich glaube kaum, daß das mit drei Schnitzeln auch so gewesen wäre. Wir werden nach der Operation mit gesunder Mischkost weitermachen. Ich werde auch weiterhin möglichst ungespritztes Obst und Gemüse und unbehandelte Lebensmittel kaufen. Ebenso bleibt der Zucker aus der Küche. Ich bin einfach davon überzeugt, daß die Ernährung auch für einen gesunden Menschen ungeheuer wichtig ist, egal, was Dr. Wagner dazu sagt. Man kann doch die positive Auswirkung einer vollwertigen Nahrung nicht einfach abstreiten, nur weil sie einem nicht in den Kram paßt. Weißt du, wenn ich einmal etwas als richtig erkannt habe, bleibe ich auch dabei. Außerdem gibt es genügend Gegenstimmen. In jeder besseren Zeitschrift kannst du heute Beiträge zu diesem Thema finden, die genau das Gegenteil von dem beinhalten, was Dr. Wagner gesagt hat.«
Philip ist nur halb überzeugt.

Donnerstag, 20. 8. 1981

Diese Woche war die kürzeste seit langem. Morgen muß Philip wieder ins Krankenhaus. Und dieses Mal wird es ernst. Acht Tage lang haben wir so getan, als wäre alles so wie früher. Wir haben genauso gelebt wie früher, und deswegen gehen wir als Abschluß heute abend zum Kegelstammtisch.

Großer Jubel. Sie sagen, wie sehr wir ihnen gefehlt haben. Alle reden ganz natürlich, ohne falsches Mitleid. Ich glaube, wir lagen am Anfang mit unserem Verschweigen falsch. Natürlich weiß niemand etwas Negatives. Alle haben nur positive Krankheitsverläufe erlebt und erlauscht. Philips Meinung wird bestätigt, daß nach der Operation alles vorbei ist und der Weg nur noch nach oben führen kann. Wir lauschen andächtig. Das ist ja auch unsere Meinung. Wenn der Krebs aus dem Körper ist, wird Michael mit den Operationsfolgen und evtl. Metastasen bestimmt fertig. Wir bauen auf, bis alles wieder so ist wie früher. Von diesem Gedanken lebt Philip, und es ist schön, daß unsere Freunde dies bestätigen.
Die verrauchte Luft im Kellerlokal hat Philip bestimmt nicht gutgetan, um so mehr dafür die moralische Unterstützung.

Montag, 24. 8. 1981

Diese Woche wird wieder nicht operiert. Professor Wexers Terminkalender ist überfüllt.
Wenn ich mich hier so umsehe, dann muß ich sagen, daß Professor Wexer wirklich ein phänomenales Genie sein muß, wenn er all die Mängel seines Krankenhauses ausgleichen will. Zum Beispiel die sogenannte Intensivstation. Man sollte sie als abschreckendes Beispiel ausstellen. Ein normales Krankenzimmer. Der einzige Unterschied ist, daß die »Intensivstation« acht Betten hat anstatt zwei, wie sonst auf der Station üblich. Die Tür mündet direkt in den Flur, wo Patienten, Besucher, Ärzte, Schwestern, Handwerker entlanggehen. In diesem Flur hängen auch die »sterilen« Mäntel für das Pflegepersonal an einem Haken aufgereiht nebeneinander. Jeder kann sie anfassen, viele berühren sie beim Vorbeigehen unabsichtlich. Ich kann mir vorstellen, wie Viren und Bakterien sich in den Mänteln einnisten und darauf warten, zu ihren Opfern hineingetragen zu werden. Auf dem direkten Weg, ohne eine Luftschleuse oder sonst etwas, was sie zu fürchten hätten.
Als einmal die Tür aufgeht, sehe ich neben einem Bett eine ganze Familie sitzen. Genauso wie sie aus dem Bus/Auto/Taxi gestiegen sind. Nur mit einem »sterilen« Mantel verziert. Was soll so eine Intensivstation? Bessere Geräte zur Überwachung

der Frischoperierten? Die haben sie in einer solchen Intensivstation auch bitter nötig. Und außerdem, was sollen die acht Betten? Professor Wexer und sein Oberarzt machen in guten Zeiten zwanzig Operationen in der Woche. Bei drei OP-Tagen kann doch keiner länger als ein bis zwei Tage dort sein. Manche haben vielleicht Glück und dürfen gar nicht rein.
Ich bin wirklich beruhigt, daß Philip wieder so gut beisammen ist. Man muß schon sehr gesund sein, wenn man sich hier operieren lassen will.

Freitag, 28.8.1981

»Es will mir einfach nicht aus dem Kopf gehen«, sagt Philip, »ob ich im Frühjahr nicht hätte schneller reagieren müssen, als ich erfuhr, daß ich Krebs habe. Ich glaube, ich habe die Sache am Anfang nicht ernst genug genommen. Ich wollte nicht einsehen, daß ein Lebensabschnitt unwiderruflich zu Ende gegangen ist und daß ich mich so schnell wie möglich auf die veränderten Umstände einstellen muß. Da muß irgendwo im Hinterkopf der absurde Gedanke mitgemischt haben, einfach ignorieren, vielleicht vergeht es von selbst wieder. Und dann habe ich mir den bequemeren Weg ausgesucht. Ich hatte keine Ahnung, was Krebs überhaupt bedeutet. Meinst du, es wäre besser gewesen, wenn ich damals gleich ins Krankenhaus gegangen wäre?«
Was soll ich dazu sagen. Man weiß ja nie, wie der Weg verlaufen wäre, den man nicht gegangen ist. Außerdem ist es jetzt sowieso zu spät, noch viel darüber nachzudenken, weil nichts mehr zu ändern ist. Mit vorsichtigen Worten versuche ich das Philip klarzumachen. Er antwortet: »Es ist ja nicht so, daß ich mir oder sonst jemandem Vorwürfe mache. Es war ein Versuch, und es bestand immerhin die Möglichkeit, daß er besser ausgeht. Aber ich glaube heute, daß die Wahrscheinlichkeit nicht sehr groß ist, den Krebs mit homöopathischen Mitteln in den Griff zu bekommen. Micha ist zwar überzeugt davon, und man hört auch immer wieder von der Möglichkeit, aber ich denke, es ist in jedem Fall besser, wenn man beide Methoden kombiniert, sofort operieren und danach Homöopathie aus allen Rohren. Wahrscheinlich lag der Hauptfehler darin, daß ich zuwenig informiert war. Was wußte ich vorher über das Thema Krebs? We-

nig bis überhaupt nichts. Und nachher war die Zeit zu knapp, um noch zu dem notwendigen Wissen zu kommen. Ich wußte auch nicht, wohin ich mit meinen Fragen gehen sollte. Die einen verdammen diese Methode, die anderen jene. Jeder ist auf seine Meinung fixiert und kaum bereit, vernünftig über die Gegenargumente zu sprechen. Woher soll da der Laie wissen, was das Richtige ist?«
Wir sitzen auf einer Bank im Abendsonnenschein. Wie schön könnte es sein, wenn die Bank nicht in einem Krankenhausgarten stände und die Menschen um uns herum keine Patienten wären und wir über ein anderes Thema reden könnten.
Philip braucht eigentlich wenig Trost. Denn solange ich mir noch überlege, ob es darauf überhaupt eine gute Antwort gibt, und wenn ja, wie ich sie am besten formuliere, spricht er schon weiter. »Was soll's, damals habe ich gesagt, daß ich die Konsequenzen aus meiner Entscheidung selbst tragen werde, auch wenn sie falsch ist. Und jetzt muß ich eben bezahlen. Wenigstens bin ich auf die Operation gut vorbereitet, sagt Micha. Er meint, daß ich es nachher merken werde, wie schnell es mir wieder besser geht.«
Dann erzählt er, daß ihn heute der Kollege X besucht hat und was für Sorgen der mit seinem Geschäft hat... Nach dem, was Philip mir darüber berichtet, muß es für die beiden ein anregender Nachmittag gewesen sein, und bei manchen Kollegen haben sicherlich die Ohren Sturm geklingelt.

Sonntag, 30.8.1981

Philip erzählt mir den neuesten Krankenhausklatsch. Heute hat sich wieder einmal ein Nichtseßhafter heimlich davongestohlen. Ich finde den Trick gut. Sich aufnehmen lassen mit nicht mehr als dem, was man auf der Haut trägt. Ein Bett, einige Tage warme Nahrung, Pflege und völlig neue Einkleidung. Die Sozialhilfe reicht für das tägliche Bier. Wenn es einem nicht mehr gefällt, abhauen. Man ist danach zwar nicht gesünder, aber um mindestens einen Schlafanzug und ein paar Handtücher reicher.
Professor Wexer hat den Operationstermin für übermorgen festgelegt. Gleich am frühen Morgen. Ist das gut, weil er da

noch frisch ist, oder ist es schlecht, weil er die schwierigsten Fälle zuerst drannimmt? Professor Wexer legt sich nicht fest. Operieren will er in jedem Fall. Ich bin mir nicht ganz sicher, aber manchmal habe ich das Gefühl, daß für ihn nur die Menschen wirklich existieren, in die er hineingucken darf. Jeder neue Fall ist eine Herausforderung an sein Können und ein persönlicher Kampf gegen den Urfeind Krebs. Und da jeder Fall anders liegt, wünscht er sich möglichst viele Fälle.
Egal, übersehen wir den Staub auf der Heizung, das Salatblatt unter dem Bett, die Desorganisation, ja, sogar die sogenannte Intensivstation wollen wir übersehen, wenn er nur Philip wirklich erfolgreich operiert.

Dienstag, 1.9.1981

Das ist ein Tag, den man nie erleben möchte und den man doch durchstehen muß. Ich arbeite wie normal, oder ich tue wenigstens so. Jedesmal, wenn das Telefon läutet, bekomme ich einen mittleren Schock. Es könnte ja die Uhlandshöhe sein. Das wäre schlecht. Noch ein paar solche Tage, und ich bin wieder fromm wie drei Tage vor der Konfirmation. Wenn Gedanken helfen könnten, wäre Philip heute abend wieder gesund.
Es ist verabredet, daß ich ab 20 Uhr bei Professor Wexer anrufen kann, um ihn nach dem Verlauf der Operation zu fragen. Ich habe den Eindruck, daß die Uhr heute rückwärts läuft. Vor einer Stunde war es doch schon mindestens 19 Uhr.
19.55 Uhr erster Versuch. Belegt. Philip war ja heute nicht der einzige. 20.15 Uhr Freizeichen. Professor Wexer ist am Apparat. Ich nenne meinen Namen. »Einen Augenblick«, sagt er, ich höre Papier rascheln, dann: »Ich muß Ihnen leider sagen, daß ich die Operation erfolglos abbrechen mußte. Der Tumor hat sich im Eintrittsbereich um die Pulmonalis gelegt. Deswegen konnte ich nicht weitermachen.«
Ich brauche einige Sekunden, um zu begreifen, wirklich zu verstehen, was seine Worte sagen. Ich frage etwas, ich weiß nicht, was. Und wieder seine Stimme: »Wir müssen abwarten, vielleicht kann man bestrahlen, vielleicht eine Chemotherapie. Operativ ist nichts mehr zu machen.« Nichts mehr? Ich

muß es genau wissen, und wenn es mich vollends umbringt. »Herr Professor, wie lange hat mein Mann noch zu leben?«
»Das kann man nicht genau sagen, es kommt auf den Fall an. Aber erfahrungsgemäß weniger als ein Jahr.«
Die Welt steht immer noch. Sie ist nicht untergegangen. Der Vogel singt sein Abendlied, die Katze Eduard hat Hunger. Es hat sich nichts geändert, und doch ist alles anders geworden. Ich möchte die Zeit zurückdrehen, nochmals anrufen und Professor Wexer würde sagen: »Alles ist gutgegangen. Bald ist Ihr Mann wieder gesund.« Ich möchte die Worte ungesagt machen. Ich möchte, daß es nicht wahr ist.
Ich weine, und dieses Mal kann ich bestimmt nie mehr aufhören. Michael und Hanah sind da. Dany hat sie angerufen. Michael gibt mir eine Beruhigungsspritze. Sie wirkt nicht. Warum auch, wie kann ich ruhig sein, wenn mein Mann stirbt? Michael versucht, mir zu helfen, er erzählt von anderen inoperablen Patienten, die er behandelt, und das schon seit vielen Jahren. Es nützt nichts.
Weniger als ein Jahr! Mein Gott, das darf nicht wahr sein.
Da sagt Michael: »Versuche, dich etwas zusammenzunehmen. Wie willst du in diesem Zustand Philip morgen unter die Augen treten?«
Das wirkt. Philip darf mich so nie erleben.

Mittwoch, 2.9.1981

Warum kann ich nicht ewig weiterschlafen. Warum muß ich an einem solchen Morgen aufwachen. Dann fällt mir die Antwort ein. Weil Philip heute auch erfahren wird, daß die Operation mißlungen ist, und weil er mich dann braucht, und zwar so dringend wie noch nie zuvor in unserem gemeinsamen Leben. Ich schaue mich im Spiegel an. Mit viel Make-up wird es zur Not gehen. Ich rufe im Büro an und erzähle kurz, was passiert ist. Danach gehe ich zu Dr. Weißmüller. Ich brauche ein zuverlässiges, starkes Beruhigungsmittel, damit ich Philip in die Augen sehen und ihn trösten kann.
Als ich meinen Bericht vom Operationsverlauf beendet habe, meint Dr. Weißmüller: »Es hätte mich gewundert, wenn der Tumor noch auszulösen gewesen wäre. Er lag von Anfang an an

einer ungünstigen Stelle.« Ich denke, daß ich einen Hörfehler habe und Verschiedenes nicht richtig verstehe, sonst müßte ich anfangen zu schreien. Statt dessen bedanke ich mich höflich fürs Valium und gehe. Ich muß langsam und gründlich darüber nachdenken. Das würde dann ja heißen, daß alle, Frau Dr. Hartlieb vom Gesundheitsamt, Dr. Wagner vom Hans-Schubert-Krankenhaus und vor allem Professor Wexer wußten, daß keine oder nur wenig Aussicht auf Erfolg bestand. Warum hat man uns dann wegen unseres Zögerns solche Vorwürfe gemacht, warum hat man Philip zur Operation überredet, warum wurde operiert? Man kann sich doch wohl ausrechnen, daß ein hoffnungslos Krebskranker durch eine Operation auch nicht gesünder wird. Ich kann es noch nicht ganz begreifen, aber hier ist etwas passiert, was wir hätten verhindern müssen.
Das Valium ist prima. Als ich um 15 Uhr vor Philip stehe, erschrecke ich nicht einmal, obwohl aus allen möglichen Körperöffnungen Schläuche herauskommen. Philip liegt in seinem Zimmer. Auf der sogenannten Intensivstation waren alle Betten belegt. Professor Wexer war offenbar sehr fleißig.
Philip ist alleine und wach. Er erzählt ein wenig. Leise und schwach. Professor Wexer habe ihm gesagt, daß die Operation kein voller Erfolg gewesen wäre. Ich schaue ihn an und frage mich, ob er weiß, was das bedeutet. Offenbar nicht, denn er sagt: »Nun ist das Schlimmste vorbei, jetzt kann es nur noch aufwärts gehen.«
Und ich weiß, ich werde ihn darin bestätigen und unterstützen. Niemand außer Dany, Michael, Hanah und mir wird je erfahren, daß Professor Wexer ein verzögertes Todesurteil aussprach. Philip wird beweisen, daß man auch mit einer mißglückten Operation leben kann. Sein Lebensmut und Optimismus, mein Wille und Michaels Hilfe werden Professor Wexer zeigen, daß nicht alle seine Vorhersagen stimmen. Wir werden kämpfen. Philip wird nicht sterben. Wir brauchen ihn. Für ihn gibt es keinen Ersatz. Wir werden einen Präzedenzfall schaffen, wie man mit dem Krebs leben kann.
Philips Pulsschlag ist beängstigend hoch. Er ist an ein Gerät angeschlossen, an dem ich ablesen kann, daß sein Herz 150mal in der Minute schlägt und daß sein Blutdruck einen Hang nach unten zeigt. Philip sieht meinen besorgten Blick und sagt: »Das ist noch gar nichts, gestern abend hatte ich einen Pulsschlag von

180. Sie sind ganz schön ins Schwitzen mit mir geraten. Die halbe Nacht hat ein Arzt an meinem Bett gesessen. Er sagte, das sei eine Operationsfolge, weil sehr nahe am Herz gearbeitet wurde.«
Und für was, frage ich mich. Jetzt hat Philip vielleicht als einziges Operationsergebnis einen dauernden Herzschaden. Ich darf gar nicht darüber nachdenken, sonst mache ich womöglich einen Besuch bei Professor Wexer. Und das geht nun wirklich nicht, solange Philip in seinem Krankenhaus liegen muß.

Samstag, 5.9.1981

Als ich heute ins Krankenhaus komme, freue ich mich, daß es Philip schon wieder recht gut geht. Er erholt sich erstaunlich rasch, wenn man bedenkt, welch schwere Operation er hinter sich hat. Bestimmt eine positive Auswirkung von Michaels Behandlung. Ein paar Schläuche sind bereits verschwunden, verschiedenes scheint also wieder von selbst zu funktionieren.
Ich sehe ein paar Eintagsfliegen auf Philips Decke krabbeln und frage ihn, wo die herkommen. Er sagt: »Siehst du die auch? Ich habe geglaubt, das wäre eine Nachwirkung der Narkose.« Ich schlage die Decke zurück. Es sind nicht ein paar, es sind Hunderte. Ein Nest mit kleinen Fliegen. In Philips Bett. Philip ist gerade seit vier Tagen operiert. Ich renne nach der Schwester und schreie sie schon unterwegs an. Sie versteht mich nicht. Als sie Philips Bett sieht, sagt sie: »Ach so. Da ist sicher beim Waschen ein Blutfleck zurückgeblieben. Bei der Wärme nisten sich da Fliegen ein.« Aber dann läuft sie doch sehr schnell, um eine neue Decke zu holen. Sie bringt noch eine Schwester mit, und gemeinsam wird das Bett in Windeseile frisch bezogen.
Normalerweise bin ich nicht auf den Mund gefallen, aber jetzt bin ich doch für einige Zeit sprachlos.
Die Ungeheuerlichkeit des Vorfalls kommt mir eigentlich erst am späten Abend so richtig zu Bewußtsein, als ich es Dany erzähle und er es nicht glauben kann. Er ruft sofort Michael an und erzählt es ihm. Wir beratschlagen, ob eine Anzeige beim Gesundheitsamt oder bei der Stadtverwaltung oder beim Kammerjäger oder bei einer Zeitung oder sonstwo jetzt nicht das Richtige wäre. Ich traue mich nicht. Philip liegt noch für län-

gere Zeit auf der Uhlandshöhe, und vor allem weiß ich nicht, ob wir Professor Wexer noch einmal brauchen. Wenn ich jetzt einen Skandal heraufbeschwöre, faßt kein Arzt Philip auch nur noch mit der Brikettzange an. Da halten die Ärzte doch zusammen. Ein schwieriger Patient? Mit noch schwierigeren Angehörigen? Nein, danke!
Also kann ich nur ruhig sein und hoffen, daß die täglich verabreichte Portion Antibiotika auch für die Fliegen ausreicht.

Montag, 7.9.1981

Trotz Fliegen und anderer widriger Umstände: Philip erholt sich von Tag zu Tag besser. Heute morgen ist er in das einzige Privatzimmer des Hauses umgezogen, mit dem einzigen Telefon. Direkt komfortabel, wenn man davon absieht, daß es keine Direktwahl hat und der Pförtner nur langsam und unlustig verbindet. Manchmal bekommt man sogar den richtigen Anschluß.
Das Zimmer liegt am Ende des Flurs. Was für ein Segen, daß es gerade heute freigeworden ist. Denn direkt vor dem alten Zimmer und unmittelbar neben der sogenannten Intensivstation sind seit heute morgen die Schreiner tätig. Eine hölzerne Verbindungstür wird eingebaut, oder ausgebaut, oder beides. Auf jeden Fall wird dort fröhlich gehobelt und gesägt, so daß das Sägemehl durch die Luft wirbelt. Und jedesmal, wenn die Tür zum Krankenzimmer oder zur Intensivstation aufgeht, bekommt der geehrte Patient auch einen Lungenzug davon ab. Das wird zwar seine Gesundung nicht unbedingt beschleunigen, aber wenn er überlebt, ist er wenigstens abgehärtet. Die »sterilen« Mäntel sind mit einer Folie abgedeckt. Immerhin, was die Folie nicht abhält, kann ja nachher abgeschüttelt werden.
Ich bin dankbar, daß Philip so weit davon weg ist. Die Patienten, die da vorne liegen, haben ja auch Angehörige. Sollen die sich darum kümmern.
Später am Abend kommt Professor Wexer auf einen Sprung vorbei. Ich erwäge kurz, das Sägemehl und die Fliegen zu erwähnen. Aber wahrscheinlich würde er mich nur irritiert anschauen und auf seinen Verwaltungsdirektor verweisen, zustän-

digkeitshalber. In seiner Sphäre gibt es keine Fliegen und kein Sägemehl.
Er erzählt ausführlich von der Operation. Er sagt zwar noch immer, daß die Operation abgebrochen werden mußte, aber mit ganz anderen Worten, mit Worten, die weder endgültig noch destruktiv klingen. Im Gegenteil, er spricht von Resttumor, der noch bestrahlt werden kann, von Schrumpfungen, von chemischen Möglichkeiten. Entweder hatte er am vergangenen Dienstag einen miserablen Tag, oder er behält sich diese Tonart ausschließlich für Familienangehörige vor.
Mit Philip redet er väterlich, beruhigend, Vertrauen erwekkend. Kein Wunder, daß Philip das Mißlingen nicht tragisch nimmt. Es wird ihm ja geradezu ausgeredet, daß eine Gefahr besteht, höchstens eine ganz entfernte, von der man jetzt noch gar nicht zu reden braucht.
Was sind die Menschen doch für vielschichtige Wesen. Professor Wexer, ein Besessener, wenn es darum geht, dem Feind Krebs mit dem Messer zu Leibe zu rücken, ein Freund, wenn es darum geht, einen zum Tode Verurteilten zu beruhigen, ein Blinder, wenn Bratkartoffeln unterm Tisch und Sägespäne in der Luft liegen.

Donnerstag, 10.9.1981

Wenigstens können wir uns jetzt wieder täglich guten Morgen sagen. Wenn auch die Verbindung öfters unterbrochen wird und sich der Pförtner ab und zu dazwischenschaltet, weiß ich doch wenigstens, wie es Philip geht, und der Tag ist dadurch nicht so lang.
Professor Wexer hat entschieden, daß sofort bestrahlt werden muß. Wir wissen zwar nicht, ob es das Richtige ist. Aber haben wir überhaupt eine Wahl?
Philip will nicht auf der Uhlandshöhe bleiben. Verständlich, wer wollte das schon. Deswegen soll er ambulant im Hans-Schubert-Krankenhaus bestrahlt werden. Er hat seine ganze Hoffnung von der mißglückten Operation auf die kommende Bestrahlung verlagert. Er spricht offen und unverkrampft vom Operationsverlauf. Er sagt: »Ein paar Jahre habe ich trotzdem noch vor mir. Was soll ich mir da heute schon Gedanken dar-

über machen. Noch lebe ich.« Das ist die beste Einstellung, die es gibt. Damit beruhigt er sogar mich. Solange ich bei ihm bin.
Allein zu Hause, überfallen mich dann wieder sämtliche Schrecken und Ängste, die normalerweise im Hintergrund aufgereiht sitzen und auf ihren Einsatz warten. Jedes einzelne Wort von Professor Wexer fällt mir ein und gewinnt doppelt und dreifach an Bedeutung. Am liebsten würde ich dann ans Telefon stürzen und Philip anrufen, um mich zu überzeugen, daß er wohlauf ist. Aber was würde er dann wohl denken. Ich sage mir ganz energisch: »Philip ist da, morgen kannst du wieder mit ihm sprechen, ihn anfassen. Du mußt ab sofort jeden einzelnen Tag ganz bewußt mit ihm leben. Es wird noch viele Tage geben.«
Sechs Jahre lang waren wir fast täglich zusammen. In das Wunder des Zusammenfindens mischte sich die graue Farbe des Alltags. Es war immer noch ein Wunder, aber eben ein etwas kleineres, alltäglicheres. Jetzt werden wir wieder wie in der ersten Zeit jeden Tag schätzen, den wir zusammen sein können. Wir werden uns nicht grämen, was morgen vielleicht passieren kann oder wird, denn das würde uns ja das Heute kaputtmachen.
Die Schreckensvision eines Lebens ohne Philip wird also verbannt. Wer weiß, vielleicht habe ich Glück und mir fällt rechtzeitig ein Dachziegel auf den Kopf, oder ein Blumentopf, oder beides.

Dienstag, 15. 9. 1981

Wie gut, daß wir Michael haben. Heute wird Philip entlassen, und wir beide sehen der Bestrahlung doch etwas ängstlich entgegen. Man hört soviel von Nebenwirkungen, von der Übelkeit, der Schwäche, der Müdigkeit, dem Haarausfall, von den inneren Schäden ganz zu schweigen. Michael hat schon alles bereitgestellt, was die Nebenwirkungen bekämpfen kann. Er sitzt sozusagen im Startloch und wartet auf die erste Bestrahlung. Eine Zeitlang sah es ja so aus, als hätte sich Philip von der Naturheilmethode völlig abgewandt, ja, als gäbe er ihr sogar die Schuld an der Verschlechterung seines Zustands und dem Zeitverlust. Doch seit der mißlungenen Operation und seit er weiß, daß die Chancen von Anfang an gegen ihn standen, ver-

läßt er sich wieder mehr und mehr auf Michael. Er ist sich nicht mehr sicher, ob eine Operation und alles, was sie nach sich zieht, überhaupt richtig war oder ob es nicht besser gewesen wäre, nach dem Ausheilen des Abszesses wieder zu unserem ursprünglichen Plan zurückzukehren. Aber das sind müßige Gedanken. Nichts kann mehr ungeschehen gemacht werden. Wir müssen jetzt versuchen, von beiden Methoden das Beste zu finden und zu gebrauchen.
Ich habe den Vormittag freigenommen, um Philip abzuholen. Als ich komme, hat er schon alles gepackt. Er strahlt wie ein Honigkuchenpferd. Ich muß erst das Gepäck ins Auto bringen und verstauen. Philip kann es gar nicht schnell genug gehen. Ich kann gerade noch verhindern, daß er die Reisetasche selbst zum Auto trägt. Als wir abgefahren sind, sagt Philip: »Die beste Therapie von Professor Wexer ist immer noch die, dem Patienten zu sagen, daß er heim darf. Da geht es einem gleich viel besser.«
Zu Hause ist das Empfangskomitee angetreten, Dany und die Katze Eduard. Dany hat uns ein Mittagessen gekocht, und danach hat er versucht, die Katze Eduard davon abzuhalten, einstweilen schon ohne uns anzufangen. Wir sitzen am Tisch und reden und reden. Dany will alles ganz genau wissen. Und wieder einmal bin ich überrascht, wie cool Philip darüber spricht. Als würde er von jemand anderem reden.
Dann muß ich wieder ins Büro. Ich möchte die Großzügigkeit und das Verständnis meines Chefs nicht über Gebühr strapazieren. Philip macht seinen Mittagsschlaf, die Katze Eduard leistet ihm dabei Gesellschaft. Dany hat eine Verabredung. So sind wir denn alle bestens versorgt für diesen Tag.

Donnerstag, 17. 9. 1981

Heute ist erster Bestrahlungstag. Philip hat sich mit einem Taxifahrer arrangiert, der ihn in der nächsten Zeit fünfmal die Woche ins Hans-Schubert-Krankenhaus fährt. Immer zur gleichen Zeit. Er wartet und bringt ihn dann auch wieder zurück. Sogar bis vor die Wohnungstür. Das ist im Service inbegriffen.
Bevor ich ins Büro fahre, richte ich das große Badetuch her, das mitzubringen ist. Was passiert eigentlich mit dem Handtuch? Ist

es danach strahlenverseucht? Zersetzt es sich? Leuchtet es? Und was passiert mit Philip? Wenn der Krebs zerstört werden soll, was geht dabei noch zu Bruch? Kann man das so genau präzisieren: Bis hierher und nicht weiter, denn hier endet das Krebsgewebe?
Am Abend erzählt mir Philip, daß er unterschreiben mußte, über die Nebenwirkungen aufgeklärt und mit der Bestrahlung einverstanden zu sein. Ich frage ihn, was für Nebenwirkungen das seien. Er sagt: »Es war eine lange Liste. Ich habe sie ungelesen unterschrieben. Ich will gar nicht wissen, was mir dabei alles passieren kann. Sonst verliere ich den Mut zur Behandlung und gebe gleich auf. Ich verlasse mich lieber auf Micha. Er wird bestimmt in der Lage sein, die Liste der bitterbösen Möglichkeiten zu kürzen.«
Michael kommt jetzt jeden zweiten Tag ins Haus. Solange, bis Philip wieder in der Lage ist, in die Praxis zu gehen. Er hat viele gute Dinge dabei: Trockenzellen, Misteln, Sauerstoff, Vitamin C, Vitamin A. Dazu kommt noch eine schöne Auswahl von Mitteln, die täglich einzunehmen sind. Kein Mensch kann sagen, daß er irgend etwas unversucht läßt.

Mittwoch, 23.9.1981

Es ist einfach wundervoll, daß Philip wieder zu Hause ist. Jeden Abend viele gemeinsame Stunden. Kein Auf-die-Uhr-Sehen und »Die Besuchszeit ist zu Ende«. Und kein Abhetzen im Vorfeierabendverkehr, um so schnell wie möglich im Krankenhaus zu sein. Keine nervenzermürbende Fahrt im heißen Auto. Statt dessen ein ruhiges, gemütliches Nachtessen auf dem Balkon. Dany hat für Philip den großen Lehnstuhl rausgestellt. Darin kann er ziemlich lange sitzen, ohne daß es ihn ermüdet.
Neben uns werden – am Rosengitter hochgezogen – die ersten Tomaten rot. Sozusagen von der Hand in den Mund. Bloß mit ein wenig Waschwasser dazwischen. Obwohl die Katze Eduard in den letzten Wochen ziemlich unbeaufsichtigt war, sind die Tomaten noch frisch und munter. Das spricht für die Tomaten, und natürlich auch für die Katze Eduard. Ich glaube, es macht ihr keinen Spaß, böse zu sein, wenn niemand zusieht und sich niemand darüber ärgert. Es wird wohl das beste sein, künftig

einfach wegzusehen, wenn sie wieder mal am Teppichboden nagt oder eine Verzierung an der Tür anbringt. Antiautoritäre nervenschonende Katzenerziehung.
Philip ist nach den Bestrahlungen immer sehr müde. Das ist bis jetzt die einzige erkennbare Nebenwirkung. Eine leichte Übelkeit ist auch ab und zu vorhanden. Nichts Schlimmes mit Erbrechen und so. Eher ein bißchen Appetitlosigkeit. Aber das kann auch am Essen liegen. Denn wir lassen zur Zeit mittags das Essen ins Haus kommen. In Plastikbeuteln, nur zum Warmmachen, geliefert vom Paritätischen Wohlfahrtsverband. Solange Philip nicht aus dem Haus gehen kann, bestimmt eine gute Lösung. Er klagt über den Einheitsgeschmack. Ich schlage ihm vor, daß ich etwas vorkoche. Das will er auch nicht. »Dann stehst du den ganzen Abend in der Küche, und ich habe überhaupt nichts von dir.«
Jeden Morgen und jeden Abend muß Philip gründlich eingepudert werden, um die Haut zu schützen. Bis jetzt zeigt sie keinerlei Veränderung. Nicht einmal eine Rötung. Auf der Uhlandshöhe habe ich Menschen gesehen, die nach der Bestrahlung aussahen wie eine Mischung aus Neger und Leopard: dunkelrot, braun und schwarz gefleckt.
Philip hat auf Brust und Rücken ein großes Kreuz an der Stelle, wo der Tumor sitzt. Damit man beim Bestrahlen genau die richtige Stelle trifft. Diese wurde anhand von vielen Röntgenaufnahmen bestimmt. Apropos Röntgenaufnahmen. Langsam wird es unheimlich, wie oft in den letzten Wochen geröntgt wurde. Bestimmt siebzig- bis achtzigmal. Man liest immer wieder, daß zuviel Röntgenstrahlen auch schaden. Trotzdem macht jeder seine eigenen Bilder. Besonders auf der Uhlandshöhe waren sie darin Meister. Zehn Aufnahmen auf einmal waren keine Seltenheit. Die müssen das mit fotografieren verwechselt haben.

Montag, 28. 9. 1981

Halbzeit. Die Hälfte der Bestrahlungen hat Philip hinter sich. Bis jetzt hat er noch kein Haar verloren, und sogar die Übelkeit hat eher nachgelassen. Michael hat gute Tabletten dagegen verordnet, die schnell wirken. Ich koche und backe alles, was Philip gerne ißt. Wir sind jetzt wieder ziemlich bei unserer Diät von vorher angelangt. Ungespritztes Obst und Gemüse, Vollkornmehl, Diätfett oder Öl und vor allem Süßstoff zum Backen und für die Nachspeisen. Selten Wurst oder Fleisch, und wenn, dann vom Rind oder Geflügel. Obwohl mich Dr. Wagner damals als naiv, wenn nicht als was Schlimmeres bezeichnet hat, glaube ich immer noch an richtige und falsche Ernährung. Nicht, daß sie großen Einfluß auf die Entwicklung des Tumors hätte, aber daß sie den Allgemeinzustand bessert und die körpereigenen Abwehrkräfte stärkt.

Kein Arzt hat sich zum Beispiel bis jetzt Gedanken darüber gemacht, wie Philip durch den nächsten Winter kommen soll. Ringsum niesende und hustende Mitmenschen. Eine Erkältungskrankheit ist wohl das allerletzte, was er mit seiner lädierten Lunge brauchen kann. Wenn Michael nicht wäre, dürfte Philip den ganzen Winter über keinen Fuß vor die Tür setzen, um ja kein Risiko einzugehen. Michael fängt jetzt schon mit der Vorbereitung an, mit Mitteln zur Stärkung der inneren Abwehr. Wahrscheinlich würde Dr. Wagner jetzt wieder sagen, daß wir unser Hab und Gut nutzlos zum Fenster hinauswerfen. Aber wir glauben daran, und Philip ist sicher, daß es ihm hilft.

Ich könnte mich mit der Schulmedizin viel mehr anfreunden, wenn sie mehr auf die begleitenden Beschwerden und die Vorsorge einginge. Immer wieder heißt es: »Natürlich hat die Behandlung Nebenwirkungen. Aber wir behandeln jetzt erst einmal die eigentliche Krankheit. Wenn sich dann Nebenwirkungen einstellen, werden wir weitersehen.«

Es ist für Philip wichtig, daß auch seine kleinen Beschwerden ernst genommen werden. Er sagt: »In den Krankenhäusern bin ich einfach der Patient mit Lungenkrebs. Und der Krebs wird mit allen Mitteln bekämpft. Daß ich daneben auch noch ein Mensch bin, dem das Kreuz weh tut oder dem übel ist, das ist nicht interessant. Wenn ich mich darüber beklage, dann habe ich das Gefühl, daß sich die Ärzte darüber wundern, daß ein so kranker Mann sich noch über solche Kleinigkeiten beschwert. Aber gerade die Kleinigkeiten machen mir zu schaffen. Den Krebs spüre ich ja nicht.«

Deswegen braucht er Michael und mich so dringend. Michael zur Behandlung und mich zum Trösten.

Samstag, 3. 10. 1981

Hoffentlich wirkt die Bestrahlung nach innen mehr als nach außen. Philip hat kaum eine der im Merkblatt genannten Beschwerden. Wenn das auf Michaels Behandlung zurückzuführen ist, haben wir das große Los gezogen. Angela und Irene haben am Mittag einen Besuch gemacht. Sie waren richtig glücklich darüber, daß es ihrem Vater wieder so gut geht. Das ist für Philip die größte Hilfe, wenn jemand sagt: »Siehst du wieder gut aus!« Dann glaubt er, daß er noch einmal gesund genug wird, um noch ein paar Jahre gut zu leben.
Ich habe die Worte von Professor Wexer ganz weit unten in meinem Bewußtsein vergraben. Ich decke sie zu mit der Tatsache, daß es Philip bereits sehr viel besser geht, mit der Sicherheit, daß wir alles tun, was überhaupt möglich ist, und mit der Hoffnung, daß sich dies auch entsprechend auswirkt. Nur wenn Philip seiner Lieblingsbeschäftigung nachgeht, nämlich Pläne für die Zukunft zu schmieden, tauchen sie manchmal wieder auf. Dann könnte ich Professor Wexer dafür erschlagen, daß er mir meine Unbefangenheit genommen hat, daß er mir etwas sagte, was ich gar nicht wissen wollte. Er hat mir eine Last aufgebürdet, die ich mit niemand teilen kann. Alle sollen glauben, daß Philip wieder fast gesund wird. Das überträgt sich dann auch auf ihn.
Dany verhält sich großartig. Er spricht mit Philip, als wenn überhaupt nichts wäre. Und wenn er Zukunftspläne macht, bezieht er Philip immer mit ein. Gerade so, als hätte er vergessen, wie krank Philip ist. Als ich ihn neulich fragte, wie er das fertigbringe, sagte er: »Ich glaube, was ich sehe. Und ich sehe, daß es Philip jeden Tag besser geht.«

Freitag, 9. 10. 1981

Die Bestrahlungen sind beendet. Heute war der letzte Tag. Jetzt können wir nur noch abwarten. Die Nachuntersuchungen werden zeigen, ob sie einen Erfolg gebracht haben. Philip sagt, daß er jetzt die höchste verträgliche Dosis der Strahlenbelastung erreicht habe.
Das heißt wohl in Reinschrift, daß außer der Operationsmög-

lichkeit jetzt auch die Bestrahlungsmöglichkeit ausgeschöpft ist. Wenn also eine Verschlechterung einträte, bliebe nur noch die Chemotherapie.

Montag, 12. 10. 1981

Heute ist Philips 51. Geburtstag. Dauernd läutet das Telefon. Immerzu Glück- und Genesungswünsche. Und Blumen kommen. Ich muß bereits den Putzeimer zur Hilfe nehmen, weil die Blumenvasen ausgegangen sind. Die Katze Eduard beschaut sich die Pracht abschätzend. Ich lege vorsichtshalber eine gefaltete Zeitung in Reichweite.
Philip strahlt. Alle seine Freunde und einige andere mehr denken heute an ihn. Am Abend gehen wir mit Michael und Hanah zum Essen. Nur wir vier und Dany. Wir sprechen vom vergangenen Jahr. Von Philips 50. Geburtstag. Das war ein Fest. 50 Gäste. Zuerst eine Fahrt im Partywagen der Straßenbahn quer durch die Stadt. Danach große Feier im Hotel. Essen, Trinken, Reden und Gedichte aufs Geburtstagskind. Eine Dreimannkapelle spielte zum Tanz bis in den frühen Morgen. Eine Bombenstimmung, keiner wollte heimgehen. Und Philip mittendrin, strahlend, umringt von seiner Familie und seinen besten Freunden. Gutaussehend, erfolgreich und gewandt, ein Sonntagskind des Lebens, so präsentierte er sich damals der Umwelt. Geschäftlich zufrieden, glücklich verheiratet, problemloses Familienleben, ausreichende Finanzen, gesund und noch jung genug, die ruhigeren Jahre voll zu genießen. Es gab nichts, aber auch gar nichts, was einen Schatten auf unser Glück werfen konnte. Dachten wir. Wenn wir Chinesen gewesen wären, hätten wir unser Glück versteckt, behütet, nicht öffentlich herumgezeigt. Denn daß das den Neid der Götter weckt, weiß in China jedes Kind. Nur wir haben es nicht gewußt.

Samstag, 17. 10. 1981

Dany wird heute volljährig. Es ist ein ruhiges Fest. Zu mehr reicht es bei Philip noch nicht. Aber Dany freut sich von Herzen, daß er wenigstens dabeisein kann. Seit wir von seiner Krankheit wissen, ist es für jeden von uns das Wichtigste, daß wir zusammen sein können. Dany ist durch die Belastungen der letzten Monate sehr gereift. Er wirkt jetzt wie ein junger Mann, der aufgrund seiner Erlebnisse andere Maßstäbe anlegt. Er bewundert Philip dafür, daß er die Rechnung, die ihm jetzt präsentiert wird, ohne Murren und ohne Klagen bezahlt. Diese Haltung imponiert ihm. Er hat daraus gelernt, daß man das Leben in jeder Weise genießen darf und alles mitmachen kann, was einem geboten wird. Aber daß man auch nachher ohne Jammern und ohne Selbstmitleid bezahlt, wenn man dazu ausgesucht wird.

Dany und ich erinnern uns noch gut an Philips Lieblingsspruch in den ersten Jahren unserer Ehe: »Lieber 50 Jahre heftig und gut als 70 Jahre langweilig gelebt.« Ein allgemein beliebter Spruch bei Leuten, die noch nicht 50 sind und die daran erinnert werden, irgend etwas für bzw. nichts gegen ihre Gesundheit zu tun. Sie vergessen dabei, daß sie zum einen auch noch mit 51 gerne leben wollen, und zum anderen, daß nur wenige das Glück haben, sofort tot umzufallen, wenn das lustige Leben aus ist. Viel öfters ist das Vorstadium eine langwierige, schmerzhafte, unästhetische und erniedrigende Angelegenheit. Philip kann sich heute nur noch wundern, wie leichtsinnig und gedankenlos er mit seiner Gesundheit umging, als wäre sie nichts wert und als hätte er ewigen Anspruch darauf.

Nach unserem gemeinsamen Nachtessen trifft sich Dany noch mit einigen Schulkameraden zu einer Nachfeier. Das Ereignis muß ja schließlich gebührend begossen werden. Mit uns beiden Sprudeltrinkern ist da nicht viel anzufangen.

Donnerstag, 29. 10. 1981

Die erste Nachuntersuchung auf der Uhlandshöhe ist für heute festgesetzt. Bestimmt ist es noch zu früh, um ein Behandlungsergebnis zu sehen. Trotzdem ist es gut, wenn Philip gründlich untersucht wird, denn sein Herz macht immer noch erhebliche Schwierigkeiten. Michael tut auch hier, was er kann, aber er bekommt es einfach nicht in den Griff. Und die Medikamente, die Philip bei der Entlassung mit nach Hause bekam, kann man erst recht vergessen. Sein Pulsschlag liegt weiterhin zwischen 110 und 130 Schlägen in der Minute. Verglichen mit den 180 nach der Operation ist es ja schon ganz gut so. Aber ich stelle mir vor, daß die Geschwindigkeit auf die Dauer doch Schäden verursacht. Ausgerechnet das Herz. Vor drei Jahren beim letzten EKG hat Dr. Weißmüller gesagt: »Sie haben ein Herz wie ein Pferd.« Und jetzt hat Philip einen Herzschaden. Im OP-Bericht steht, daß der Tumor ziemlich nahe am Herzen liegt und auch die Aorta verklebt. Aber das hat er vor der Operation auch schon getan, und trotzdem hat das Herz normal geschlagen.

Außerdem ist Philip ziemlich kurzatmig geworden. Nach drei Treppenstufen muß er stehenbleiben und nach Luft schnappen. Professor Wexer hat bei der Entlassung gesagt, er soll sich viel bewegen und treppensteigen. Aber er hat vergessen zu sagen, woher er die Luft dafür nehmen soll. Es ist nicht so, daß er es nicht versucht. Fürs viele Treppensteigen sorgt schon die Katze Eduard. Seit Philip wieder einigermaßen gehen kann, will sie mindestens fünfmal täglich in den Garten gelassen und wieder heraufgeholt werden. Sie hat Philip bereits so gut dressiert, daß er beim ersten Miauen sofort aufsteht und sie runterläßt. Professor Wexer hätte seine Freude an soviel Bewegung. Wahrscheinlich weiß die Katze Eduard das und hält Philip deswegen dauernd in Trab.

Als ich aus dem Büro komme, erzählt mir Philip, daß er Professor Wexer gar nicht gesprochen hat. Der Oberarzt habe ihn geröntgt und abgehört und nichts Negatives feststellen können. Alles sei den Umständen entsprechend normal. Das Herzjagen lasse wahrscheinlich allmählich nach. Das Herz sei immer noch etwas irritiert. Als Philip von seinen Atemschwierigkeiten erzählt und ihn bezüglich Professor Wexers Bewegungstherapie befragt, kommt eine mittlere Vorlesung über die Vorzüge ausreichender Bewegung im allgemeinen und deren positive Auswirkung auf Lungenkrebskranke im besonderen. Das war ja zu erwarten, nur so wird man Oberarzt auf der Uhlandshöhe.

Jetzt sind wir so klug wie vorher. Philip und ich beschließen, solange das Wetter noch mitmacht, jeden Abend nach dem Essen einen kleinen, sich langsam steigernden Spaziergang zu machen. Philip fühlt sich sicherer, wenn ich dabei bin, und ich möchte ihn bei seinen Versuchen auch nicht gerne aus den Augen lassen.

Montag, 9. 11. 1981

Philip unternahm heute seinen ersten größeren Ausgang. Er machte einen Besuch bei seiner Firma. Ganz allein, per Straßenbahn. Er hat mir vorher nichts davon gesagt, er wollte mich damit überraschen. Jetzt ist er zwar müde, aber so stolz wie ein Hund mit zwei Schwänzen. Alle haben ihn stürmisch begrüßt und sich gefreut, daß es ihm wieder so gut geht.
»Jeder hat gesagt, daß ich fast wieder so aussehe wie früher.« Philip strahlt übers ganze Gesicht. Trotz des Risikos war das ein wichtiges Erfolgserlebnis für ihn. Er hat etwas allein unternommen, und es hat geklappt. Philip sagt, daß er so bald wie möglich wenigstens für ein paar Stunden im Büro sein müsse. »Es geht alles drunter und drüber«, erklärt er mir, »ich habe ein paar ganz dringende Fälle telefonisch geklärt. Aber es liegt soviel Unerledigtes auf meinem Schreibtisch, daß ich regelmäßig etwas tun muß.«
Ich weiß nicht, ob Büroärger als gute Rekonvaleszenztherapie gilt, aber ich behalte meine Zweifel für mich. Offensichtlich ist es wichtig, im Büro gebraucht zu werden und zu hören, daß ohne ihn nichts so richtig läuft. Wir überlegen zusammen, ob es nicht das beste wäre, jetzt gleich einen Antrag auf Rehabilitierungsmaßnahmen zu stellen. Denn eine Kur wird ja auf jeden Fall noch notwendig sein, bevor Philip wieder richtig arbeiten kann. Er will das erst noch mit Michael durchsprechen.

Dienstag, 17. 11. 1981

Für heute abend sind wir zu einer 60er Feier bei einem Freund eingeladen. Philip möchte gerne hingehen. Er hat in der letzten Zeit dauernd Langeweile. Er hat es sich angewöhnt, mehrmals in der Woche im Büro anzurufen und telefonisch mitzuarbeiten. Auch sonst telefoniert er tagsüber fast durchgehend. Er braucht dringend Abwechslung. Deswegen gehen wir zum großen Fest. Philip hat sich den ganzen Tag über ausgeruht. Entsprechend munter ist er jetzt. Ich hatte einen anstrengenden Tag im Büro und muß deswegen aufwendigere Restaurierungsarbeiten vornehmen, damit man es mir nicht mehr ansieht. Mit viel Geduld, Farbe und Philips aufmunternden Worten gelingt

es mir schließlich. »Jetzt muß ich mich schon wieder enorm anstrengen«, sage ich zu ihm, »damit ich zu dir passe.«
Philip hat seinen dunkelblauen Anzug an. Er betrachtet sich kritisch im Spiegel. »Kein Mensch würde mir ansehen, wie krank ich bin. Außer ein paar Falten und grauen Haaren mehr hat die Krankheit bis jetzt keine äußeren Spuren hinterlassen.«
»Falten und graue Haare machen Männer erst interessant. Ich glaube, ich muß künftig öfters einmal tagsüber anrufen und kontrollieren, was du so tust ohne mich.« Philip lacht. »Wenn ich mal wieder soweit bin, daß ich außer dir noch andere Frauen verkrafte, sage ich dir rechtzeitig Bescheid.« Dann wird er nachdenklich. »Du weißt ja selbst am besten, daß im Augenblick sogar du meine Kraft übersteigst.« Ein heikles Thema, das man nicht zwischen Tür und Angel abhandeln kann. »Auf jeden Fall werde ich ab jetzt wieder auf dich aufpassen, sicher ist sicher.«
Es ist schön, mit wieviel herzlicher Freude uns alle begrüßen. Philips Aussehen wird allerseits bewundert. Wir verleben einen schönen Abend wie in alten Zeiten. Das heißt, fast wie in alten Zeiten, denn nach zwei Stunden baut Philip rapide ab. Der Rauch, das Sitzen auf einem Stuhl, das viele Reden und Lachen, alles zusammen strengt ihn sehr an. Er bekommt eine spitze Nase, ein sicheres Zeichen seiner Ermüdung.
Auf dem Heimweg sagt er: »Wahrscheinlich kostet mich so ein Abend ein paar Wochen von meinem Leben, aber für das Zusammensein mit meinen alten Freunden hat es sich gelohnt.«

Donnerstag, 26.11.1981

Erste Nachuntersuchung durch Professor Wexer. Mit Bronchoskopie und vielen Röntgenaufnahmen. Das Uhlandshöher Fotostudio! Die Bronchoskopie macht keine Beschwerden. Professor Wexer ist sehr zufrieden mit dem Ergebnis. Der inoperable Tumor ist in einem Maße geschrumpft, daß er von einer beachtlichen Rückbildung des Krankheitsbildes spricht. Er möchte so schnell wie möglich mit der Chemotherapie beginnen. Um den Erfolg zu stabilisieren, wie er sagt. Philip will Bedenkzeit. Die Chemotherapie ist auch in der Schulmedizin noch ein umstrittenes Thema. Deshalb möchte er einige wei-

tere Meinungen dazu hören. Das sagt er auch zu Professor Wexer. Der zuckt mit den Schultern. Er mag keine Patienten, die alles besser wissen. Er empfiehlt, dann wenigstens alle vier Wochen eine Röntgenkontrolluntersuchung machen zu lassen. Auf ein paar mehr oder weniger kommt es jetzt wohl auch nicht mehr an.
Philip berichtet von seinem Herzjagen. Professor Wexer zeigt sich nicht sehr interessiert. Sein Gebiet sind Lungen, nicht Herzen. Er empfiehlt Geduld und wenn das nichts nützt, einen Facharzt. Die Rippenschmerzen werden auch angesprochen. »Die einen haben sie, die anderen nicht. Damit muß man eben leben.« Das ist das Schöne an der Schulmedizin. Man kann zwar den Erfolg einer Behandlung in keinem Fall voraussehen, aber auf die Nebenwirkungen kann man sich verlassen, die treten immer auf.

Dienstag, 1. 12. 1981

Heute ist Philip das erste Mal wieder dienstlich unterwegs. Kostenlos und ehrenamtlich. Wegen des Krankengeldes. Er hat sich dazu überreden lassen. Ein personeller Engpaß. Natürlich darf Philip, solange er krankgeschrieben ist, nicht arbeiten. Aber seinem Hobby nachzugehen kann ihm keiner verbieten. Und über seine Tätigkeit zu reden ist nun eben mal sein Hobby. So gesehen hat alles seine Richtigkeit.
Er läßt sich viel Zeit, bewegt sich nur langsam und vorsichtig, aber immerhin hält er vor Fahrlehreranwärtern seinen Vortrag. Das Thema kennt er im Schlaf, so oft hat er schon darüber gesprochen. Er arbeitet mit Mikrophon, um seine Stimme zu schonen, und geraucht wird auch nicht im Lehrsaal.
Philip holt mich auf dem Rückweg vom Büro ab. Er sieht keineswegs überanstrengt aus. Vielmehr wirkt er angeregt und munter. Dort, wo er seinen Vortrag gehalten hat, wußte kein Mensch von seiner Krankheit. Alle haben ihn für einen gesunden Menschen gehalten. Und das genau drei Monate nach einer so schweren Operation. Das ist schon eine Leistung.
»Du kannst dir gar nicht vorstellen«, sagt er, »was für ein erhebendes Gefühl das ist, wieder als vollwertiger Mensch seiner Arbeit nachzugehen.« Bei unserer vorweihnachtlichen Hetze

im Büro könnte ich schon hin und wieder auf das erhebende Gefühl verzichten.
Philip will jetzt das Thema Arbeit ernsthaft in Angriff nehmen. Wir stellen also einen Antrag auf medizinische Leistungen zur Rehabilitation bei der Bundesversicherungsanstalt für Angestellte in Berlin. Wir hoffen, daß die Genehmigung so bis Anfang/Mitte Februar durch ist. Bis dahin kann ich Urlaub nehmen und Philip eine oder zwei Wochen begleiten. Als ich ihm das sage, strahlt er. »Wenn du mir das schon eher gesagt hättest, hätte ich den Antrag viel früher gestellt.«
Vielleicht können die Kurärzte dann auch etwas gegen die Rippenschmerzen unternehmen. Michael probiert und probiert, aber nichts scheint zu nützen. Wenn Professor Wexer auch meint, Philip müsse sich damit abfinden, so sind sie doch unangenehm und lassen ihn manche Nacht nicht schlafen. Dazu kommen jetzt auch noch Verspannungen, weil er dadurch eine Schonhaltung einnimmt: die Schultern nach vorne gebeugt, mit rundem Rücken, also eine ganz unnatürliche Haltung. Wenn wir wenigstens schwimmen gehen könnten. Aber das ist wegen der damit verbundenen Erkältungsgefahr streng verboten. So bleiben nur Michaels Massagen und Spritzen, die, wenn, dann nur kurzfristig helfen. Dr. Weißmüller hat Philip eine Rheumasalbe verschrieben, die überhaupt nicht wirkt, es sei denn, daß sie nach Anwendung die Katze Eduard in gebührendem Abstand hält. »Die Möglichkeit, daß es Rheuma ist, können wir damit wohl ausschließen«, sagt Philip. »Wir können die Salbe ja dazu benützen, Stellen zu schützen, die die Katze Eduard bevorzugt, wie zum Beispiel Teppichböden, Tapeten und Polstermöbel.«

Sonntag, 6. 12. 1981

Es ist zum Auswachsen. Warum muß es gerade in diesem Jahr soviel schneien. In unserer Gegend sieht man jahrelang kaum ein paar Flocken, und dieses Jahr will es nicht mehr aufhören. So wie heute nacht. Heute morgen wollte die Katze Eduard wie gewohnt Gassi gehen. Philip ließ sie raus. Sie rannte mit ihrer üblichen Geschwindigkeit die Treppe runter und zur Tür hinaus. Und weg war sie. Sie war in einen tiefen Schneehaufen gesprungen, den ein fleißiger Schneeräumer direkt vor unsere Haustüre gesetzt hatte. Sie tat keinen Schritt mehr vor oder zurück, sondern fing jämmerlich an zu schreien. Dany und ich rannten mit den Schneeschaufeln, um sie auszugraben. Aber das dumme Tier in seiner Angst arbeitete sich wie ein Minischneepflug immer tiefer hinein. Dany stand bis zu den Hüften im Schnee und versuchte, sie herauszulocken. Aber sie bewegte sich keinen Zentimeter vorwärts, und sobald Dany auf sie zu watete, bohrte sie sich noch tiefer in den Schnee. Dany fluchte. Ich wußte gar nicht, daß er so viele Schimpfwörter kennt. Ich hatte die glänzende Idee, von der anderen Seite anzuschleichen und sie somit in Danys Richtung zu treiben. Es funktionierte nicht. Mit einem Riesensatz wollte sie sich unter den nächsten Busch retten, der ihr im Sommer auch immer Schutz gewährt. Bei der ersten Berührung fiel der ganze Schnee, der sich auf dem Busch angesammelt hatte, auf die Katze Eduard und deckte sie völlig zu. Sie war vom Schock wie gelähmt. Dany nutzte die Gelegenheit und arbeitete sich zum Busch und von da zur Katze Eduard durch. Sie ließ sich widerstandslos hochnehmen und in die Wohnung zurücktragen, wo Philip sie abtrocknete und ihr gut zuredete. Das gleiche machte ich mit Dany.

Wenn nicht soviel Schnee läge, könnte Philip mit der Fahrausbildung von Dany beginnen. Dann hätte er wenigstens ab und zu etwas zu tun. Es war vorgesehen, daß Dany spätestens bis zum 18. Geburtstag seinen Führerschein hat. Dann kam Philips Krankheit dazwischen. Und jetzt, wo Philip wieder könnte, schneit es ununterbrochen. Dabei wäre ein autofahrender Dany wirklich praktisch. Er könnte mir so manches abnehmen, für das ich keine Zeit und Philip keine Kraft hat. Gerade vor Weihnachten gibt es soviel zu besorgen.

Wenn es abends im Büro etwas länger dauert, steht Philip schon am Fenster und wartet ungeduldig. Seine Bewegungsfreiheit ist jetzt ganz erheblich eingeschränkt, da er bei der feuchten Luft nicht ins Freie soll. Deswegen wird ihm die Zeit lang, bis ich abends nach Hause komme.

Sonntag, 13.12.1981

Heute ist Backtag. Dieses Jahr wird nichts gekauft. Alles wird selbst zubereitet. Ich habe einige Rezepte gefunden, die ich ausprobiere. Es ist unglaublich, was man alles mischen kann. Hirse, gemahlene Haferflocken, Grieß, Dinkel als Grundlage, dazu Honig, Zuckerrübensirup und Datteln zum Süßen. Es muß nicht nur Süßstoff sein. Die üblichen Zutaten wie Nüsse, Mandeln und Rosinen daruntergemischt, da kann man schon etwas draus machen. Ich hatte ganz vergessen, wie gut es riecht, wenn mit Honig gebacken wird.
Philip treibt sich dauernd in der Nähe der Küche herum. Und Dany, der eigentlich glaubte, zu erwachsen für Weihnachtsbäkkerei zu sein, meint: »Es ist schon was dran, wenn es in der Wohnung so weihnachtlich riecht. Hast du irgendwo ein paar Kerzen für mich übrig?« Philip, der sich noch nie zu erwachsen für Weihnachtsgebäck vorkam, wartet ungeduldig auf die ersten Ergebnisse. Nur die Katze Eduard wird von der allgemeinen Erwartung nicht angesteckt. Sie interessiert sich nur für das Backen von Schnitzeln und Rostbraten.
Als wir dann am Kaffeetisch sitzen und die Versuchsobjekte testen, ist es eigentlich so wie in früheren Jahren, nur etwas gesünder.
Später ruft Philip Michael an. Dabei erzählt er ihm auch, was ich alles fertiggebracht habe. Michael läßt mir einen Gruß sagen, ich sei doch noch sein bester Gehilfe.

Freitag, 25.12.1981

Jetzt ist der Heilige Abend auch schon vorbei. In der Hektik der Vorweihnachtstage kam man nicht mehr zur Besinnung. Gestern war die Familie da. Zum Kaffee und Gesundheitsgebäck. Es ist gut angekommen. Und zum Abendessen gab es in diesem Jahr Diät – aber gut versteckt. Die Familie hat nichts davon gemerkt. Alles ist gutgegangen. Ich hatte gar keine Zeit, daran zu denken, wie es in den letzten Jahren war und wie es in den kommenden Jahren sein wird.
Heute und morgen haben wir alle Besuche abgesagt, sowohl die, die wir hätten machen, als auch die, die wir hätten empfangen müssen. Offiziell braucht Philip Ruhe und darf sich

nicht anstrengen. Inoffiziell wollen wir allein sein. Ich mache einen verbotenen Gänsebraten. Und damit er uns nicht im Magen liegt, spülen wir mit einem noch verboteneren Schnaps nach. Hinterher sind wir uns einig, daß das schon eine Sünde wert ist. Wir haben wieder so lange Diät gehalten, daß wir eine Belohnung verdient haben. Die Katze Eduard ist mit uns einer Meinung, daß Gänsebraten eben doch etwas ganz anderes ist als Soja-Gulasch.
Am Mittag machen wir einen Spaziergang. Der Schnee ist pünktlich zu Weihnachten verschwunden, denn statistisch gesehen gibt es nur alle zehn Jahre weiße Weihnachten. Deswegen können wir einen ausgedehnteren Spaziergang machen. Wir sprechen vom Frühjahr, und Philip macht Urlaubspläne für das nächste Jahr. Wir wollen auf einen Bauernhof mit alternativer Ernährung an den Chiemsee fahren. Biologischer Selbstversorger, vegetarische und normale Kost, genau das Richtige für uns fortgeschrittene Vegetarier. Das Prospekt sieht vielversprechend aus. Schöne sonnige Zimmer mit Bauernmöbeln und geschnitzten Balkonen. Flüchtig kommt mir der Gedanke, daß nach Professor Wexers Diagnose eigentlich Urlaubspläne für 1982 nicht mehr notwendig wären. Sofort rufe ich mich wieder zur Ordnung. Wir werden 1982 Ferien machen, und zwar gemeinsam. Morgen melden wir uns an.
Zu Hause gibt es Kaffee und Christstollen. Dazu einen Uraltfilm aus der österreichischen Kaiserzeit. Paßt wunderbar zusammen und ist so richtig gemütlich. Dany, der nichts von österreichischen Kaiserinnen hält, verschwindet mit dem Kaffee in seinem Zimmer. Die Katze Eduard, die nichts von Christstollen hält, verschwindet mit ihm.

Donnerstag, 31. 12. 1981

Silvester. Wie jedes Jahr ein großes Fest. Jedes Jahr mit den gleichen Freunden begangen, hat es bereits Tradition. Dieses Jahr wird mit Rücksicht auf Philip auf den Tanz verzichtet. Also nur großes Gala-Diner mit table-music. Darin waren sich alle bei der Planung schon einig. Wenn Philip dieses Jahr nicht tanzen kann, dann wird überhaupt nicht getanzt. Das sind unsere Freunde.

Philip macht einen ausgedehnten Mittagsschlaf. Ebenso Dany, damit er auf seiner Party auch wirklich der letzte sein kann, der müde wird. Die Katze Eduard hat Hausarrest. Ringsum werden bereits die ersten Schießversuche angestellt. Jedesmal, wenn es in der Nähe kracht, springt sie einen halben Meter hoch. Danach verkriecht sie sich, mit dem Kopf voran, unter Danys Bett. Nicht auszudenken, wie hoch sie springen würde, wenn draußen direkt neben ihr eine Rakete hochginge. Deswegen hat sie keinen Ausgang.
Gegen Abend beginnen sich alle feinzumachen. Dany mit Fliege und Jackett, nicht wiederzuerkennen, nach dem uniformierten Jeansjahr ein würdiger Abschluß. Philip im Smoking mit lila Rüschenhemd und passender Fliege. Man sollte nicht glauben, daß es der gleiche Mann ist, der vor noch gar nicht langer Zeit als graugesichtiges Gespenst auf der Uhlandshöhe umhergeisterte. Wenn wir nur rechtzeitig wüßten, wie abstoßend und entwürdigend Krankheiten sind, wir alle gingen nicht so leichtsinnig mit unserer Gesundheit um.
Das Galadiner hat sechs Gänge und dauert drei Stunden. Heute sündigen wir unter ärztlicher Aufsicht. Michael sitzt neben Philip und hat ein wachsames Auge auf ihn. Er hat die Ausnahmegenehmigung erteilt und als Ausgleich für die nächste Woche strenge Diät angeordnet. Es ist erstaunlich, was man in angenehmer Gesellschaft in drei Stunden alles schafft. Sogar ein Menü mit sechs Gängen. Philip sagt zu Michael: »Wie gut, daß sie mir die Lunge herausgenommen haben und nicht den Magen. Das Atmen ist nicht so wichtig, aber um das Essen täte es mir leid.«
Die Raucher unter unseren Freunden schränken sich ein. Am Tisch wird überhaupt nicht geraucht. Wenn es unbedingt sein muß, gehen sie auf eine Zigarettenlänge an die Bar. Um Mitternacht stoßen wir mit Sekt an. Wenn gute Wünsche helfen, ist Philip nächstes Jahr Silvester wieder gesund.
Philip sagt auf der Heimfahrt: »Was glaubst du, wie werden wir im nächsten Jahr Silvester feiern?« »Natürlich mit einem Ball, wie alle Jahre«, antworte ich. »Wir können unseren Freunden nicht mehr als ein tanzloses Silvester zumuten. Also streng dich an.«
Wie werden wir im nächsten Jahr wirklich Silvester feiern?

Montag, 18. 1. 1982

Das Auto ist noch unbeschädigt, und Danys Fahrstunden machen Fortschritte.
Philip macht allwöchentliche Besuche in seinem Büro und wartet darauf, daß die Kur endlich genehmigt wird. Noch hält er es nicht durch, einen ganzen Tag ohne Unterbrechung auf den Beinen zu sein. Aber er meint, in ein bis zwei Monaten wäre das wieder in Ordnung. Sein Herz jagt noch immer. Er hat sich daran gewöhnt und sein Herz offenbar auch. Seine Kurzatmigkeit fällt nur noch auf, wenn er sich anstrengt. Aber Philip war noch nie ein Freund körperlicher Anstrengungen. Ich sage ihm, daß man normalerweise nach solchen Operationen mit mindestens einem Jahr Arbeitspause rechne. Er will das nicht hören. Er ist in einem kritischen Zwischenstadium: zu krank, um zu arbeiten, aber zu gesund, um nichts zu tun. Ich versuche, ihn tagsüber mit kleinen Aufträgen zu beschäftigen. Zur Bank gehen, bei der Reinigung etwas abholen, bei der Post einen Brief aufgeben. Das mag er gar nicht. Er sagt, er komme sich vor wie ein Frührentner. Am liebsten geht er in sein Stammcafé oder in seinen Billardclub, um ein paar Runden zu spielen. Er erfährt dabei das Neueste, und seine Fortschritte werden gebührend und lautstark bewundert. Das hebt die Stimmung und bringt Abwechslung. Außerdem ist die 18jährige Tochter des Wirts durch die theoretische Fahrprüfung gefallen, und nun versucht Philip unter ihren anbetenden Blicken, ihr etwas Wissen in den hübsch-blonden Kopf zu bringen.
Wir gehen auch abends wieder regelmäßig aus. Fast wie früher. Alle 14 Tage kegeln. Philips Rechnung am Ende des Abends ist schon wieder wesentlich geringer als meine. Ansonsten machen wir Besuche und bekommen Gegenbesuche. Philip hat eine Menge nachzuholen.

Donnerstag, 28. 1. 1982

Es ist immer wieder erstaunlich, was Michael alles anzubieten hat. Wenn Philip irgendwo etwas weh tut oder wenn irgend etwas nicht richtig funktioniert, gleich hat er das passende Mittel zur Hand. Philip sagt zu ihm: »Nicht die große Krankheit

schafft mich, sondern die vielen kleinen Nebenwirkungen, die sich jetzt so allmählich herausstellen. Ich habe auf einmal Beschwerden an Stellen, die ich vorher nicht einmal gekannt habe.« Michael hört es sich geduldig an.
Da war zum Beispiel das Problem mit der Verdauung. Die vielen Antibiotika in den letzten Monaten haben hier kleinere Verheerungen angerichtet. Michael hat Philip eine Kur verschrieben. Ziemlich umständlich, mit drei verschiedenen Mitteln zu drei verschiedenen Zeiten. Vier Wochen lang. Bereits nach drei Tagen war Besserung eingetreten, und nach einer Woche war alles so gut in Ordnung, daß ich Philip laufend daran erinnern muß, daß die Kur noch nicht zu Ende ist.
Oder die Narbenschmerzen. So eine Narbe von einer Lungenoperation hat einen ganz schönen Umfang. Vom Brustbein, unterm Arm durch bis zum Rückenwirbel, um den halben Mann herum. Logisch, daß das noch eine Weile weh tut. Jetzt unterspritzt Michael das Narbengewebe, und schon lassen die Beschwerden nach.
Oder die Rückenschmerzen, an die sich Philip laut Professor Wexer gewöhnen muß. Michael versucht wenigstens, etwas dagegen zu tun, auch wenn er bis jetzt noch nicht das Richtige gefunden hat.
Wenn Philip alle seine Beschwerden bei unserem Hausarzt behandeln ließe, würde er bald nur noch aus Chemie bestehen. Mit Michaels Mitteln besteht er wenigstens aus Natur. Was für ein Segen, daß sich in der Homöopathie die meisten Medikamente untereinander vertragen. Sonst gäbe das große Kämpfe in seinem Körper.
Bevor Philip mit einer Mahlzeit beginnt, baut er erst einmal seine Medikamente vor sich auf. Bereits eine Viertelstunde vor uns sitzt er am Tisch, sortiert seine Hausapotheke und paßt auf, daß er nichts durcheinanderbringt. Dany sagte neulich: »Ich kann mir gar nicht vorstellen, daß bei dir noch alles an den richtigen Platz findet. An deiner Stelle würde ich lieber jede Stunde etwas anderes nehmen, damit kein Verkehrschaos entsteht.«
Nachdem die Mittel bis jetzt geholfen haben, ist anzunehmen, daß es doch irgendwie klappt.

Samstag, 13. 2. 1982

Heute abend gehen wir zum Fasching. Philip hat von früher her noch Beziehungen zur Bundeswehr. In diesem Jahr ist eine Einladung zum Fasching des hiesigen Instandsetzungsbataillons gekommen. »Das Instandsetzungsbataillon gibt sich die Ehre, Herrn B. und Gemahlin . . . einzuladen. Oberstleutnant Y.« Da kann Philip nicht widerstehen.
Die Soldaten haben Überstunden gemacht, und so wurde die Kantine in einen Faschingssaal mit kaltem Buffet verwandelt. Der Bundesadler, verziert mit Konfetti und Papierschlangen, macht sich sehr gut. Auch wir haben uns kostümiert, wenn auch nicht sehr phantasievoll. Philip als Seemann, ich als Zigeunerin. Als blonde. Ich habe zwar eine schwarze Perücke, aber als ich die zu Hause aufprobierte, hat sogar die Katze Eduard die Flucht ergriffen. Da habe ich sie lieber wieder weggepackt.
Eine Bundeswehrband spielt schön und laut. Das erspart im wesentlichen die Konversation. Philip und ich machen erste Tanzversuche. Es geht noch mühsam, aber es geht. Bei der fünften Polonäse Blankenese passen wir. Wir wandern zwar auch gerne, aber lieber in frischer Luft. An der Bar treffen wir den Herrn Oberstleutnant nebst Gemahlin. Beide kennen Philip aus früheren Zeiten. Sie wissen nicht, daß er krank ist, und so kommt ein ganz unbefangenes Gespräch zustande. Auf entsprechende Fragen nach seiner Arbeit improvisiert Philip geschickt und freut sich nachher wie ein kleiner Junge, daß er die beiden so gut täuschen konnte. »Jetzt geht es wirklich aufwärts«, sagt er, »wenn Leute, die mich kennen, nicht einmal mehr merken, daß ich krank bin.« Wahrscheinlich haben die beiden den Unterschied zu früher schon gemerkt, denn zehn Kilo Gewichtsunterschied sind nicht zu übersehen, aber ihre Höflichkeit hat sie vermutlich davon abgehalten, es zu erwähnen. Ich lasse Philip seinen Glauben. Hauptsache, es macht ihn glücklich.

Freitag, 19.2.1982

Das ist wirklich ein Schlag unter die Gürtellinie und macht die moralische Aufbauarbeit von vielen Monaten zunichte. Statt der Kurbewilligung kommt ein Schreiben der Bundesversicherungsanstalt mit der Tendenz, daß sich eine Reparatur bei Philip nicht mehr lohne. Wörtlich »da nicht zu erwarten ist, daß Ihre Erwerbsfähigkeit durch Rehabilitierungsmaßnahmen erhalten, wesentlich gebessert oder wieder hergestellt werden kann, sehen wir Ihren Antrag auf Rehabilitierungsmaßnahmen als Antrag auf Rente wegen Berufs- bzw. Erwerbsunfähigkeit an...« An anderer Stelle heißt es, »Wir können Ihrem Antrag leider nicht entsprechen, weil die medizinischen Voraussetzungen... nicht vorliegen.«
Philip ruft mich im Büro an. Er ist so aufgeregt, daß ich ihn kaum verstehe. Ich nehme meine Gleitzeit und fahre sofort nach Hause. Er ist völlig durcheinander. Jetzt hat er es schwarz auf weiß, daß er sich keinerlei Hoffnungen mehr zu machen braucht, jemals wieder einigermaßen gesund und arbeitsfähig zu werden. Dieses hirnlose Volltrottelpack. Zuerst Professor Wexer mit seiner niederschmetternden Prognose und nun die Bundesversicherungsanstalt mit ihrer in schöner Offenheit begründeten Absage. Der Brief ist wirklich von keinerlei psychologischer Sachkenntnis getrübt. Von einigermaßen denkenden Menschen könnte man erwarten, daß – zumindest an den Patienten – eine vorsichtiger formulierte Absage kommt. Aus Ersparnisgründen, wegen der Kostendämpfung, weil das Sommerwetter schlecht wird oder irgend etwas, aber doch nicht auf diese Weise! Es hätte dann immer noch gereicht, in einem späteren Brief anzufragen, ob Rente beantragt werde. So wird alles auf einmal erledigt, und der Patient weiß endgültig, daß er keine Chance mehr hat. Und das soll er nun so einfach wegstekken.
Philip fragt ganz verstört: »Bin ich wirklich so krank, daß sich eine Kur nicht mehr lohnt?« Ich weiß darauf keine Antwort. Deswegen rede ich auch soviel. Ich spreche von Erfahrungswerten, allgemeinen Prognosen, von der Kostendämpfung im Gesundheitswesen und was mir noch einfällt. Philips Gesichtsausdruck gefällt mir überhaupt nicht.
Ich sage: »Du weißt doch am besten, wie es dir geht. Du fühlst

dich wohl, und wenn sie dich offiziell nicht mehr arbeiten lassen, dann werde halt Frührentner und arbeite nebenher. Dann hast du ein sicheres Einkommen und verdienst noch etwas dazu. Und das ohne Zwang, je nach Tagesform.«
Philip sagt, daß er auf keinen Fall einen Rentenantrag stellen wird. Er will sich gesundschreiben lassen und auf eigene Verantwortung arbeiten. Er rechnet mir vor, daß wir von seiner Rente nicht leben können. Ich rechne ihm meinen Verdienst vor. Zusammen mit seinen Nebeneinkünften können wir ein Herrenleben führen. Er regt sich immer mehr auf. Ich beruhige ihn. Er muß auf sein Herz achten. Das sieht er ein. Wir einigen uns, zuerst eine Rentenberechnung machen zu lassen und danach zu entscheiden.
Dany kommt aus der Schule und fragt, was die Aufregung soll. Als er den Brief gelesen hat, sagt er: »So ein Quatsch, wenn die dich sehen könnten, würden sie dich noch heute zu einem Achtstundentag ins Büro schicken, ohne Kur. Mach künftig lieber einen großen Bogen um die Rentenberatungsstellen. Wenn mir jemand anbieten würde, daß ich monatlich ein paar hundert Mark bekomme und nicht mehr in die Schule muß, ich würde glatt annehmen.«

Samstag, 27.2.1982

Wenn es regnet, dann gießt es. Sagt der Volksmund. Es ist etwas Wahres dran. Heute kam mit der Post der Bescheid des Versorgungsamtes. Philip hat nach seiner Operation einen Antrag wegen Schwerbehinderung gestellt. Wenn ihm noch etwas zu seinem Glück gefehlt hat, dann war es diese Antwort: »Der Grad der Minderung Ihrer Erwerbsfähigkeit beträgt 100 v. H. (in Worten einhundert)...«
Wir wissen, daß Philip krank ist, daß er schwer krank ist, aber so niedergeschrieben wirkt das ganz anders. Den Bescheiden von der Bundesversicherungsanstalt und vom Versorgungsamt liegen ja Atteste von den behandelnden Ärzten zugrunde. Ich kann mir lebhaft vorstellen, was da drinsteht. Das gleiche, was Professor Wexer zu mir sagte, nur noch viel deutlicher.
»Was die Ärzte zu deinem Zustand sagen, wissen wir«, sage ich zu Philip, »wenn Michael zu einer Attestabgabe aufgefordert

worden wäre, sähe es ganz anders aus.« Philip ist in den letzten Tagen in eine kritische Phase gerutscht. Er sitzt da und horcht in sich hinein und fragt sich, wie er seine relativ gute Verfassung mit dem Bescheid der Rentenversicherungsanstalt vereinbaren soll. Er beobachtet sich und entdeckt natürlich prompt einige neue Leiden. Michael hat eine schwere Zeit mit ihm. So schnell kann er gar keine neuen Medikamente aufschreiben, wie Philip neue Beschwerden entdeckt. Er weiß von dem Bescheid und hat deshalb viel Verständnis für ihn.

Und jetzt noch dieser hundertprozentige Totalschaden. Vor einem Jahr wußten wir noch nicht einmal, daß er krank ist, und nun dies. Das zu akzeptieren ist einfach zuviel verlangt.

Dany kommt aus seinem Zimmer und fragt, ob Philip heute mittag nicht ein paar Runden mit ihm fahren würde. Philip antwortet: »Wenn du glaubst, daß ein hundertprozentig Behinderter dir etwas beibringen kann, von mir aus.« Dany schaut verständnislos. Er kennt die neue Hiobsbotschaft noch gar nicht. Trotzdem erwidert er: »Selbst mit 300 Prozent Behinderung würdest du noch besser fahren als andere mit null Prozent.« Dabei schaut er mich an.

Ohne den Sachverhalt zu kennen, hat er damit die richtigen Worte gefunden. Und wenn ich acht Tage lang überlegt hätte, was Philip jetzt am besten ablenkt, wäre mir nichts Besseres eingefallen. Die beiden beschließen, nach dem Mittagessen loszufahren.

Als sie zurückkommen, ist Philip nach außen hin wieder in Ordnung. Er hat unterwegs beim Einparken einen Kollegen getroffen und den neuesten Berufsklatsch erfahren. So etwas muntert immer auf.

Am Abend besprechen wir ganz ruhig die praktischen Auswirkungen dieses neuen Bescheides. Philip wird in den nächsten Wochen viel zu tun haben. Er muß einen Ausweis beantragen, dann will er sich alle finanziellen Vorteile aus seinem Zustand sichern. Er sagt: »Wenn die mich schon nicht mehr arbeiten lassen wollen, dann sollen sie wenigstens auch dafür bezahlen.«

Freitag, 5.3.1982

Heute war Philip beim Lungenfacharzt zur Kontrolluntersuchung. Die Röntgenaufnahme war in Ordnung. Philip sprach mit ihm über seine Behandlung bei Michael. Der Arzt zeigte sich aufgeschlossen. Er kennt alle Mittel. Er glaubt nicht, daß sie einen Einfluß auf den Tumor haben, aber er ist sicher, daß sie einen wesentlichen Einfluß auf das Allgemeinbefinden haben und daß sie möglicherweise auch eine Metastasenbildung zumindest hinauszögern, wenn nicht gar verhindern.
Ich bin froh, daß Philip Gelegenheit hatte, mit einem so vernünftigen Arzt zu reden, denn er war in den letzten Tagen so gut wie entschlossen, wenigstens die Mistelbehandlung abzubrechen. Und gerade davon verspricht sich Michael eine ganze Menge. Gleich nach der Strahlenbehandlung hat er mit einer niedrigen Potenz angefangen und sie inzwischen beachtlich gesteigert. Leider hat die Mistelbehandlung den Nebeneffekt, daß sie den Blutdruck senkt. Bei Philips ohnehin zu niedrigem Blutdruck ein sehr unerwünschter. Vor ein paar Tagen hat er während der Spritze einen Kreislaufzusammenbruch bekommen. Michael hatte das zwar sofort im Griff, aber er war doch sehr erschrocken. Jetzt muß Michael wieder mit einer geringeren Konzentration arbeiten, das wirft ihn um Monate zurück. Er hat Philip ein Kreislaufmittel gegeben, das er ständig in der Tasche haben soll. Für alle Fälle.
Der Arzt hat auch die Trockenzellenkur sehr gelobt. Er hält nicht viel von der Chemotherapie und meint, wenn Philip schon Versuche anstelle, dann sei die Trockenzellenkur ebenso wirksam oder unwirksam wie die Zytostatika, denn beides sei noch gleich wenig erforscht, aber wenigstens habe die Trockenzellenkur keine so gefährlichen Nebenwirkungen.
Nach so einem Gespräch ist man wieder eher bereit, über die schreiende Ungerechtigkeit hinwegzusehen, daß die Krankenkasse zwar die hohen Kosten der Chemotherapie übernehmen würde, aber nur mit Mühe und Not dazu zu bewegen ist, einen Bruchteil unserer alternativen Medikamente zu bezahlen.

Sonntag, 7.3.1982

Irene und Angela sind zum Kaffee gekommen. Auch sie sind überrascht von der Nachricht, daß ihr Vater von Amts wegen für arbeitsunfähig erklärt worden ist. Da sie nichts von Professor Wexers Vorhersage wissen, leben sie in dem Glauben, daß ihr Vater das Schlimmste bereits überstanden hat und es nur noch seine Zeit braucht, bis er sich wieder völlig erholt hat.
Philip erzählt ihnen von seiner hundertprozentigen Behinderung. Daraus ergibt sich eine Diskussion über die Frage, inwieweit die derzeitige Arbeitsmarktlage einen Einfluß auf den Verlauf der Dinge hat. Angela meint: »Bei so vielen Arbeitslosen wollen sie vielleicht die Arbeitsplätze den Gesunden vorbehalten. Von einem Behinderten nimmt man an, daß er seinen Arbeitsplatz nicht voll ausfüllen kann und daß er oft krank ist. Außerdem haben Behinderte besonderen Kündigungsschutz und extra Urlaub und so was. Da ist es ganz verständlich, daß sie schwer vermittelbar sind. Vielleicht wird ihnen deshalb nahegelegt, in Rente zu gehen, damit sie versorgt sind.«
Die Idee ist nicht unlogisch, aber für Philip kein besonderer Trost. Er hat ja seinen Arbeitsplatz, wenn man ihn nur ließe. Wir versuchen gemeinsam, ihm das schöne Leben eines Rentners mit Nebenbeschäftigung schmackhaft zu machen. Der Haken dabei ist nur, daß er noch zu jung dafür ist und daß ihn dieser Schlag völlig unvorbereitet getroffen hat. Als Irene ihn fragt, ob er glaubt, daß er schon wieder in der Lage wäre, einen vollen Arbeitstag mit seiner Hektik und seinem Streß durchzustehen, kommen ihm doch Zweifel. Vereint malen wir ihm aus, welchen Gefahren er sich aussetzt, wenn er auf eigenes Risiko arbeitet. Die Kinder sind mir eine große Hilfe.
Wir kommen auch auf das Geldproblem zu sprechen und auf Philips Angst, daß wir nachher sehr sparen müßten. Als ich den Kindern sage, was ich verdiene, sind sie übereinstimmend der Meinung, daß von diesem Betrag viele Familien leben müssen, und zwar ohne Renten- oder Nebenverdienstzuschuß.
Philip sagt nachdenklich: »Wenn es später dann doch nicht reicht, gebe ich wenigstens die Behandlung bei Micha auf und gehe auf Krankenschein zum Arzt.« Das kommt auf keinen Fall in Frage. Aber es ist jetzt noch nicht der richtige Zeit-

punkt, um darüber zu diskutieren. Wenn es dann soweit ist, werden wir weitersehen.
Am Abend, als die Kinder gegangen sind, zeigt sich Philip zum erstenmal bereit, über die Rentenmöglichkeit ernsthaft nachzudenken. Außerdem hat er eingesehen, daß Arbeit auf eigenes Risiko nicht in Frage kommt.

Montag, 15.3.1982

Vor meinem Fenster im Büro blüht die Kornelkirsche. Ringsum ist noch alles kahl und wintergraubraun. Und dazwischen steht der Baum, über und über bedeckt mit kleinen gelben Blüten. Nach Büroschluß hole ich einen Zweig und bringe ihn Philip mit nach Hause. »Wir haben es geschafft«, sage ich zu ihm, »wenn die Kornelkirsche blüht, ist der Winter vorbei. Wir haben den ersten Winter ohne Schwierigkeiten hinter uns gebracht, der nächste wird schon leichter sein. Bis dahin bist du lange nicht mehr so gefährdet. Jetzt kann es nur noch aufwärts gehen.«
Am Abend gehen wir den Frühling suchen. In den Vorgärten blühen Schneeglöckchen und Krokusse. Die Forsythienblüten brechen gerade auf. Ringsum wartet alles auf den Frühlingsanfang. Philip sagt: »Eigentlich habe ich keinen Grund, unzufrieden zu sein. Ich muß froh sein, daß ich noch lebe. Ich glaube, im Herbst waren meine Chancen ziemlich schlecht?« Das war eine Frage. Er schaut mich von der Seite an. Selbstverständlich ahnt er inzwischen, daß Professor Wexers Prognose nach der Operation nicht besonders optimistisch war. Wenn er noch nicht selbst darauf gekommen wäre, hätten ihn schon längst die erstaunten und oft fast ungläubigen Fragen der Herren Ärzte darauf gebracht, daß hier irgend etwas nicht so gelaufen ist, wie sie es sich gedacht hatten, im positiven Sinne natürlich.
Ganz ruhig antworte ich ihm: »Über die Chancen konnte man schon damals geteilter Meinung sein. Natürlich sah Professor Wexer nur die abgebrochene Operation und den schlechten Zustand deines Herzens. Er wußte nicht, was wir noch alles in der Hinterhand haben und daß wir uns nicht geschlagen geben. Ich habe ihm keine Minute lang geglaubt.« Das ist eine Lüge, es waren viele Minuten, nein, sogar viele Stunden.
Philip sagt: »Du mit deinem Optimismus, ich mit meiner Ge-

duld und Micha mit seinen Kräutern, wir drei müßten es zusammen doch schaffen?« Wieder eine Frage, die auf eine Antwort wartet.

»Wir werden es schaffen. Auch wenn wir heute wissen, daß du wahrscheinlich nicht mehr ganz gesund wirst, so werden wir doch alles tun, damit der jetzige Zustand so lange wie möglich erhalten bleibt.«

»Damit wäre ich völlig zufrieden, denn im Grunde genommen geht es mir nicht schlecht. Auch wenn ich ab und zu jammere. Das mache ich nur, um von euch umsorgt und bemitleidet zu werden.«

Ich muß lachen. »Wenn du diesen Trick in fünf Jahren immer noch versuchst, werden wir bestimmt dahinterkommen.«

Von mir aus kann er auch in zehn Jahren noch jammern. Ich werde ihn auch in zehn Jahren noch bemitleiden. Hauptsache, wir sind dann noch immer zusammen.

Montag, 22. 3. 1982

Jetzt wissen wir, was Philip ungefähr an Rente zu erwarten hat. Die Aufrechnung liegt vor. Es ist bitter, wie wenig ein Mensch, der sein ganzes Leben lang gearbeitet hat, bekommt, wenn er vorzeitig in Rente gehen muß. Ohne Philips private Berufsunfähigkeitsversicherung und vor allem ohne mein Gehalt würden wir jetzt ganz schnell zum Sozialfall werden. Ich kann mir vorstellen, wie ausweglos die Lage für viele Menschen wird, wenn zu einer unheilbaren Krankheit auch noch die finanzielle Not kommt. Es ist schlimm genug, wenn man aus dem Heer der Gesunden und Leistungsfähigen ausgestoßen wird. Wenn man dann aber auch noch vom geschätzten Mitarbeiter zum Sozialhilfeempfänger degradiert wird, so ist das einfach zuviel.

Philip ist geradezu entsetzt über die Höhe bzw. die Niedrigkeit der Summe. »Jetzt hast du außer den vielen Sorgen auch noch einen mittellosen Mann zu versorgen. Schaffst du das überhaupt?« Ich lache. »Es wird mir wohl gar nichts anderes übrigbleiben. Außerdem, was ich mir so mühsam erkämpft habe, behalte ich, auch wenn es ein bißchen reparaturbedürftig ist. Du wirst schon sehen, hier und da ein wenig ausbessern, dann frischen Lack darüber und das Ganze aufpolieren, und schon bist du wieder so gut wie neu.« Philip geht auf den leichten Ton ein. »Außerdem hast du es auch versprochen, damals, weißt du noch? ... In guten wie in schlechten Tagen ...«

»Zur Not können wir auch der Katze Eduard beibringen, daß Mäuse nicht nur zum Spielen, sondern auch zur Ernährung da sind, dann sparen wir das Katzenfutter.«

Dany kommt ins Zimmer und hört meine letzten Worte. »Da sieht man es wieder einmal«, sagt er, »in Notzeiten trifft es immer die Schwachen und Wehrlosen zuerst.« Schwach und wehrlos! Da kann ich bloß lachen.

Montag, 5.4.1982

Heute ist wieder einmal Nachuntersuchung auf der Uhlandshöhe. Mein Magen ist an solchen Tagen direkt ans Nervensystem angeschlossen. Die Ungewißheit, was mit Philip passiert, erspart mir sämtliche Mahlzeiten. Ich weiß, daß Michael die Bronchoskopie als einen Eingriff ablehnt, der den Körper jedesmal schwächt und ihn aus seinem mühsam aufgebauten Gleichgewicht bringt. Er sagt, daß jeder Eingriff das Immunsystem schwäche und damit der Krankheit unnötige Angriffsflächen biete. Philip hat sich dieses Mal vorgenommen, daß er keine Einwilligung zu einer Bronchoskopie gibt. Obwohl sie ihm nicht viel ausmacht, hat er doch Angst vor eventuellen Folgeschäden, die er im Moment noch gar nicht merkt.

Philip holt mich vom Büro ab. Er erzählt, daß Professor Wexer selbst untersucht hat. Vorher wurden wieder einmal neun Röntgenaufnahmen gemacht. Sind die Röntgenstrahlen inzwischen so harmlos geworden, daß man sie unbeschränkt und dauernd anwenden kann? Und dann noch ständig auf derselben Stelle, die ohnehin durch die Bestrahlung schon stark beansprucht wurde? Immerhin sind da auch noch einige lebenswichtige Organe in der unmittelbaren Umgebung. Ich behalte meine Zweifel für mich.

Philip sagt von sich aus: »Ich habe mir überlegt, wie sinnlos diese Nachuntersuchungen sind. Wenn dabei eine Verschlechterung entdeckt wird, ändert das Wissen darum auch nichts an der Tatsache. Die können ja doch nichts mehr tun. Operieren kann man nicht mehr, die Höchststrahlengrenze ist auch er-

reicht, und mit der Chemotherapie bin ich nicht einverstanden. Unter den Umständen ist es viel besser, wenn ich nichts weiß und mir wenigstens die Hoffnung bewahren kann. Die hält mich bestimmt länger am Leben als eine Gewißheit, an der nichts mehr zu ändern ist.« Von der Seite habe ich es noch nicht gesehen.
»Übrigens«, erzählt er weiter, »Professor Wexer war ziemlich überrascht, als er mich sah. Er meint, ich hätte mich ja außerordentlich gut und rasch erholt.«
Das wundert mich nicht, nach seiner Rechnung müßte Philip jetzt ja schon halbtot sein, denn immerhin ist inzwischen bereits ein halbes Jahr seit der Operation vergangen.
»Meine Randbeschwerden hat er wie üblich mit einer Handbewegung vom Tisch gewischt. Offenbar hat er viel Schlimmeres erwartet und ist angenehm überrascht.«
»Wir werden den Herrn Professor noch viel mehr überraschen«, antworte ich, »wenn ein Jahr herum ist, wird er glauben, seine Operation sei ein voller Erfolg gewesen.«

Freitag, 9.4.1982 (Karfreitag)

Vierzehn Tage Urlaub liegen vor mir. Vier Tage davon fahren Philip und ich zusammen in den Schwarzwald. Er braucht unbedingt Tapetenwechsel. Er hatte in den letzten Tagen wieder schreckliche Langeweile. Die Rente ist beantragt, die Ausweise sind ausgestellt, die Vergünstigungen für Schwerbeschädigte eingereicht, und Billardclub und Stammcafé haben auch viel von ihrer Attraktivität verloren.
Dany und die Katze Eduard bleiben zu Hause. Dany hat seit einer Woche den Führerschein und freut sich, daß wir das Auto dalassen. Wir haben uns in Anbetracht des Wetters für eine Busfahrt entschlossen. Das heißt, ich habe mich entschlossen, und es war ein hartes Stück Arbeit, einen ehemaligen Rallyefahrer zum Omnibuspassagier umzufunktionieren.
Dany bringt uns und unser Gepäck zum Startplatz. Er wirft einen Blick in den Omnibus und sagt: »Du meine Güte, das ist ja das reinste Altersheim. Die lassen euch wahrscheinlich noch gar nicht rein.«
Das stört uns überhaupt nicht, denn dadurch fühlen wir uns

wieder einmal richtig jung. Hand in Hand sitzen wir da und betrachten die Gegend und freuen uns, daß sich dieses Mal der Busfahrer mit dem Osterverkehr herumärgern muß. Als wir im Hotel ankommen, hat sich Philip mit der für ihn ausgefallenen Fortbewegungsart ausgesöhnt.
Das Hotel macht einen ausgezeichneten Eindruck, und das Mittagessen bestätigt diesen. Wir sind rundum zufrieden und überzeugt, es bestens getroffen zu haben. Am Nachmittag machen wir einen Erkundungsspaziergang. Gemessen an unseren Mitreisenden sind wir Weltmeister im 100-m-Lauf. Es ist auch mal schön, sich an jenen zu orientieren, die noch langsamer sind als wir.
Wir haben uns vorgenommen, vier Mahlzeiten täglich zu uns zu nehmen. Philip kann es gut gebrauchen, und mein nächster Zwangsdiättag ist bestimmt auch schon vorprogrammiert. Deswegen gibt es Kaffee und selbstverständlich Schwarzwälder Kirschtorte. Wenn wir schon sündigen, dann muß es sich auch lohnen.

Samstag, 10.4.1982

Für Philip ist es eine völlige Umstellung, von den Gästen als verhältnismäßig junger und vor allem gesunder Mann behandelt zu werden, der den älteren Damen den Schal holt und den älteren Herren den Stock aufhebt. Vielleicht war es das, was Michael uns seinerzeit zu erklären versuchte, als er uns riet, die Tatsache der Krankheit für uns zu behalten.
Das Essen ist ausgezeichnet, und die vier Gänge machen uns keine Schwierigkeiten. »Wenn ich an den Urlaub während unserer Körner- und Rübenperiode denke«, sagt Philip, »dann schmeckt es mir besonders gut.«
Das Wetter ist miserabel. Schnee mit Regen gemischt, in einem unerfreulichen Verhältnis. Ich brauche trotzdem Bewegung. Man kann ja schließlich nicht den ganzen Tag nur essen und schlafen. Philip will nicht aus dem Haus. Er sagt: »Wenn ich jetzt rausgehe, erkälte ich mich bestimmt.« Bei diesem festen Vorsatz ist es besser, er bleibt zu Hause. Ich nehme meinen Pelzmantel und wandere los. Beim Kauf des Mantels sagte der Verkäufer, der Pelz wäre wasserfest, weil er von einem Wasser-

tier stamme. Schon nach ein paar Minuten merke ich, daß mir trotzdem noch sehr viel zu einem Wassertier fehlt. Zum Beispiel die Flossen, denn damit würde ich viel besser vorwärtskommen. Auf dem schrägen Feldweg schießt das Wasser talabwärts, und ich verliere zeitweise die Bodenhaftung. Wenn ich etwas schneller wäre, könnte man direkt von Aquaplaning sprechen. Ich werde trotzdem nicht umkehren. Philip würde zwar nichts sagen, aber vielsagend grinsen. Ich denke daran, daß Feuchtigkeit gut für die Haut ist, und marschiere weiter. Nach einer Viertelstunde kommen mir Zweifel, ob Feuchtigkeit auch gut für die Füße ist, oder ob sie mir vielmehr einen Riesenschnupfen beschert. Deswegen kehre ich um. Schließlich habe ich meinen guten Willen bewiesen. Was kann ich dafür, daß das Wetter nicht mitspielt.

Ich stehe im Foyer und lasse mich abtropfen. Es gibt richtige kleine Pfützen. Der Portier schaut mir interessiert zu. Er würde erst staunen, wenn ich mich auch noch schütteln würde. Im Vorbeigehen schaue ich in den Spiegel. Mit dem nassen Pelzmantel und der Pelzmütze habe ich eine starke Ähnlichkeit mit einem Seehund. Da fehlen nur noch die Knopfaugen.

Philip grinst nicht, er sagt: »Komm ins Bett, du siehst ja ganz verfroren aus«.

Das Abendessen nennt sich hier Diner und ist eine vornehme Angelegenheit. Mit fünf Gängen, dunklem Anzug und kleinem Nachmittagskleid. Eigentlich wäre uns heute abend ein Wurstbrot im Pyjama auch recht. Da wir aber Vollpension und einen großen Hunger haben, gehen wir den aufwendigeren Weg. Philip schaut mich an und sagt: »Geh du zuerst ins Bad. So wie du aussiehst, brauchst du heute eine halbe Stunde länger als sonst.« Das kommt davon, wenn man keine Zeit hat, die Haare zu trocknen. Mit der Lockenschere und viel Geduld kommt dann aber doch noch etwas Vorzeigbares zustande. Philip gibt mir einen Kuß und sagt: »Du bist ja kaum wiederzuerkennen.«

Wir essen uns mit Haltung durch die fünf Gänge. Es hat sich eine nette Tischgesellschaft zusammengefunden. Philip ist gelöst und fröhlich und unterhält sich in der Runde.

Irgendwann gegen Mitternacht kommt mir der Gedanke, was passieren würde, wenn ich jetzt aufstünde und sagen würde: »Ich will nicht mehr mitlachen und mitfeiern. Mein Mann hat

Krebs, und ich habe Angst vor der Zukunft.« Es würde wie eine Bombe einschlagen. Zuerst ungläubige Gesichter, dann begreifendes Entsetzen.
Was für eine abwegige Idee. Ich glaube, ich habe zuviel getrunken.

Sonntag, 11.4.1982

Das Frühstück ist hier eine besonders erfreuliche Angelegenheit. Ein großes Frühstücksbuffet mit einer enormen Auswahl. Philip kann nicht widerstehen und muß nachher auch aufessen, was er sich aufgeladen hat. Bei mir ist die erste Mahlzeit am Morgen die schwächste, und ich kann nur staunen, was in Philip alles reinpaßt, ohne daß er überläuft. Was so ein bißchen Luftveränderung doch alles bewirkt.
Es fängt an zu schneien, und so wird der Vormittagsspaziergang entsprechend kurz. Später arbeitet Philip an unseren Ferienplänen für den Chiemsee. Er hat sich die entsprechende Literatur zugelegt und liest optimistischerweise in einem Buch mit dem Titel »100 Spaziergänge rund um den Chiemsee«. Er stellt Ausflüge zusammen. Er erwartet bis Herbst offenbar noch eine enorme Verbesserung seiner körperlichen Leistungsfähigkeit.
Am Nachmittag treffen wir am Kaffeetisch einen pensionierten Berufsoffizier mit seiner Frau. Da Philip ja auch lange Zeit bei der Bundeswehr zugebracht hat, ist der Nachmittag gelaufen. Ich unterhalte mich inzwischen mit der Frau über Kinder, Haustiere und ähnliche Familienprobleme. Früher hätte ich heimlich darüber gelacht, heute bin ich froh, daß ich über keine größeren Probleme sprechen muß.
Am Abend ist großer Ostertanz. Die Auswahl der Musik und deren Geschwindigkeit ist dem älteren Publikum angepaßt, also für Philip und mich gerade das Richtige. Die Herren tragen dunkle Anzüge, die Damen Abendkleider. Ein festliches Bild. Ein älterer Herr beugt sich über den Tisch und sagt zu mir: »Für junge Leute wie Sie muß es hier doch ziemlich langweilig sein.« »Für unseren Bedarf reicht es völlig«, antworte ich ihm, »wir sind etwas außer Übung.« Philip grinst. Dann fängt er mit seinem Nachbarn ein Gespräch über die Vorteile eines Mercedes gegenüber einem BMW an. Leider ist der Herr BMW-Fahrer.

Beim nächsten Tanz sagt Philip zu mir: »Da habe ich mich schwer verschätzt. Der Mann sah nach Mercedes aus.« »Erzähle ihm etwas von der Katze Eduard«, rate ich ihm, »vielleicht ist er ein Tierfreund.« Er ist ein Tierfreund, liebt aber nur Hunde. Endlich finden die beiden beim Thema Flugzeug doch noch einen gemeinsamen Nenner. Der Herr ist Hobbyflieger, und da Philip auch einen Flugschein hat, steht einer weiteren guten Verständigung nichts mehr im Wege. Daß man sich nicht unbedingt einen ganzen Abend lang mit seinen Mitmenschen unterhalten muß, auf diese Idee kommt Philip nicht.
Ich lehne mich zurück und bin es zufrieden. Mir ist jedes Thema recht, solange es sich nicht um Krankheiten handelt.
Philips aufgetauter Partner will unbedingt noch eine Runde ausgeben. Ein weiterer Tischgenosse glaubt, sich revanchieren zu müssen. Zusammen mit dem bereits Getrunkenen ist es dann ein wahrer Segen, daß wir keinen weiten Heimweg haben. Die paar Stufen in den ersten Stock werden wir noch schaffen. Notfalls per Aufzug.

Montag, 12.4.1982

Nach dem Frühstück ist die Rückfahrt eingeplant. Wir packen und versprechen uns gegenseitig, den Kurzurlaub recht bald zu wiederholen.

Samstag, 17.4.1982

Heute fahren wir für zwei Tage nach Heilbronn. Philips Verband hat dort Mitgliederversammlung. Abends ist großer Ball. Etwas unsicher bin ich schon bei dem Gedanken, was Philip in diesen zwei Tagen alles bewältigen will. Zuerst die Autofahrt. Dann die Versammlung am Vor- und Nachmittag und am Abend außerdem der Ball. Nun, wir können ja etwas ausfallen lassen, wenn es zuviel wird.
Die Autofahrt macht Philip gar nichts aus. Es würde ihn viel mehr anstrengen, wenn ich fahre, sagt er. Dann die Versammlung. Beim Mittagessen frage ich ihn, ob er keine Kreuzschmerzen vom langen Sitzen habe. »Kreuzschmerzen?« Philip schaut

mich an, als müsse er sich erst darauf besinnen, was Kreuzschmerzen überhaupt sind. Da sieht man wieder einmal, was Ablenkung ausmacht.
Für den Nachmittag ist ein Damenprogramm organisiert. Als ich Philip gegen Abend im Hotel wiedertreffe, sieht er doch müde aus. Ich frage ihn, ob er überhaupt noch zum Ball wolle. »Eine Stunde Schlaf und ein gutes Abendessen ist alles, was ich brauche.« Philip legt sich ins Bett. Ich stelle ein Abendessen zusammen, das ich aufs Zimmer kommen lasse. Es ist sehr gemütlich, und anschließend haben wir beide keine so rechte Lust mehr, noch einmal aus dem Hause zu gehen. »Wenn ich heute abend nicht erscheine«, sagt Philip, »dann glauben alle, ich hätte nicht durchgehalten. Das geht nicht.« Also, auf ins Bad. Die Haare aufgesteckt und lange glitzernde Gehänge in die Ohren. Das lenkt von der Frisur ab.
Eine Stunde später bin ich froh, daß wir uns doch noch aufgerafft haben. Es sind viele alte Kollegen aus dem ganzen Land da, und an jeder Ecke ergibt sich ein Schwatz. Viele wissen nichts von Philips Krankheit. Und wenn er es ihnen sagt, schauen sie ihn erstaunt an: »Na, so etwas, das sieht man dir ja gar nicht an.« Philip strahlt. Das ist noch viel gesünder als der Schlaf vor Mitternacht.
Am kalten Buffet trifft er seinen ehemaligen Copiloten aus Rallyezeiten. Die Freude ist mindestens so groß, wie wenn sich zwei Cowboys zufällig in der Wüste Nevada treffen. Der Copilot ist noch aktiv, und Philip kann gar nicht genug davon hören. Was in den nächsten zwei Stunden folgt, ist die Kurzfassung sämtlicher Rallyes der letzten fünf Jahre. Wir sind die letzten, die den Ball verlassen. Im Taxi sagt Philip: »Hoffentlich war es für dich nicht so langweilig, aber die Gelegenheit konnte ich mir nicht entgehen lassen, wieder mal das Neueste vom Motorsport zu hören.« Und dann: »Ich habe ganz vergessen, Karl-Heinz von meiner Krankheit zu erzählen«, er lächelt zufrieden, »wenn er es nicht selbst gemerkt hat, braucht er es auch nicht zu wissen.«

Sonntag, 18.4.1982

Natürlich hinterläßt ein so ausgefüllter Tag wie gestern seine Spuren. Philip schläft bis zum Mittagessen, und als er dann aufsteht, bekommt er kaum Luft. Ein Glück, daß wir unsere Hausapotheke überall mit uns herumschleppen. Eine Pille von diesem, ein paar Tropfen von jenem und dazu eine gute Salbe für Brust und Rücken, und bald geht es ihm wieder besser. »Gesünder bin ich dadurch bestimmt nicht geworden«, meint Philip, »aber es hat Spaß gemacht. Lieber soll mich der Schlag im Ballsaal treffen als in einem Krankenhausbett. Micha muß mir eben morgen die doppelte Ration Sauerstoff verpassen.« Michael sieht solche Ausflüge gar nicht gerne, aber er kennt Philip ja schon sein ganzes Leben lang und weiß auch, daß man ihn nicht dauernd in keimfreier Umgebung einsperren kann.
Als wir nach Hause kommen, erwartet uns eine Überraschung. Auf dem Tisch liegt ein Zettel. Dany ist mit Freunden unterwegs. Die Katze Eduard, offenbar beleidigt, weil sie alleingelassen wurde, hat sich darangemacht, meine Blumen auf dem Fenstersims auszugraben. Das ginge noch, man kann sie ja wieder eingraben. Aber daß sie außerdem die Erde im ganzen Zimmer verstreut hat, macht mich doch wütend. Überall auf dem grünen Teppichboden liegen Erdhäufchen. »Es sieht aus, als wenn wir Maulwürfe hätten«, sagt Philip. Ich hole als erstes den Staubsauger. Philip hat inzwischen die Katze Eduard in Sicherheit gebracht. Er schimpft ganz vorsichtig mit ihr. Danach bringe ich meine Grünpflanzen wieder in die richtige Stellung. Wurzeln nach unten und Blätter nach oben. Die Katze Eduard schaut aus respektvoller Entfernung zu. Am liebsten würde sie mithelfen. Erst dann komme ich dazu, die Koffer auszupacken und die Kleider aufzuhängen. Philip hat inzwischen Kaffee gemacht, Kuchen aufgeschnitten und den Tisch gedeckt. Die Katze Eduard drückt sich zwischen seinen Beinen herum. Mir scheint, die beiden haben ein schlechtes Gewissen.

Donnerstag, 29.4.1982

Man kann das Problem Krebs auch zu einfach sehen. Heute abend hören wir einen Vortrag, veranstaltet von einer Kirchengemeinde. Die Referentin ist eine homöopathische Ärztin in den Sechzigern. Sie spricht mir aus dem Herzen, als sie über die »Mafia der Schulmedizin« wettert, die den Außenseitern keine Chance gebe. Sie spricht auch von den Riesensummen, die für die Pharmaindustrie bei diesem Thema auf dem Spiel stehen. Sie bringt Beispiele von Bestechungen in großem Umfang, damit neue Produkte an Patienten ausprobiert werden. Sie erzählt von kostenlosem Urlaub für die Arztfamilien, von Geschenken für die Frau Gemahlin. Wenn nur die Hälfte von dem stimmt, was sie da bringt, dann ist das immer noch zuviel.
Aber das Ganze auf den Nenner zu bringen, daß der Krebskranke nur das richtige Fett verwenden muß, um wieder gesund zu werden, scheint mir doch etwas zu einfach. Die Ärztin legt in ihrem Vortrag dar, daß der Krebs ein Fettproblem sei. Sie hat in ihrer Doktorarbeit irgendwie bei Krebszellen falsche Fettsäuren nachgewiesen. Daraus schließt sie, daß bei der Verwendung von richtigen Fetten und Ölen, also naturbelassenen und ungesättigten, möglichst mit Linolsäure versetzten Produkten, das Krebsproblem gelöst sei. Sie behauptet, daß sie damit schon seit vielen Jahren Erfolge erziele. Als später in der Diskussion gefragt wird, ob nicht auch in ihrer Praxis Krebspatienten sterben, antwortet sie: »Natürlich sterben auch einige meiner Patienten. Aber es ist dann jedesmal nachzuweisen, daß sie wieder auf falsche Fette und Öle übergegangen sind. Eine Ausnahme kann da schon tödlich wirken.«
Der Saal ist übervoll. Ich schätze mindestens 700–1000 Zuhörer. Bestimmt ist ein großer Teil an Krebs Erkrankter darunter. Übrigens auch ein Zeichen dafür, wie unsicher sich ein Krebspatient bei der Behandlung durch die Schulmedizin fühlt. Wie wenig Vertrauen muß ein Mensch haben, wenn er auf solche Außenseiter hört. Ich glaube, ein hoffnungslos Kranker würde auch glauben, daß Wurstzipfel ihn gesund machen, wenn er daraus neue Hoffnung schöpfen könnte. Gerade deshalb halte ich es für unverantwortlich, daß man eine so einseitige These wie die Öl-Fett-Theorie so vehement vertritt.

Nächste Woche wird die Reihe mit einem Vortrag des Leiters der Krebsstation eines Kreiskrankenhauses in unserer Nähe fortgesetzt.

Donnerstag, 6.5.1982

Ein mutiger Vortrag von einem jungen, in Sachen Krebs sehr engagierten Arzt. Er sagt von vornherein ganz deutlich, wie wenig man allgemein über die Krankheit Krebs wisse und daß man bis jetzt nur bei ganz wenigen Krebsarten Fortschritte erzielt habe. Das schafft Vertrauen. Er zeigt die Entwicklung des Krebses auf: »Es ist keineswegs so, daß die Krankheit Krebs in der letzten Zeit häufiger geworden ist. Nur werden die Menschen heute älter, und da Krebs vorwiegend eine Alterskrankheit ist, nimmt die Häufigkeit durch die steigende Lebenserwartung zu. Außerdem sind gewisse Verlagerungen von der einen zur anderen Krebsart zu erkennen, bedingt durch Ernährungs- und Umweltprobleme.« Das leuchtet ein.
Er stellt Vergleiche auf zwischen der Häufigkeit des Auftretens einer bestimmten Krebsart und z. B. der geographischen Lage oder der Menschenrasse: »In Japan gibt es eine Nasenscheidewandkrebsart, die wir hier so gut wie nicht kennen. In Afrika gibt es Frauenkrebsarten, die bei uns ganz selten sind.«
Zusammenfassend sagt er dazu, daß zwar inzwischen Millionen von Daten auf diese Art erfaßt worden seien, diese aber bis jetzt noch keinen erkennbaren Sinn ergeben hätten. Er führt aus: »Solange die Zusammenhänge über die Entstehung der Krankheit noch nicht völlig klargelegt und bekannt sind, ist eine wirksame Behandlung nicht möglich. Alles, was bisher auf diesem Gebiet gelungen ist, sind nur Teilerfolge, bei denen noch der gemeinsame Nenner fehlt und die über das Versuchsstadium noch nicht hinausgekommen sind.«
Er berichtet über die Möglichkeiten der Operation, der Bestrahlung, der Chemotherapie. Er sagt: »Die derzeit einzig wirksame Waffe gegen den Krebs ist eine schnelle und totale Operation. Nur dann hat der Patient die Chance, wieder gesund zu werden. Bestrahlung und Chemotherapie sind Hilfsmittel, die eingesetzt werden, wenn eine Operation nicht oder nur teilweise möglich ist.«

Er zeigt aber auch klar die Grenzen dieser Hilfsmittel auf. Z. B. sagt er, es sei bekannt, daß bestimmte Krebsarten, z. B. die sogenannten Plattenepithele, auf Chemotherapie überhaupt nicht ansprechen. Hier horchen wir auf, denn Philips Krebs ist ein Plattenepithel. Er geht dann auf die Gefahren der Chemotherapie in allen Einzelheiten ein. Wir haben ja gewußt, daß es eine umstrittene Behandlungsart ist, aber so deutlich hat es noch kein Arzt gesagt, wie gefährlich und unabschätzbar die Folgen dabei sind. Z. B. die Gefahr der Blutveränderung, die Gefahr der Lebervergiftung und damit der Metastasenbildung in der Leber, die Gefahr der Knochenveränderung. Im großen und ganzen gesehen kann man wohl sagen, daß der Erfolg sehr zweifelhaft ist, die gefährlichen Nebenwirkungen aber hundertprozentig sicher sind.
Nach dem Vortrag bleiben wir noch so lange, bis es uns möglich ist, den Arzt selbst zu sprechen. Philip fragt ihn, ob er richtig verstanden habe, daß bei einem Plattenepithel in der Lunge keinerlei Aussicht auf Erfolg durch Chemotherapie bestünde. Der Arzt bestätigt ausdrücklich, daß Erfahrungen in seinem Krankenhaus darauf schließen lassen, daß die Chemotherapie auf ein Plattenepithel keinerlei Einfluß habe und daß sich der Zustand des Patienten durch diese Behandlung nur verschlechtere, und das in einem Umfang, der nicht vorherzusehen sei. Philip erzählt ihm, daß Professor Wexer ihm trotzdem unbedingt zur Chemotherapie rate. Der Arzt fragt Philip nach seinem Alter. Als Philip ihm sagt, er sei 51, antwortet er nur: »Dann sagen Sie Ihrem Arzt, daß er sich für seine Versuche ältere Patienten suchen soll. Sie sind dafür noch zu jung.«
Auf dem Heimweg sagt Philip: »Wenn ich auf Professor Wexer gehört hätte, würde ich jetzt vielleicht schon gar nicht mehr leben, oder aber zumindest ziemlich schlecht mit einer schönen Auswahl von Krebsarten.«
Es ist beängstigend, daß sich nicht einmal die Schulmediziner über die Behandlungsart einig sind. Was soll man denn da als Patient noch tun? Kein Wunder, daß viele Krebskranke sich in die Homöopathie oder Heilkunst flüchten. Selbst wenn die Mittel nicht helfen, geben sie doch Hoffnung und richten wenigstens keinen nicht wiedergutzumachenden Schaden an.

Sonntag, 9.5.1982

Heute sitze ich über der Einkommensteuererklärung vom letzten Jahr. Wir haben 1981 zusammen immerhin runde 20000 DM Steuern bezahlt. Da Philip aber nur ein halbes Jahr gearbeitet hat, dürfte die Rückzahlung für den diesjährigen Urlaub reichen. Bei der Zusammenstellung der von uns getragenen Krankenkosten vom letzten Jahr stelle ich fest, daß wir so um die 8000 DM aus eigener Tasche bezahlt haben. Alles Medikamente und Behandlungskosten von Michael, die die Krankenkasse nicht übernommen hat. Dabei haben wir noch Glück, daß die private Kasse überhaupt etwas bezahlt. Die gesetzlichen Krankenkassen weigern sich ja grundsätzlich, Kosten von Heilpraktikern anzuerkennen.
Ich zeige Philip meine Aufstellung und sage zu ihm: »Da schau her, was wir im vergangenen Jahr an Reparaturkosten in dich investiert haben. Dafür mußt du jetzt aber auch noch einige Jahre halten.« Er lacht, aber dann staunt er auch über die Höhe der Summe. »Ich bin ein richtiges Minusgeschäft für dich, mit Verlust an Geld und Gewinn an Sorgen, und keinerlei Garantie für die Laufzeit.«
»Das laß nur mein Risiko sein, wenn es notwendig wird und sich deine Chancen dadurch verbessern, könnten wir noch viel mehr aufbringen, ohne gleich an die Grenze des Existenzminimums zu gelangen.«
Philip meint: »Wenn ich erst Rentner bin, kommen die Einschränkungen ganz von selbst. Dann müssen wir so ziemlich von deinem Geld leben.« Zum ich weiß nicht wievielten Male erkläre ich Philip, daß ich das »mein« und »dein« nicht mag. »Wir werfen alles in einen Topf und geben es dann zusammen aus.«
Mittags am Kaffeetisch kommen wir auf die Kosten zu sprechen, die durch einen einzelnen Kranken entstehen. Da Philip meistens über seine Privatkasse abrechnet, gehen viele Rechnungen vor der Bezahlung über unseren Tisch, und wir können uns annähernd ein Bild davon machen, wie kostspielig seine Behandlung ist. Dany rechnet uns vor: »Wenn man außer den Kosten auch noch den Verlust an Lohnsteuer und Sozialversicherungsbeiträgen dazurechnet, plus Krankengeld oder Rente, kommt ein ganz schöner Betrag zusammen. Da wäre es doch

richtiger, wenn Leute, die alles tun, um ihre Gesundheit zu ruinieren, bei der Krankenversicherung einen Risikozuschlag bezahlen. Zum Beispiel die angefressenen Übergewichtigen, die Trinker und vor allem die Raucher müßten extra besteuert werden. Es ist einfach nicht gerecht, daß Leute, die gesund leben, dieselben Abgaben bezahlen wie diejenigen, die ohne Überlegung und ohne Rücksicht auf das Allgemeinwohl ihre Gesundheit herunterwirtschaften. Bei der Autoversicherung ist es ja auch so, daß man als Anfänger einen Zuschlag bezahlen muß, weil man ein erhöhter Risikofaktor ist.«
Philip meint: »Nach deinem System hätte ich früher ganz schön drauflegen müssen. Aber du darfst nicht vergessen, daß zumindest die Raucher und Trinker extra besteuert werden. Du mußt mal nachlesen, was der Staat jährlich an Tabak- und Branntweinsteuern einnimmt.«
»Das ist doch Quatsch«, erwidert Dany, »die nehmen damit doch bloß das mit der rechten Hand ein, was sie mit der linken genau an dieselben Leute als Krankenkosten wieder ausgeben.«
Da ist etwas Wahres dran, denn was Philip in all den Jahren an Tabaksteuern mitbezahlt hat, läuft jetzt an Krankenkosten wieder an ihn zurück.

Samstag, 15.5.1982

Meine Balkonbepflanzung wird in diesem Jahr besonders schön. Dany fährt heute bereits das zweite Mal zum Gärtner, um Erde zu holen. Es soll ein richtiger kleiner Garten für Philip werden. In den Balkonkästen Hängeverbenen, auf dem Boden ringsum Fuchsien, am Gitter an der hinteren Wand von unten Kletterrosen, von oben Hängegeranien. Ein Tisch, vier Stühle und der große Lehnstuhl, und fertig ist unser Gartenzimmer. Der Katze Eduard habe ich strenge Verhaltensmaßregeln bezüglich der Fuchsien gegeben. Bei den Rosen hat sich das Problem schon beim ersten Versuch von selbst geregelt. Zur Bekräftigung meiner Rede lege ich eine zusammengefaltete Zeitung auf die Blumenkästen. Das kennt sie, damit hat sie schon als kleine Katze schlechte Erfahrungen gemacht.
Jetzt muß Dany noch einmal zum Gärtner. Die Blumenkästen

sind ausgegangen. Seit er den Führerschein hat und das Auto benützen darf, meldet er sich freiwillig, wenn es etwas zu holen gibt. Auch heute sagt er nichts, obwohl es schon der dritte Gärtnerbesuch ist.
Am Ende des Nachmittags schaue ich mich um, und ich sehe, daß alles gut ist. Nur die Katze Eduard stört in diesem Garten Eden. Da Philip und Dany gerade in der Küche sind, repetiere ich mit ihr zusammen noch einmal rasch die Gesetze, die hier draußen herrschen. Nach dem Kaffee sagt Dany zu ihr: »Komm, Reddy, ich nehme dich mit in mein Zimmer. So wie ich Mama kenne, bekommt sie jedesmal einen Anfall, wenn du ihre kostbaren Blumen schief anschaust.« Die beiden verschwinden. Auch eine gute Lösung.

Sonntag, 23.5.1982

Mein 40. Geburtstag. Jetzt beginnen die schönsten Jahre einer reiferen Frau, sagt man. Ich wage zu bezweifeln, daß das auch auf mich zutrifft. Es gab in den vergangenen Monaten Tage, an denen ich nicht wußte, ob ich jemals so alt werde, wie ich mich fühle. Ich habe buchstäblich über Nacht graue Haare bekommen, und nur eine gute Haarfarbe sorgt dafür, daß ich wenigstens auf dem Kopf noch so aussehe wie früher.
Nach dem Frühstück verschwindet Philip, und als es später läutet, steht ein großer Rosenstrauß vor der Tür, hinter dem sich Philip verbirgt. Vierzig rote Rosen. »Jede einzelne kommt von Herzen«, sagt er. Die große Bodenvase reicht kaum aus. »Manchmal ist es doch besser, eine junge Frau zu haben«, meint Dany, »und vor allem billiger.« Die Katze Eduard ist aufgewacht und glaubt, der Rosenstrauß sei eigens zu ihrer Unterhaltung gekauft worden. Nur ein schnelles Eingreifen verhindert, daß ich ganz rasch einige Jahre jünger werde. Dany holt einen Kleiderbügel und legt ihn neben die Vase. Das mindert zwar die Gesamtwirkung, doch dafür leben die Rosen länger.
Am Nachmittag kommt die Familie zum Kaffee. Es gibt Apfelkuchen aus Vollkornmehl mit Süßstoffquarkguß. Als Endprodukt kaum mehr vom herkömmlichen Apfelkuchen zu unterscheiden, sagen die Gäste. Wir sitzen auf dem Balkon und denken, wir sind im Garten. Ringsum grünt und blüht es. Es

ist sehr schwül, und Philip bekommt schlecht Luft. Solche Tage, an denen ein Gewitter in der Luft liegt, machen ihm zu schaffen. Irgendwie bekommt dann sein Herz wegen des fehlenden Lungenteils nicht genügend Sauerstoff und versucht, durch erhöhte Schlagzahl das Defizit auszugleichen. So hat Michael es uns erklärt. Philip zieht sich bald ins kühlere Wohnzimmer zurück. Dort kann er besser atmen, und außerdem läuft die Sportschau.
Die Katze Eduard beginnt plötzlich, auf drei Beinen zu gehen. Entweder will sie sich vor den Gästen wichtig machen oder sie hat was am Fuß. Dany holt sich bei dem Versuch, das Geheimnis zu ergründen, eine kleinere Tätowierung am Handrücken. Wir müssen das in Teamarbeit machen. Ich hole meine alten Gartenhandschuhe, die Familie lenkt die Katze Eduard ab, Dany hält sie fest, und ich untersuche sie. Es sieht so aus, als hätte sie sich einen Dorn eingetreten. Und das natürlich am Sonntag, wo der nächste diensthabende Tierarzt meilenweit entfernt wohnt. Philip kommt auf die glorreiche Idee, Zugsalbe auf die Pfote zu schmieren, damit der Dorn sich herausschafft. Darüber kommt ein kunstvoller Verband. Die Katze Eduard schreit wie am Spieß. Sie mag keine Verbände, außerdem mag sie nicht festgehalten werden. Die Balkontür wird geschlossen, damit wir nicht auch noch wegen Tierquälerei angezeigt werden. Als der Verband sitzt, läßt Dany sie los. Mit einem Biß reißt sie sich die Binde vom Fuß und rast los, gefolgt von einer Spur schöner schwarzer Zugsalbenfußabdrücke, die auf den Polstermöbeln und dem Teppichboden kaum zu entfernen sind. Mit vereinten Kräften schaffen wir es doch. Unsere Do-it-yourself-Methode war kein großer Erfolg. Morgen gehen wir zum Tierarzt.
Nach dieser kurzen Unterbrechung feiern wir dann weiter.

Montag, 31.5.1982 (Pfingsmontag)

Gestern abend haben wir mit einem Bürokollegen von Philip und dessen Frau zu Abend gegessen. Die beiden Männer unterhielten sich die ganze Zeit übers Geschäft mit dem Ergebnis, daß mir Philip heute morgen fest entschlossen erklärte, er werde jetzt wieder arbeiten und wenn er sich deswegen gesundschreiben lassen müsse. Zum Glück ist heute ein Feiertag, sonst

wäre er schon bei Dr. Weißmüller. So habe ich noch einen Tag Zeit.
Ich rufe die Kinder an und lade sie zum Kaffee und zur Unterstützung ein. Philip beschreibt uns zwischen zwei Tassen Kaffee jede einzelne Katastrophe, die derzeit über seiner Firma schwebt und die nur er abwenden kann. So taktvoll wie möglich versuchen wir, es ihm auszureden.
Es ist paradox. Morgen ist der 1.6., also genau ein Dreivierteljahr nach der Operation. Nach Professor Wexers Theorie müßte Philip jetzt bereits schwach, abgemagert und apathisch im Bett liegen und auf den Tod warten. Statt dessen braucht es vier Leute, um ihn zu überzeugen, daß er nicht sofort wieder seine Arbeit aufnehmen kann. Wir überreden ihn, daß er jetzt zuerst einmal einen Internisten aufsuchen soll, damit er durchgecheckt wird. Dany sagt: »Du als Autospezialist solltest ja wissen, daß vor jedem größeren Einsatz eine Inspektion fällig ist.«
Gegen Abend bekommen wir Verstärkung. Michael kommt vorbei wegen einer Terminverschiebung. Philip beklagt sich bei ihm über seine uneinsichtige Familie. Michael beendet die Diskussion. »Volle Arbeit ist auf gar keinen Fall möglich. Ich wollte dir sowieso sagen, daß du in den nächsten Tagen eine Lebertomographie machen lassen mußt. Du weißt, wie wichtig es ist, daß deine Leber sauber bleibt. Ich brauche neue Ergebnisse, damit ich dich richtig weiterbehandeln kann. Meine Tests reichen dafür nicht aus. Je nach dem Ergebnis werden wir außer der Behandlung auch deine Eßgewohnheiten wieder etwas nachstellen müssen. Gehst du eigentlich noch jeden Tag zum Mittagessen ins vegetarische Restaurant?«
»Überwiegend«, antwortet Philip.
»Siehst du, wenn du wieder voll arbeiten würdest, könntest du nicht einmal mehr ›überwiegend‹ gehen. Es genügt nicht, daß deine Frau konsequent kocht, du mußt auch mithelfen.«
Wenn Michael entschieden hat, gibt es keinen Widerspruch. Das weiß auch Philip, und so können wir uns getrost allgemeineren Themen zuwenden.

Donnerstag, 3. 6. 1982

Philip hält heute abend einen ehrenamtlichen Vortrag für seine Firma. Vor ehemaligen Kollegen. »Stell dir die Wirkung vor«, sagt er, während er seine Aktentasche herrichtet, »die Kollegen werden sagen, da schau mal den an, obwohl er so krank ist, setzt er sich trotzdem noch für seine Firma ein, da muß ja schon etwas dran sein an der neuen Abrechnungsmethode.« Philips Krankheit als Werbeargument. Ein ganz neuer Aspekt.
Er macht sich fein, und ich helfe ihm dabei. Dunkelgrauer Flanellanzug mit Krawatte und Schuhen in Bordeaux. »Sehe ich nicht aus wie früher«, fragt er, als er sich im Spiegel betrachtet. »Abgesehen von der Taillenweite stimmt alles«, antworte ich. »Wenn du es für dich behältst, daß du den ganzen Tag auf dem Balkon liegst, werden deine ehemaligen Kollegen glauben, du kämst direkt aus Teneriffa, und sich wünschen, sie wären auch Frührentner«, sagt Dany. Philip dreht sich um. »Von wegen Balkon, das kommt von den vielen Karotten, die ich täglich essen muß. Inzwischen bekomme ich sie ja schon als Konzentrat gefüttert.«
Dany und ich geben Philip das Geleit bis zur Garage. Dany sagt nachher zu mir: »Soviel Charme und Fachwissen in grauen Flanell verpackt, das wäre schon echte Verschwendung gewesen, wenn sich Professor Wexers Vorhersage bewahrheitet hätte.« Also denkt er auch noch daran.

Sonntag, 6. 6. 1982

Es grenzt ans Wunderbare, was manche Menschen für Naturtalente in Sachen Takt sind. Heute ist es sehr heiß, wir verlegen deshalb unseren Spaziergang in die Abendstunden. Unterwegs treffen wir einen Nachbarn. Seine Frau ist vor einem Jahr an Krebs gestorben. Es fängt harmlos an. Er freut sich, daß Philip in so guter Verfassung ist. Er fragt nach seinem Befinden. Da wir seit Freitag mit Sicherheit wissen, daß sich in der Leber keine Metastasen gebildet haben, erzählt Philip das auch voll Freude. Das ist das Stichwort. Wir erfahren den kompletten Krankheitsverlauf der toten Frau Nachbarin. Es ist an und für sich verständlich, daß der Mann darüber reden möchte, ob er

das aber einem Krebskranken gegenüber tun sollte, darüber kann man geteilter Meinung sein. Ich versuche immer wieder, ablenkend einzugreifen, aber Philip und der Nachbar haben sich geradezu in das Thema verbissen. Die Krankheitsgeschichte ist nicht schön und endet mit einem Körper voller Metastasen und dem Tod als Erlösung.
Philip hat nach diesem Gespräch seinen abwesenden Gesichtsausdruck, den ich schon kenne. Er bekommt ihn auch, wenn er irgendwo von einem reichen oder bekannten Krebskranken liest oder hört, der trotz aller Behandlungsmöglichkeiten gestorben ist. Ich sage nichts, sondern warte, bis er darüber reden möchte.
Als wir wieder zu Hause sind, ist es dann soweit. »Es ist doch sehr unwahrscheinlich, daß gerade mein Fall anders verlaufen soll als alle anderen. Weißt du, wenn ich es mir aussuchen könnte, würde ich gerne etwas früher sterben. Ich möchte nicht erleben, wie sich mein Körper langsam in seine Bestandteile auflöst. So gesehen, ist es ein wahrer Segen, daß mein Herz nicht mehr in Ordnung ist. Da kann ich wenigstens hoffen, daß es vor der kompletten Demontage aussetzt.«
Ich antworte ihm: »Soweit ist es noch lange nicht. Jetzt haben wir gerade erst erfahren, daß keine Metastasen vorhanden sind. Daran siehst du doch den Erfolg deiner Behandlung.« Philip denkt nach. »Ja, jetzt am Anfang, da geht es allen Krebskranken gut. Da wäre ich sicher auch ohne Michas Behandlung noch ziemlich in Ordnung.«
Jetzt muß ich aufpassen, damit ich nichts Falsches sage. »Hast du dich eigentlich nie gefragt, was mir Professor Wexer nach deiner Operation für eine Auskunft gab?«
»Natürlich habe ich mir das schon oft überlegt. Aber ich denke, wenn es wichtig gewesen wäre, hättest du es mir gesagt.«
Ich muß noch einen Schritt vorwärts wagen. »Professor Wexers Prognose war eigentlich ziemlich negativ. Am Anfang wollte ich dich damit nicht beunruhigen, und nachher, als du dich so schnell und gut erholt hast, lag kein Grund mehr vor, darüber zu reden. Auf jeden Fall bist du heute in einem viel besseren Zustand, als Professor Wexer es je für möglich gehalten hat. Und das hast du nur Michaels Behandlung zu verdanken.«
Mehr zu sich selbst sagt Philip: »Deswegen schaut er mich jedesmal so komisch an, wenn ich auf der Uhlandshöhe bin.

Wahrscheinlich müßte ich nach seinen Berechnungen bereits unter der Erde liegen.«
Der Beginn einer Fußballübertragung beendet das Gespräch. Beim nächsten Spaziergang machen wir einen großen Bogen um unsere Nachbarn.

Samstag, 12.6.982

Heute abend sind wir zu einem Ball in die Kongreßhalle eingeladen. Eigenartigerweise von der Konkurrenz von Philips Firma. Oder gar nicht so eigenartig. Sie wissen, daß Philip wieder zeitweise arbeiten will, und wollen wahrscheinlich nun das Terrain sondieren.
»Zu dem Ball gehen wir«, sagte Philip, als die Einladung kam. »Ich muß unbedingt hören, was es Neues auf dem Markt gibt.« Dann überlegte er sich: »Das gibt bestimmt eine ganz große Angelegenheit. Wie ich den Inhaber kenne, ist das Beste gerade gut genug. Du mußt dafür ein neues Abendkleid haben. Etwas Besonderes.« Das ist zwar nicht gerade der ideale Auftakt für unsere geplanten Sparmaßnahmen, aber ich kann der Versuchung nicht widerstehen.
Es wird kein neues Abendkleid, sondern ein Abendanzug. Wirklich etwas Besonderes. Als wir fertig angezogen, ordentlich gekämmt und ich geschminkt bin, wollen wir noch Dany beeindrucken. Er schaut uns von oben bis unten an und meint: »Ihr seht aus wie zwei Hochstapler, besonders im Hinblick auf Philips zukünftige Rente.«
Wir bekommen unsere Plätze am Tisch der Ehrengäste zugewiesen. Philip hatte recht, der neue Abendanzug war eine gute Investition. Nur gemütlich ist das gar nicht. Jetzt müssen wir uns den ganzen Abend mit fremden Menschen unterhalten, dabei gibt es so viele nette ehemalige Kollegen hier im Saal.
Philip macht es überhaupt nichts aus, mit der sehr vornehmen und eleganten Dame zu seiner Linken ein Gespräch anzufangen, und bereits nach fünf Minuten beginne ich mich zu fragen, ob die beiden sich nicht etwa schon früher gekannt haben. Neben mir sitzt ein Referent aus dem Bundesverkehrsministerium in Bonn. Zum Glück spricht er fast genauso gerne wie Philip. Nachdem er einmal angelaufen ist, brauche ich in den Rede-

pausen nur die passenden zustimmenden Töne von mir zu geben, und die Konversation läuft reibungslos bis zum Galadiner. Dann sind wir mit dem Essen beschäftigt, das – neben dem Wetter – immer ein gutes Gesprächsthema abgibt.
Danach wird getanzt. Vermutlich muß hier am Tisch jeder mit jedem einmal tanzen. Es ist mir ein Greuel, mit fremden Männern zu tanzen. Entweder halten sie einen zu fest oder zu locker, entweder tanzen sie zu schnell oder zu langsam, entweder treten sie mir auf die Füße oder ich ihnen. Doch heute abend wird nichts daraus. Ich habe ein Alibi. Die erste Runde wird mit der eigenen Begleiterin getanzt. Philip und ich bleiben sitzen. Bei der zweiten Runde lehne ich die Aufforderung des Verkehrsreferenten mit meinem charmantesten Lächeln ab. »Ich würde sehr gerne mit Ihnen tanzen, aber mein Mann ist aus gesundheitlichen Gründen indisponiert, deswegen möchte ich gerne bei ihm sitzen bleiben. Das verstehen Sie doch sicher?« Er versteht und sucht sich das nächste Opfer. Zu Philip sage ich: »Hör auf zu grinsen. Bin ich nicht eine vorbildliche Ehefrau?«
Dann machen wir zusammen eine Besuchsrunde durch den Saal, um alte Bekannte zu begrüßen. Philip nimmt so viele Einladungen an, daß er für die nächste Zeit restlos ausgebucht ist. »Ich glaube«, sagt er vergnügt, »in den nächsten Wochen habe ich keine Langeweile. Eigentlich hätte ich schon früher darauf kommen können, den einen oder anderen Kollegen zu besuchen.«
Dann beginnt die Gala-Show. Zuerst aber wird das neue Programm der Konkurrenz vorgestellt. Philip spitzt die Ohren. Es ist tatsächlich erstaunlich, was denen alles eingefallen ist. Da wird sich Philips Firma ganz erheblich anstrengen müssen, um mithalten zu können. Man sagt nicht umsonst, Konkurrenz belebt das Geschäft.
Später nach der Show tanzen wir zusammen. Ganz langsam. »Das erinnert mich an die Steh-Blues, die wir mit siebzehn bevorzugt haben«, sagt Philip. »Da konnte es uns auch nicht langsam und dunkel genug sein.« Er schaut mich an. »Und ich bin mindestens so verliebt wie damals, aber dieses Mal in die richtige Frau.«

Donnerstag, 17.6.1982

Vier Tage frei. Man hat Zeit für Dinge, die man das ganze Jahr vor sich herschiebt. Philip hat Fotoalben gekauft, und wir kleben die Bilder der letzten Jahre ein. Mitten beim Sortieren fängt er wieder einmal mit dem alten Spiel an, was wäre wenn... Immer wenn er in der Vergangenheit kramt, fällt ihm etwas Neues dazu ein: »Wenn ich in den letzten Jahren als Ausgleich mehr Bewegung gehabt hätte, Trimm dich oder Bergsteigen oder Radfahren... Wenn ich meine Fahrschule schon vor zehn Jahren verkauft und nur noch im Büro gesessen hätte... Wenn ich vor zehn Jahren mit dem Rauchen aufgehört hätte, damals nach der großen Erkältung... Wenn wir beide uns schon vor fünfzehn Jahren kennengelernt hätten und du schon damals die Torten und Pfannkuchen abgeschafft hättest... wenn...« Ein Thema mit Variationen. Dabei beklagt sich Philip nie über ein ungerechtes Geschick, sondern immer nur über seine eigene Dummheit.
Das Telefon läutet. Ein Kollege aus Bremen. Die letzten Neuigkeiten werden besprochen. Ich bringe die alten Fotos außer Reichweite. Philip ist abgelenkt. Bis zum nächsten Mal.

Samstag, 19.6.1982

Heute ist es wieder zu heiß für einen Nachmittagsspaziergang. Philip und die Katze Eduard stöhnen. Philip wegen seines Herzens, die Katze Eduard wegen ihres Fells. Beide haben sich ein kühles Plätzchen gesucht und verschlafen den Nachmittag. Philip wacht Punkt fünf Uhr auf. Die innere Uhr ist auf Sportschau gestellt. Die Katze Eduard wacht spätestens auf, wenn ich mit dem Geschirr klappere. Als sie sieht, daß es nur Kaffee und Kuchen gibt, macht sie einen Buckel und schläft weiter. Dany ist in seinem Zimmer und läßt sich nicht sehen. Die Nachmittage und Abende sind ruhig geworden. Wenn ich daran denke, was wir früher an einem Wochenende alles unternommen haben. Ein Samstagabend allein zu Hause hätte außerhalb jeder Möglichkeit gelegen. Wenn man so viele gute Freunde hat, sind 52 Samstagabende einfach zu wenig.
Am Abend wird die Familie munter. Dany hat sich in Schale

geworfen. Das sieht nach Theaterbesuch aus. Die Katze Eduard macht sich ausgehfein, und Philip schaut auf dem Thermometer nach den Möglichkeiten eines Abendspaziergangs. Unterwegs sagt er fast entschuldigend: »Ich habe heute wohl wieder ziemlich viel geschlafen. Ich bin so ein richtig langweiliger Ehemann geworden. Wir müssen demnächst wieder einmal etwas unternehmen. Sobald es nicht mehr so heiß ist. Wie wäre es, wenn wir das Auto rausholen und auf einen Sprung in den Biergarten fahren? Vielleicht finden wir auch etwas Passendes zum Abendessen.« Wir finden. Es gibt Tomatenbrote mit Zwiebelringen. Wir sitzen unter alten Kastanien und trinken unser Bier. Es ist angenehm kühl.
Philip sagt: »Früher habe ich immer gedacht, zu einem gelungenen Abend gehören viele lustige Menschen, Alkohol und Zigaretten. Ich habe mir damals wohl gar nichts entgehen lassen wollen. Für so einen ruhigen Abend zu zweit hatten wir nie Zeit. Immer war irgend etwas los. Und wenn wir mal allein waren, dann haben wir übers Geschäft gesprochen. Es kommt mir heute lächerlich vor, über was wir uns damals Sorgen machten. Nur unwichtige Dinge.«
Ich erinnere mich noch genau. Es waren nicht nur unwichtige Dinge. Immerhin hing unser Lebensunterhalt davon ab. Als Selbständiger hat man eben einige Sorgen mehr. Von der heutigen Warte des Rentners mit kleinem, aber gesichertem Einkommen und der Angestellten im festen Arbeitsverhältnis ist es leicht, darüber zu lächeln. Ich sage das Philip auch. Er meint: »Das kommt daher, weil mir heute alles außer der Gesundheit unwichtig erscheint. Aber das stimmt schon. Wenn kein Geld in der Kasse ist, ist es kein besonderer Trost, wenn man sich sagt, Hauptsache du bist gesund.«
Ich antworte: »Wenn damals kein Geld in der Kasse war, dann haben wir uns eben bemüht, welches hereinzubekommen. Und jetzt, wo du krank bist, bemühen wir uns, daß du wieder gesund wirst.«
»Dazu reicht es bei mir wohl nicht mehr. Aber ich werde versuchen, wenigstens nicht kränker zu werden. Wenn mir das gelingt, habe ich keine weiteren Wünsche mehr.« Mein Realist, der sich mit den Tatsachen abfindet. Wenn ich so krank wäre, würde ich bestimmt die meiste Zeit damit verbringen, mir auszumalen, was mir noch alles bevorsteht.

Montag, 21. 6. 1982

Dany fährt zum Abschluß des Schuljahres mit seiner Klasse nach Berlin. Philip und ich bringen ihn zum Bahnhof. Inzwischen ist das wieder erlaubt. Es gab Zeiten, da wäre er lieber mit zwei schweren Koffern fünf Kilometer zu Fuß gegangen, als sich vor seinen Kameraden die Blöße zu geben, von den Eltern an den Zug gebracht zu werden. Ich erinnere mich, es ist erst einige Jahre her, als Dany zu mir sagte: »Wenn du mich schon unbedingt von der Schule abholen mußt, dann parke wenigstens um die Ecke, damit es keiner sieht.«
Auf dem Heimweg sagt Philip: »Ich würde mal gerne wieder wie früher ein paar Tage flitterwöchnern. Aber ich glaube, das schaffe ich nicht mehr.« Ich antworte: »Sei nicht so unbescheiden. Es müssen ja nicht gleich einige Tage sein.«
»Wenn es so heiß bleibt, wird es nicht einmal ein Abend sein.«
Die Hitze ist unser Problem. Philip war die ganze Woche tagsüber zu Hause, und erst spätabends, wenn es etwas abgekühlt hatte, konnte er das Haus verlassen. Er sagt nicht viel, aber ich merke, daß er sich eingesperrt fühlt. Abends steht er am Fenster und wartet. Wenn ich fünf Minuten später komme, weil der Verkehr nicht lief, sagt er: »Heute kommst du aber spät. Hast du Überstunden gemacht?«
Ich sage ihm, er solle sich mit der Katze Eduard trösten. Als rothaarige Katze mit lichtempfindlichen Augen kann sie vor der einbrechenden Dämmerung überhaupt nicht auf die Straße. »Ich wollte, ich könnte auch den ganzen Tag schlafen, dann würde wenigstens die Zeit schneller vergehen«, antwortet er.
Das beste Thema, um ihn von der Hitze abzulenken, ist unser Urlaub im September. Ich fange also an auszumalen, was wir alles zusammen tun werden, im Herbst, wenn die Tage kühler sind. Drei Wochen lang von morgens bis abends zusammensein, alles gemeinsam tun. Philip nimmt den Faden auf. Es ist fast erschreckend, mit welchem Enthusiasmus er sich diesem Thema widmet. Diese drei Wochen sind sein einziger Halt in diesen heißen Sommertagen. Da darf wirklich nichts dazwischenkommen.

Samstag, 26. 6. 1982

Meine Balkonpflanzen gedeihen in diesem Jahr herrlich. Offenbar hat sich die Katze Eduard durch meine Ermahnungen und die Dornen der Rosen bisher abschrecken lassen. Zumindest stehen alle Pflanzen noch da, wo sie hingehören. Wen kümmert es da, daß sie heute morgen bei der Jagd auf eine Biene die Gießkanne umrannte. Höchstens den Nachbarn unter uns, der gerade ein Sonnenbad nahm. Philip hat sich beim Nachbarn entschuldigt und mit ihm ein Gespräch über irgendein aktuelles Rennen angefangen. Der Nachbar ist Motorsportfan, und so war das bißchen Wasser bald vergessen. Philip kam schon nach zwei Stunden zurück.
Heute will er zum ersten Mal in diesem Jahr versuchen, den Rasen hinterm Haus zu mähen. Ich habe zwar angeboten, es selbst zu machen, aber Philip läßt sich nicht davon abbringen. Ich gehe mit in den Garten, um das Rosenbeet auszugrasen und um in seiner Nähe zu sein. Nach einer halben Stunde geht es nicht mehr. Er ist total erschöpft. Solange er nur herumsitzt, ist alles in Ordnung, aber bei der geringsten Anstrengung spielt das Herz nicht mehr mit.
Philip liegt für den Rest des Tages flach. Ich mähe zu Ende. Am Abend sprechen wir in aller Ruhe über das Mißverhältnis zwischen Wollen und Können. Er ist jetzt zugänglicher und sieht ein, daß man auch ohne Rasenmähen glücklich leben kann.

Mittwoch, 30. 6. 1982

Dany hat sich in diesem Jahr einen besonders harten Ferienjob ausgesucht. Fließbandarbeit im Akkord mit wechselnden Schichten. In der ersten Woche morgens um vier Uhr raus, in der zweiten Woche abends bis 23 Uhr in der Fabrik. Er betrachtet es als Riesenglück, diesen Job bekommen zu haben. Mit dem bißchen Anstrengung wird er schon fertig werden, meint er. Ich sage nichts. Ich wundere mich nur, daß ein junger Mann, der von seinem Vater regelmäßig genügend Geld bekommt, überhaupt den Wunsch hat, in den Ferien zu arbeiten. Irgendwie scheint es Ehrensache zu sein, in den Ferien so lange und so schwer und so einträglich wie möglich zu jobben. Da kommt

Dany mit seinen 3000 DM in vier Wochen ganz gut weg. Als Philip hört, was Dany verdient, sagt er: »Dafür muß ein armer Rentner wie ich vier Monate lang nichts tun.«

Mittwoch, 7.7.1982

Das ist der Sommer der Blattläuse und Ameisen. Die Kletterrosen sind voll grüner Nachwuchsläuse, die ihren klebrigen Saft in die Gegend spucken. Das haben die Ameisen mitgekriegt und machen jetzt Ausflugsreisen in Richtung auf unseren Balkon. Ich habe es schon mit Spray probiert. Das war keine gute Idee. Den Läusen hat es nicht viel getan, dafür hat Philip einen schrecklichen Hustenanfall bekommen. Das war nicht der Sinn der Sache. Dann doch lieber Blattläuse. Ich werde es mit verdünntem Geschirrspülmittel versuchen. Ich habe gelesen, wenn man das zerstäubt, würden durch die entspannende Wirkung die Blattläuse vom Stengel fallen. Dany lacht sich halb schief über die Idee. Er meint, das müsse dann wohl um Mitternacht am siebten Tag im siebten Monat des Jahres geschehen, damit es wirkt. Ich werde es trotzdem versuchen.

Samstag, 10.7.1982

Irene ist zum Kaffee gekommen. Philip sagt zu ihr: »Mußt du als meine Tochter eigentlich immer noch rauchen? Reicht dir ein schlechtes Beispiel in der Familie nicht?« Irene raucht ziemlich viel, nicht mehr bei uns, aber sonst. »Ich habe in den vergangenen Jahren wahrlich alles falsch gemacht, was nur möglich war. Aber deswegen mußt du es mir noch lange nicht nachmachen.« Dany mischt sich ein: »Du bist nicht gerecht, Philip. Wenn dir vor zehn Jahren jemand gesagt hätte, hör auf mit dem Rauchen, du kannst davon Krebs bekommen, hättest du nur darüber gelacht. Ich erinnere mich noch gut daran, was für ein Theater du am Anfang gemacht hast, als Mama deine Ernährungsgewohnheiten vorsichtig ändern wollte. Dein Lieblingsspruch war damals: Das Essen hat mir 45 Jahre lang nicht geschadet, warum soll ich jetzt noch etwas daran ändern. Erst langsam hat sie dir die Grundregeln einer ordentlichen

Ernährung beigebracht.« Philip muß zugeben, daß er auch unbelehrbar war.
Er sagt: »Ich merke das auch am Stammtisch. Wenn ich etwas übers Rauchen sage, hören mir die anderen unangenehm berührt zu. Sie wollen gar nichts darüber wissen. Und wenn sie dann einmal eine Stunde lang nicht rauchen, dann tun sie es mir zuliebe. Keiner will aus meinen schlechten Erfahrungen lernen, jeder will sie unbedingt selbst machen. Aber das ist noch lange kein Grund dafür«, fährt er energisch fort, »daß ich das bei meiner Tochter auch zulasse. Ihr wißt doch, was Micha über ›familiäre Disposition‹ sagt. Und in unserer Familie gab es im Lungenbereich einige Fehldispositionen.«
Irene verspricht, wenigstens den Versuch zu machen, sich das Rauchen abzugewöhnen.

Sonntag, 18. 7. 1982

Wir sitzen auf dem Balkon und dösen vor uns hin. Das Mittagessen hat gut geschmeckt, und auch vom frischgebackenen Kuchen erwarten wir uns noch einiges. Auf einmal ein Riesengeschrei. Die Katze Eduard rast wie ein roter Strich durch den Garten und gibt schreckliche Töne von sich. Über ihr zwei Elstern im Tiefflug angreifend. Ich bin schon an der Tür, als sie um die Ecke gefegt kommt. Sie rast ohne das Tempo zu vermindern durch die Tür. Auf der Türmatte kommt sie ins Schleudern. So endet der Versuch, mal eben in ein Vogelnest zu schauen, unsanft in der Flurecke.
Philip ist voll Mitgefühl. Er trägt sie ins Wohnzimmer und redet ihr beruhigend zu. Sie will sich aber nicht beruhigen lassen. Dany kommt dazu. Sie wird noch mehr getröstet. Ich wüßte auch ein paar passende Worte, z. B. in bezug auf den gestörten Sonntagsfrieden, aber ich behalte sie lieber für mich, sonst fallen meine beiden Männer über mich her wie die Elstern über die Katze Eduard.

Dienstag, 20.7.1982

Das Geheimnis ist gelüftet. Die Bundesversicherungsanstalt teilt uns mit, daß wir ab sofort von einer Rente in Höhe von DM 749,30 pro Monat leben müssen. Darin ist der Kinderzuschuß bereits enthalten. Auf vier Seiten und sechs Anlagen rechnet man uns vor, wie die Summe zustande kommt, aber nirgendwo steht, wie man damit leben soll. Zusätzlich erfahren wir, daß Philip »die Vorversicherungszeiten nicht erfüllt, so daß es zu keiner Pflichtversicherung in der Krankenkasse für Rentner kommt«. Man überschüttet uns ja geradezu mit frohen Nachrichten. Im Klartext heißt das, daß Philip weiterhin privat versichert bleiben muß oder seine Pflichtversicherung selbst bezahlt. Über das, was dann am Schluß noch übrigbleibt, kann man nur herzlich lachen. Vorausgesetzt, man hat eine andere Einnahmequelle.
Wir sind jetzt wieder um eine Erfahrung reicher. Wenn man lange Zeit selbständig war und seine Altersversorgung zum größten Teil über Lebensversicherungen abdeckt, darf man zwar vorzeitig sterben, aber auf keinen Fall krank oder gar arbeitsunfähig werden. Wenn es einem doch passiert, kann man nur hoffen, das Versicherungsendalter zu erreichen, um wieder einigermaßen ordentlich leben zu können. Und das auch nur dann, wenn man in der Zwischenzeit das Geld für die Prämien aufbringt.
Besser ist, man hat eine private Berufsunfähigkeitsrente oder eine gut verdienende Ehefrau, oder beides.
Bevor sich Philip wieder in tiefere Betrachtungen über unsere künftige Armut stürzen kann, entführe ich ihn. Ein alter Schulfreund hat eine Weinstube. Den wollten wir ohnehin schon lange besuchen. Die beiden haben sich eine Ewigkeit nicht mehr gesehen und entsprechend viel zu erzählen. Den ganzen Abend heißt es: »Weißt du noch...?« Und vor lauter Erinnerungen vergißt Philip die Gegenwart.

Samstag, 24.7.1982

Philip kommt aus dem Billardclub und legt sich gleich hin. Sein Leistenbruch macht ihm Beschwerden. Der Leistenbruch ist ein Andenken an seine Raucherzeit mit den dazugehörigen Hustenanfällen. Bis jetzt ist alles gutgegangen. Aber heute will es nicht besser werden. Philip drückt dauernd daran herum. Er hat jetzt ziemliche Schmerzen. Ich rufe Michael an und sage ihm, daß sich Philips Bruch offenbar verklemmt hat und ob... Er unterbricht mich: »Ich bin sofort bei euch.« Eine Stunde lang versucht er, den Darm wieder zurückzuschieben. Ohne Erfolg. Philip ist schon ganz grau im Gesicht. Michael sagt, daß eine weitere Verzögerung jetzt gefährlich werde, denn das eingeklemmte Darmstück könne nach einer gewissen Zeit absterben. Ich rufe Dr. Weißmüller an. Er meldet uns im Krankenhaus an. Ich bringe Philip mit dem Wagen hin.
Die beiden Bereitschaftsärzte sind nicht sehr erfreut über diese Überraschung am Samstagnachmittag. Als sie hören, daß Philip Krebs hat und erst im vergangenen Jahr operiert wurde, sind sie geradezu entsetzt. Philip wird geröntgt, und danach versuchen die beiden mit vereinten Kräften, den Darm an die richtige Stelle zurückzubringen. Auch ohne Erfolg. Sie beschließen, die Chefin anzurufen und die Operation vorzubereiten. Die Narkose macht ihnen Kopfzerbrechen, und so wird der Chef-Anästhesist vom Tennisplatz geholt. Für solche schweren Fälle ist er zuständig.
Philip hat jetzt sehr starke Schmerzen. Die Chefärztin wohnt 30 km entfernt und führt ein Dauer-Telefongespräch. Inzwischen wird die Zeit immer knapper. Wenn wir noch eine Weile warten, steht uns zudem noch eine Darmoperation ins Haus. Gerade als ich beschließe, selbst zu der Ärztin zu fahren, legt sie auf. Der Ruf geht durch, sie wird sofort kommen. Philip krümmt sich auf seinem Bett vor Schmerzen. Sein Gesicht ist mit einem Schweißfilm überzogen. Er sagt, daß dies die ersten wirklichen Schmerzen in seinem Leben seien. Man sieht es ihm an. Und ich muß untätig herumstehen und kann ihm nicht helfen.
Jetzt kommt wenigstens der Narkosearzt. Philip kann nicht mehr reden, so erzähle ich ihm das Notwendige. Er sagt, daß eine Vollnarkose unter den gegebenen Umständen nicht mög-

lich sei, und schlägt eine Spinalnarkose vor. Dabei wird eine Spritze ins Rückenmark gegeben, und der Patient ist dann von der Hüfte abwärts empfindungslos. Das klingt gefährlich. Ich frage ihn danach. Er lacht: »Wenn ich das mache, ist es nicht gefährlich. Ich habe Erfahrungen damit.« Philip unterschreibt. Wir sind nicht in der Position, um zu verhandeln. Wichtig ist jetzt nur noch, daß es schnell geht.
Und ab jetzt geht es schnell. Der OP-Saal wird hergerichtet, die Chefärztin ist inzwischen eingetroffen. Nach einer halben Stunde ist alles vorbei. Zwei Stunden später darf ich Philip besuchen. Er ist munter und hat keine Schmerzen mehr. Er beschreibt mir die Operation, soweit er sie unter dem Tuch mitbekommen hat. Seine Beine kann er noch nicht wieder bewegen. Er sagt: »Jetzt weiß ich, wie sich ein Querschnittsgelähmter fühlt. Es ist schrecklich, wenn man keine Gewalt mehr über seine Glieder hat.«
Etwas später kommt der Narkosearzt und sagt Philip, daß er jetzt bereits seine Zehen wieder bewegen könne. Er zeigt ihm, wie er es machen soll. Dann kommt die Ärztin und sagt, daß mit dem Darm alles in Ordnung sei. Als ich sie frage, wie man das feststellen konnte, antwortet sie: »Wir gießen heiße Kochsalzlösung darüber. Wenn der Darm zuckt, dann wissen wir, daß er nicht abgestorben ist.«
Am Abend fahre ich zu Michael und frage ihn, was er von der Sache hält. Er sieht mich sorgenvoll an. »Jetzt ist etwas passiert, was ich unbedingt vermeiden wollte. Diese Operation ist ein so großer Eingriff, daß man nicht vorhersehen kann, wie er sich auf den Tumor auswirkt. Zumindest für einige Zeit wird das innere Gleichgewicht erheblich gestört sein, und du weißt ja, was passieren kann, wenn nicht die gesamte Körperabwehr auf den Krebs gerichtet ist. Jetzt muß sie sich außerdem auf die Operationswunde konzentrieren. Das gefällt mir überhaupt nicht.«
Ich sitze da und stelle mir vor, wie sich das komplette Immunsystem auf den neuen Feind, die Operationswunde, stürzt und wie sich der Krebs in der Lunge die Hände reibt und sich neue Chancen für einen Angriff ausrechnet. Hanah bringt mir einen Cognac. Den habe ich nötig.
Spät am Abend berichte ich Dany von dem Gespräch. Er schaut auch ganz bedenklich drein und sagt: »Hoffentlich geht das gut.

Philips Körper ist jetzt eifrig dabei, neue Zellen zu bilden, um die Wunde zu schließen. Man kann nur wünschen, daß er dabei nichts durcheinanderbringt und versehentlich auch in der Lunge neue Zellen bildet.«
Nein, das hätte wirklich nicht passieren dürfen. Und dabei waren unsere Aussichten so gut.

Dienstag, 27. 7. 1982

Philip hat sich unglaublich rasch erholt. »So eine Bruchoperation ist wirklich nur eine Kleinigkeit«, sagt er und denkt offenbar überhaupt nicht darüber nach, was sie für Nebenwirkungen haben kann. Er ist froh, daß er es hinter sich hat. »Irgendwann hätte der Bruch ja sowieso operiert werden müssen. Besser er hat sich hier verklemmt als im September am Chiemsee. So habe ich noch über einen Monat Zeit, um mich zu erholen.«
Er hat eine große Wunschliste, weil ihn schon wieder die Langeweile plagt. »Ich brauche unbedingt mein Telefonverzeichnis«, sagt er. »Ich habe heute schon alle Leute angerufen, deren Telefonnummern ich im Kopf habe. Dany soll es mir heute abend noch vorbeibringen, sonst weiß ich nicht, was ich morgen tun soll, bis du kommst.«
Abends berichte ich Michael telefonisch von Philips Zustand. Er ist etwas weniger beunruhigt, als er hört, wie fit Philip schon wieder ist. »Ich habe es ja gewußt«, sagt er, »Philips Verfassung ist optimal. Vielleicht kriegen wir ihn ohne Nachwirkungen über die Runden. Wir müssen auf jeden Fall sofort nach der Entlassung weitermachen. Das ist das Wichtigste. Ich werde ihn gleich mal anrufen.«
Eine halbe Stunde später klingelt das Telefon. Philip schimpft: »Kaum liege ich zwei Tage im Krankenhaus, da hetzt du mir schon wieder Micha auf den Hals. Ich habe gedacht, ich könnte jetzt ein paar Wochen lang die Behandlung schwänzen, dabei erzählte mir Micha gerade, daß es nachher strenger weitergeht als je zuvor.« Ich frage ihn, ob er glaube, daß er von der Operation gesünder geworden sei. »Das war doch eine Kleinigkeit«, antwortet er, »so etwas wirft mich heute nicht mehr um.«
Manchmal ist Philip schon etwas naiv.

Freitag, 30.7.1982

Philip liegt in einem Zweibettzimmer. Inzwischen hat er einen Bettnachbarn bekommen. Einen Metzgermeister mit zwei Brüchen, der gerade Betriebsferien macht und eine Vorliebe für Kuchen hat. Er wurde am Dienstag operiert, und seit Mittwoch kommt seine Frau jeden Mittag mit zwei Thermoskannen Kaffee und einem selbstgebackenen Kuchen. Philip versteht sich großartig mit den beiden. »Mit meinem Glück habe ich wieder einmal genau das richtige Zimmer erwischt«, sagt er. »Es hätte ja auch sein können, daß ich zu einem Bäckermeister komme, der Wurstbrote mag.« Und so trinken die drei jeden Mittag miteinander Kaffee, und wenn ich aus dem Büro komme, sitzen sie vereint vor dem Fernseher und schauen das Spätnachmittagsprogramm an. Der Metzgermeister ist außerdem ein begeisterter Fußballfan, und so ist auch das kommende Wochenende gerettet.
Philip erzählt mir, daß am Mittag Dr. Weißmüller da war. Das gibt es auch noch, ein Hausarzt, der seine Patienten im Krankenhaus besucht. Philip sagt, er sei ziemlich überrascht gewesen, ihn so rund und wohlgenährt und munter vorzufinden, und er habe gemeint, daß Philip eine gute Chance hätte, ohne Komplikationen davonzukommen. Philip fragt mich: »Was hat er denn damit gemeint? Mir geht es doch glänzend. Was Dr. Weißmüller immer gleich alles befürchtet. Sogar bei einer harmlosen Bruchoperation. Gestern wurde eine Röntgenaufnahme der Lunge gemacht. Alles völlig in Ordnung und unverändert.«

Samstag, 7.8.1982

Heute werden Philip und der Metzgermeister entlassen. Ich hole ihn ab, Philip natürlich. Es ist ziemlich heiß, und so ist Philip sehr erschöpft, als wir zu Hause ankommen. Er legt sich gleich wieder ins Bett. Und weil es wirklich sehr heiß ist und die Katze Eduard auch erschöpft ist, legt sie sich gleich dazu. Philip sagt: »Schau mal, wie sie sich freut, daß ich wieder da bin.« Da ich gegen Katzenhaare im Bett bin, hole ich ihren Teppich und quartiere sie um. Danach ist sie beleidigt, und

Philip brummt irgend etwas von Hygienefimmel vor sich hin. Darüber schlafen die beiden ein.
Am Abend sind sie wieder munter. Beim Nachtessen begrüßt Dany Philip. »Schön, daß du wieder da bist. Und gut siehst du aus. Wenn man sich im Krankenhaus so gut erholt, gehe ich nächstes Jahr in den Ferien lieber dorthin, anstatt ans Fließband, das strengt nämlich ganz schön an.« Philip will wissen, was Dany eigentlich genau macht, und es entspinnt sich eine längere Fachsimpelei. Soviel habe ich auch verstanden, daß er bei der Hitze irgendwelche Teile in kochendem Wasser waschen mußte. Das klingt nicht sehr verlockend.
Spät am Abend machen wir noch einen kleinen Spaziergang. Philip muß ganz langsam gehen, weil die Narbe zieht. Unterwegs machen wir in einem Biergarten Pause. Dort treffen wir Bekannte, und so endet Philips erster Ausgang ziemlich feuchtfröhlich. Ich rufe Dany an, damit er uns mit dem Wagen abholen kommt, denn für den Heimweg reicht die Kondition nicht mehr.

Freitag, 13.8.1982

Die Katze Eduard ist immer für eine Überraschung gut. Gestern abend saß sie ganz ruhig in einer Ecke. Das kam mir gleich verdächtig vor. Als Dany nachsah, hatte sie einige Fäden aus unserem Teppichboden gezogen. Es gab einen kleinen Klaps und eine große Strafpredigt. Daraufhin legte sie eine Nachtschicht ein, und bis heute früh war ein schönes rundes Loch daraus geworden. Philip sah es als erster und ergriff natürlich sofort Partei: »Sie konnte bestimmt nicht schlafen und hatte Langeweile.« Wenn jeder in der Familie, der nachts nicht schlafen kann, ein Loch graben würde, hätten wir schon längst einen Schweizerkäse anstelle eines Teppichbodens. Aber so ist das immer. Die Katze Eduard hat zwölf Monate im Jahr Schonzeit.

Montag, 16.8.1982

Philip ist schon wieder ständig unterwegs. Er macht Besuche, erledigt Liegengebliebenes und geht vor allem jeden Tag zu Michael zur Behandlung. Es scheint wirklich alles in Ordnung zu sein. Ich bin unheimlich erleichtert, glaube aber noch nicht richtig daran. »Überanstrenge dich ja nicht«, sage ich zu ihm. »Du mußt nicht die ganze Zeit herumrennen und alles auf einmal erledigen.«
»Vor dem Urlaub will ich auf dem laufenden sein, denn nach dem Urlaub fange ich endgültig mit der Arbeit an.« Es stellt sich heraus, daß er bereits einen Vertrag in der Tasche hat. Als freier Mitarbeiter. Zeiteinteilung und Arbeitsmenge nach eigenem Ermessen.
»Du verlierst wirklich keine Zeit«, sage ich, nachdem ich den Vertrag gelesen habe. »Einmal muß ich ja anfangen«, antwortet er, »und die beste Zeit dafür ist nach dem Urlaub, wenn ich mich drei Wochen lang erholt habe.«
Jetzt, wo er offiziell Rentner ist, wird er wohl nicht mehr zurückzuhalten sein, das sehe ich ein.

Donnerstag, 19.8.1982

Heute abend gehen wir zum ersten Mal wieder zum Kegeln. Philip darf aber nur zusehen. Michael paßt auf ihn auf und zählt die Pilse. Nach dem zweiten schüttelt er den Kopf, und von da an gibt es nur noch Mineralwasser. »Das schmeckt nach gar nichts«, mosert Philip. »Dann bestell dir eine Zitrone dazu«, antwortet Michael.
Philip kegelt zwar nicht mit, dafür gibt er eine Menge guter Ratschläge. Besonders mir. Einem Rekonvaleszenten darf man nicht widersprechen, und außerdem muß er die Rechnung bezahlen.
Nach dem Kegeln gehen wir noch auf einen Sprung zu Michael und Hanah. Michael hat etwas auf dem Herzen, und er will, daß ich dabei bin. Es stellt sich heraus, daß er sich immer noch außerordentlich große Sorgen wegen der Operationsfolgen macht. Er will, daß Philip gleich nach dem Urlaub die 5000 DM-Trockenzellen-Spritzenkur wiederholt. Er erklärt uns, daß das

Mittel inzwischen noch verbessert worden sei und zur Zeit an einer Klinik mit gutem Erfolg getestet werde.
Philip ist überhaupt nicht begeistert. »Weißt du, Micha, ich sehe nicht ein, daß wir schon wieder so viel Geld ausgeben sollen. Es geht mir doch prima. Ich glaube dir ja, daß das Mittel hervorragend ist, aber meine Krankenkasse wird mir etwas husten, wenn ich schon wieder einen Zuschuß will, und meine Frau arbeitet langsam nur noch für meine Medikamente.« Solche Reden bringen mich in Rage, und Philip weiß das auch. »Es ist doch völlig egal, wo das Geld für deine Medikamente herkommt, Hauptsache, es ist da. Und wenn Miachel meint, daß eine neue Kur unbedingt notwendig ist, dann ist Geld das letzte Gegenargument.«
Michael ist sichtlich erleichtert, als er hört, daß wir die Kur noch einmal finanzieren können. Er erklärt Philip, daß sie gerade zum jetzigen Zeitpunkt dringend erforderlich ist, um einer eventuellen Metastasenbildung aufgrund der Operation vorzubeugen.
Jetzt ist Philip doch nachdenklich geworden. Offenbar hat er über diese Möglichkeit seither nicht ernsthaft nachgedacht. Michael will gleich morgen beim Hersteller anrufen und sich erkundigen, ab wann die neue Zusammensetzung lieferbar ist, und um sich einen Behandlungsplan für Philip zusammenstellen zu lassen. Der wird nämlich gleich individuell ausgearbeitet und mitgeliefert.
Auf dem Heimweg sagt Philip: »Ich wollte dich nicht ärgern, aber wenn ich daran denke, was wir mit dem vielen Geld alles machen könnten, werde ich immer wütend. In mir steckt schon ein kleines Vermögen. Was ist, wenn es nicht hilft und alles umsonst ist?«
Ich antworte: »Bis jetzt hat es geholfen, und für die Chance, daß es auch weiterhin hilft, werden wir auch weiter bezahlen.« Philip lächelt. »Wenn es nichts nützt, wirst du einmal eine ganz arme Witwe werden, weil wir alles Geld zum Fenster hinausgeworfen haben.« Ich nehme seine Hand. »Gerade weil ich überhaupt keine Witwe werden möchte, machen wir so weiter wie bisher.«
Später, als Philip eingeschlafen ist, denke ich noch immer über seine Worte nach. Wenn Philip tatsächlich vor mir sterben sollte, ist sowieso alles egal. Für was brauche ich dann noch

Geld. Ich nehme mir vor, wieder genau darauf zu achten, daß Philip wirklich alles bekommt, was er braucht und was für Geld zu haben ist.

Mittwoch, 25.8.1982

Philip hat seit einigen Tagen Temperatur. Mal mehr, mal weniger, aber immer vorhanden. Michael meint, das könne eine Reaktion auf die verstärkte Behandlung sein.
Als ich heute vom Büro komme, glüht er. Das ist keine erhöhte Temperatur mehr, das ist richtiges Fieber. Ich rufe Dr. Weißmüller an. Er will vorbeikommen. Er untersucht Philip gründlich, kann aber nichts feststellen. Das Fieber gefällt ihm überhaupt nicht. Er schlägt vor, Philip solle sich bei Professor Wexer untersuchen lassen. Er schließt die Möglichkeit nicht aus, daß sich da vielleicht wieder ein Abszeß zu bilden beginnt. Philip will keine Zeit verlieren. Er denkt an unseren bevorstehenden Urlaub. So ruft er noch am Abend auf der Uhlandshöhe an und bekommt einen Termin für Freitag. Hoffentlich gibt das keine böse Überraschung.

Freitag, 27.8.1982

Gegen Mittag läutet im Büro das Telefon. Philip berichtet, daß er schon wieder zu Hause ist. Professor Wexer will ihn stationär untersuchen. Am Montag um 10 Uhr soll er sich auf der Uhlandshöhe melden, damit noch am gleichen Tag eine Bronchoskopie gemacht werden kann. Für das bevorstehende Wochenende hat er Bettruhe angeordnet.
Ich beschließe, heute mittag freizunehmen, um die Bettruhe zu überwachen. »Mir graust davor, daß ich wieder auf die Uhlandshöhe muß«, sagt Philip. »Aber eines steht fest, länger als drei Tage bleibe ich nicht dort. Der Professor wollte nicht damit herausrücken, was er von dem Fieber hält. Als ich ihm sagte, daß ich erst vor kurzem eine Bruchoperation hatte, wollte er wissen, ob das unbedingt sein mußte. Ich sagte ihm, daß er verklemmt war, da meinte er, ich sei schon ein Pechvogel.«
Philip ruft Michael an und berichtet ihm von der neuesten Ent-

wicklung. Michael ist zwar auch der Meinung, daß der Fieberursache unbedingt gründlich nachgegangen werden muß, aber daß dies auf der Uhlandshöhe passieren soll, paßt ihm überhaupt nicht. Er will mit mir sprechen. Er sagt: »Wir müssen auf der Hut sein. Bestimmt will Professor Wexer Phil wieder soweit bekommen, daß er ihn zu einer Chemotherapie überreden kann. Du weißt ja, wie anfällig Phil für ärztliche Meinungen ist, wenn er erst im Krankenhaus steckt.«
Das ist richtig. Daran habe ich bisher noch gar nicht gedacht. Ich spreche mit Philip darüber. Er sagt: »Chemotherapie kommt auf gar keinen Fall in Frage. Ich weiß noch sehr gut, was der Arzt nach dem Vortrag zu mir sagte. Wenn es notwendig sein sollte, werde ich es Professor Wexer wörtlich wiederholen.« »Es kann sein«, antworte ich, »daß du dann gar keine drei Tage auf der Uhlandshöhe bist, sondern daß du gleich nach dem ersten Tag rausfliegst, wenn du nicht mitspielst.« »Dann ist es mir auch recht«, sagt Philip.

Montag, 30. 8. 1982

Punkt vier Uhr stehe ich auf dem Parkplatz der Uhlandshöhe. Ich denke, ich sehe nicht recht. Philip sitzt auf einer Bank und wartet auf mich. Für jemand, der gestern noch Fieber mit Bettruhe hatte, ist das bestimmt nicht das Richtige. Und auf meine Frage, was er hier tue, denke ich, ich höre auch nicht recht. Philip hat überhaupt noch kein Bett zugeteilt bekommen. Er erzählt: »Ich war pünktlich um zehn Uhr da, zusammen mit einem Leidensgenossen. Er bekommt seinen ›zweiten Stoß‹, also Chemotherapie. Eine Schwester sagte, wir sollen erst einmal im Park spazierengehen, es wären noch keine Betten frei. Ich sagte ihr, daß ich Fieber habe und eigentlich im Bett liegen sollte. Sie schaute mich kurz an und meinte, ich sehe nicht so aus, und außerdem scheine draußen die Sonne. Also sind wir beide spazierengegangen. Beide nüchtern. Kurz vor 12 Uhr haben wir wieder nachgefragt. Es waren immer noch keine Betten frei. Dafür bekamen wir die Genehmigung, etwas zu essen. Heute passiert sowieso nichts mehr, sagte die Schwester. Also sind wir essen gegangen. Nachher war ich ziemlich müde. Ich habe mich deswegen auf eine Bank im Flur gesetzt und vor mich

hingedöst. Um halb vier bin ich losmarschiert, um dich auf dem Parkplatz abzuholen.«
Mir bleibt die Sprache weg. Aber nicht für lange. Das fängt ja schon wieder gut an in diesem Laden hier. Ganz langsam gehen wir zurück zum Krankenhaus. Philip ist inzwischen ziemlich fertig. Im Krankenhaus vor der Tür des Schwesternzimmers sitzt der Leidensgenosse. Philip stellt uns gegenseitig vor. Der arme Teufel. Er hat eine Mütze auf. Als höflicher Mensch nimmt er sie ab, als er mich begrüßt. Hinterher hat er einige Haare weniger. Sie sind zusammen mit der Mütze abgegangen. Er hat auch noch kein Zimmer. Philip setzt sich zu ihm auf die Bank. Er kann sich kaum mehr auf den Beinen halten. Ich mache mich auf die Suche nach der Stationsschwester. Inzwischen will ich überhaupt kein Bett mehr für Philip. Ich will ihr nur sagen, daß ich meinen Mann wieder mit nach Hause nehmen werde und daß der Herr Professor bronchoskopieren kann, wen er will, aber nicht meinen Mann. Die Schwester ist entsetzt. Das gehe auf gar keinen Fall. Der Termin sei für morgen acht Uhr festgesetzt. Man dürfe dem Herrn Professor nicht absagen. Sie sehe sich sofort nach einem Bett um.
Zehn Minuten später haben wir ein Bett, aber immer noch keinen Raum, wo man es reinstellen kann. »Wir müssen Ihren Mann leider als fünften in einem Vierbettzimmer unterbringen.« Eine Frage nach der Privatstation ist wohl überflüssig. Ich weiß ja, daß der Herr Professor keine Privatpatienten kennt. Also kommt Philip als fünfter in ein Vierbettzimmer. Da kein Schrank vorhanden ist, hänge ich seine Kleider über das Bettende. Da natürlich auch kein Waschzeugfach vorhanden ist, baue ich die Zahnbürste mit Zahnpasta und Wasch- und Rasiersachen auf dem Besucherstuhl neben dem Bett auf. Philip hat überhaupt keine Wünsche mehr, er will sich nur noch hinlegen und schlafen. Die Bettnachbarn scheinen nette Leute zu sein. Ein Jugoslawe mit Zytostatika-Behandlung. Ein Grieche, ein sehr junger, der noch in den Untersuchungen steckt, aber schon ziemlich schlecht aussieht, ein Mann in Philips Alter, der morgen operiert werden soll, und ein sehr alter Mann. Der liegt vollkommen regungslos mit offenen Augen im Bett. Ich schaue zweimal hin, ob hier die Schwestern nicht wieder einmal etwas übersehen haben.
Als Philip den Umständen entsprechend untergebracht ist,

schaue ich nach der Schwester und frage nach den Zweibettzimmern. Ich kann mir den Hinweis auf den Privatpatienten nicht verkneifen. Die Zweibettzimmer werden zur Zeit renoviert. Der ganze Flügel sei geschlossen. Deswegen seien gewisse räumliche Einschränkungen notwendig. Immer diese Untertreibungen. Ja, man wisse, daß Philip Privatpatient sei, deswegen werde er auch morgen vom Herrn Professor persönlich bronchoskopiert. Ich empfehle der Schwester, irgendwo einen Arzt aufzutreiben, der noch heute nach Philip schaut. Zur Bekräftigung füge ich hinzu, daß ich so lange bei meinem Mann bleibe, bis ein Arzt dagewesen ist.

Solange Philip schläft, unterhalte ich mich mit dem jugoslawischen Bettnachbarn. Er schneidet sich von einer langen Salami dünne Scheiben ab. Mit viel Knoblauch. Man riecht es. »Essen hier nix gut«, sagt er. »Mann auch krank mit Lunge?« Ich nicke. »Bekommt er auch Chemobie? Chemobie nix gut. Immer spukken, keine Haare. Blut nix gut.« Ein Glück, daß der Mann nicht weiß, was bei der »Chemobie« noch alles »nix gut« ist. Philip schläft immer noch. Ich warte, daß endlich das Abendessen serviert wird. »Essen nix in Zimmer«, klärt mich der freundliche Bettnachbar auf. »Mann muß in Speiseraum gehen und dort essen.« Ich wecke Philip, und zusammen machen wir uns auf die Suche nach dem Speiseraum. Tatsächlich wird dort Essen serviert. Es wird immer besser.

Als wir zurückkommen, ist die Frau Stationsärztin da. Die kenne ich noch vom letzten Jahr. Der Schatten des Herrn Professor, synchron in den Bewegungen und vor allem in den Meinungen. Sie untersucht Philip. Als er hinterher fragt, was mit ihm los sei, meint sie: »Ich bin mir nicht ganz sicher. Ich muß es erst mit Herrn Professor durchsprechen. Außerdem muß die Bronchoskopie abgewartet werden.« Natürlich. Es hat sich nichts geändert seit dem letzten Jahr.

Mit dem Versprechen, morgen sobald als möglich zu kommen, verabschiede ich mich von Philip. Noch ehe ich zu Hause angekommen bin und Dany die letzten Neuigkeiten von der Uhlandshöhe mitteilen kann, habe ich schon beschlossen, morgen nachmittag freizunehmen. Solange Philip in diesem Krankenhaus liegt, möchte ich möglichst viel bei ihm sein.

Dienstag, 31.8.1982

Um 14 Uhr bin ich auf der Uhlandshöhe. Als ich die Tür öffne, denke ich, es ist das falsche Zimmer. Das ist doch nicht Philip, der dort im Bett liegt. Ein hohlwangiges Gesicht, leicht blau angelaufen. Sauerstoff in der Nase, eine Infusion im Arm. Als er mich sieht, laufen Tränen über sein Gesicht. Mein Gott, was ist denn da passiert? Ich setze mich an das Bett und nehme seine Hand. Philip flüstert: »Ich bin heute fast gestorben. Ich will noch nicht sterben. Ich habe Angst, du mußt mir helfen.« So habe ich meinen Mann noch nie gesehen. Ich streichle seine Hand. »So schlecht kann es dir gar nicht gehen. Du hast ja mich, und ich bleibe jetzt bei dir.« Unser alter Spruch. Er wirkt. Philip versucht zu lächeln. Mühsam erzählt er: »Irgend etwas ging heute bei der Bronchoskopie völlig daneben. Zuerst hat Professor Wexer meine Speiseröhre ausgedehnt. Ich wußte gar nicht, daß das notwendig war. Dann bekam ich plötzlich keine Luft mehr. Kein Mensch schien etwas davon zu bemerken. Mein Herz schlug wie verrückt, und ich dachte, jetzt ist es aus. Irgendwann haben sie es dann doch gemerkt. Das war vielleicht eine Hektik. Herzmassagen und Sauerstoff. Ich bekam eine Spritze, direkt ins Herz, glaube ich, zumindest in die Gegend. Sie haben mich dann wieder in mein Zimmer gebracht, und seither warte ich auf dich.«
Ein Mann in diesem Zustand allein in seinem Zimmer! Natürlich hat auch noch kein Arzt nach ihm geschaut. Es war offensichtlich wieder einmal höchste Zeit, daß ich kam. »Vor allem mußt du jetzt zur Ruhe kommen«, sage ich zu Philip. »Du siehst schon wieder viel besser aus.« Das ist eine Lüge. Wenn er in den Spiegel schauen würde, wäre noch ein weiterer Schock fällig.
»Ich glaube auch, daß es mir wieder besser geht. Ich habe schon wieder Hunger.« Die Überraschungen nehmen kein Ende. »Hast du noch kein Mittagessen bekommen?«
»Die Schwester wollte mir einen Brei machen, aber schon vor einer Stunde.«
»Das trifft sich gut. Ich wollte sowieso gerade zur Stationsschwester gehen und sie bitten, mir so rasch wie möglich einen Termin bei Professor Wexer zu beschaffen. Dabei kann ich gleich für dein Mittagessen sorgen. Ich bin sofort wieder da.«
In der Küche treffe ich eine Schwester, die mir erklärt, Mittag-

essen gebe es nur von 11.30 bis 12.00 Uhr und nur im Gemeinschaftsraum. Ich bin von Natur aus kein sehr geduldiger Mensch, und außerdem ist heute das Maß schon voll. So sage ich zu ihr: »Jetzt hören Sie mir mal gut zu. Mein Mann ist heute morgen an einer Bronchoskopie fast gestorben. Er kann nicht aufstehen. Jetzt hat er sich soweit erholt, daß er gerne etwas essen möchte. In spätestens zehn Minuten hat er etwas Passendes, oder ich sorge dafür, daß fünf Minuten später Professor Wexer persönlich in der Küche erscheint und Sie auf Trab bringt. Außerdem möchte ich so rasch wie möglich einen Arzt sprechen.«

Es dauert nicht einmal zehn Minuten, da bekommt Philip eine Suppe und eine Tasse Stärkungsgetränk. Ich füttere ihn wie ein kleines Kind. Er kann den Löffel nicht halten.

»Glaubst du, das ist das Ende?« fragt er mit geschlossenen Augen. »Natürlich nicht«, antworte ich ruhig. »Du hast es bestimmt viel schlimmer empfunden, als es in Wirklichkeit war. Sobald ich mit einem Arzt sprechen kann, werde ich erfahren, was passiert ist.«

»Ich habe ja gewußt, daß du die Sache in die Hand nimmst. Wie hast du es eigentlich fertiggebracht, daß mein Essen so schnell kam?« Und dann beginnt er übergangslos wieder von seiner Todesangst zu erzählen. Mit leiser, monotoner Stimme versucht er, sich alles von der Seele zu reden. Philip hat zum ersten Mal, seit er krank geworden ist, seine Hoffnung und seinen Glauben verloren. Diese Stümper, ich könnte sie umbringen. Sie haben in einer halben Stunde kaputtgemacht, was in eineinhalb Jahren mühsam aufgebaut wurde. Nur nicht darüber nachdenken, sonst drehe ich durch. Später dann, wenn ich alleine bin.

Philip ist wieder eingeschlafen. Er atmet jetzt viel ruhiger. Ich versuche, seinen Pulsschlag zu zählen und verzähle mich immer wieder, weil er einmal aussetzt und dann wieder zu rasen anfängt. Auf jeden Fall ist er viel zu schnell.

Die Tür geht auf, die Stationsärztin erscheint. Ich bedeute ihr, daß sie Philip nicht wecken soll. Sie schaut mich an wie die Katze Eduard, wenn sie einen Teller vom Tisch gefegt hat. Ich könnte sie schütteln, diese verwaschene, verschwommene Kopie von Professor Wexer. Wir gehen in ihr Arbeitszimmer. Sie blättert in ihren Unterlagen. Das Rascheln zerrt an meinen Nerven, und so frage ich sie, was heute morgen passiert ist.

»Eine schlimme Sache«, sagt sie, »aber der Herr Professor hat ja schon seinerzeit nach der Operation«, wieder heftiges Umblättern, »damals vor einem Jahr, darauf hingewiesen, daß die Chemotherapie schnellstens gemacht werden muß.« Was hat denn das mit der versauten Bronchoskopie zu tun? Ich frage sie. Sie hebt die Hände. »Ein Lungenödem, ja, leider, das kann passieren in dem Zustand. Etwas Sauerstoffmangel, aber das ist ja schon wieder behoben.« Die Ursache dafür kann sie mir nicht sagen, der Herr Professor müsse noch auswerten. Diese Frau spricht nur im Konzept. Zusammenhanglos und unsicher. Die Reinschrift muß wohl erst der Herr Professor genehmigen. Ich stehe auf. Es ist hoffnungslos. Es gäbe noch sehr viele Fragen, aber dies ist nicht der richtige Ort, um sie zu stellen. Im Hinausgehen sage ich ihr, daß es wohl empfehlenswert wäre, wenn der Herr Professor heute noch nach meinem Mann schaute.
Ich hätte nie gedacht, daß sich die Zustände auf der Uhlandshöhe noch verschlechtern könnten. Sie haben sich verschlechtert. Ich kann Philip unmöglich hier allein seinem Schicksal überlassen. Also rufe ich im Büro an und sage, daß ich ein paar Tage Urlaub brauche. Mitfühlende Zuvorkommenheit, wie immer. Mein Chef ist schon große, einsame Klasse.
Als Philip aufwacht, erzähle ich ihm, daß er ein Lungenödem hatte. Wir überlegen, ob das etwas mit Wasser in der Lunge zu tun hat. Wenn ja, wie kam es da rein? Philip sagt: »Die haben doch gewußt, in welchem Zustand mein Herz ist, warum hat man da nicht entsprechende Vorsorge getroffen?« Eine berechtigte Frage.
Ich sage ihm, daß ich so lange Urlaub nehme, bis er wieder zu Hause ist, und daß ich von jetzt an schon gleich am frühen Morgen komme. Philip ist beruhigt.
Das Abendessen wird unaufgefordert und pünktlich ans Bett gebracht. Ich schneide alles in mundgerechte Bissen und füttere Philip damit. Der jugoslawische Bettnachbar ißt wieder von seiner Salami. »Mann heute nix gut«, sagt er voller Mitleid. »Kollege heute auch nix gut«, er weist auf den jungen Griechen. Die Untersuchungen müssen sehr anstrengend gewesen sein, er liegt völlig erschöpft in seinem Bett. »Kollege heute nix essen, zu müde.« Ja, zum Teufel, muß man denn die Schwestern wegen jedes einzelnen Patienten, der zu schwach zum Aufstehen ist, auf Trab bringen? Als Philips Tablett geholt wird, frage ich

höflich danach. Kurz darauf hat der Grieche auch sein Abendessen. Der Jugoslawe füttert ihn. Philip grinst schon wieder ein bißchen: »Ich habe ja gewußt, daß du hier Ordnung schaffst.«
Eine Stunde später gehe ich. Philip schläft dauernd ein, und heute abend kann ja nicht mehr viel passieren. Hoffe ich. Zu Hause lade ich Dany ein, und wir fahren zu Michael und Hanah. Ich glaube, wenn die drei mich nicht genau kennten, käme bei meiner Erzählung der Verdacht auf, ich übertriebe. Dany sagt: »Irgendwann mußt du doch noch die Zeitung einschalten. Der Laden gehört ja geschlossen.« Noch ist Philip dort Patient. »Aber nicht mehr lange«, sagt Michael, »sonst garantiere ich für gar nichts mehr.« Er erklärt uns, wie durch das Ödem die Sauerstoffzufuhr verringert werde und wie das Herz darauf reagiere. Er sagt, wenn das im Krankenhaus während einer Untersuchung passiere, bestehe keine unmittelbare Lebensgefahr, weil man ja gleich etwas dagegen unternehmen könne. Aber er sagt auch, daß der Patient während dieser Zeit wirklich glaube, er müsse sterben.
Michael sagt mir, was ich tun soll. »Zuerst einmal so früh wie möglich rausfahren und aufpassen, daß nichts mehr schiefgeht. Von dort aus rufst du Dr. Weißmüller an. Er soll für Philip so schnell wir möglich einen Platz im Hans-Schubert-Krankenhaus besorgen. Er muß weiterhin stationär behandelt werden, aber nicht mehr auf der Uhlandshöhe. Sobald du ein Bett hast, bestehst du darauf, daß Phil entlassen wird. Sie werden es nicht gerne machen, haben aber rechtlich gesehen keine Einspruchsmöglichkeit. Und jetzt fährt Dany dich nach Hause und steckt dich ins Bett. Ich gebe dir zwei Pillen mit, die nimmst du, sonst klappst du auch noch zusammen.« Ich bin wirklich fix und fertig, und dabei hat der Kampf gerade erst wieder angefangen.

Mittwoch, 1.9.1982

Viertel vor neun Uhr stehe ich am Pförtnerhaus. Um neun Uhr werde ich eingelassen. Philip sieht etwas besser aus. Kein Sauerstoff mehr, keine Infusion, keine blauen Lippen. Aber es ist etwas Schlimmes geschehen, ich sehe es ihm an.
Er sagt sehr ruhig: »Ich habe eine schlechte Nachricht für uns. Es hat sich ein neuer Tumoransatz am Bronchialstamm gebil-

det. Professor Wexer hält eine sofortige Behandlung mit Zytostatika für unumgänglich.«

Jetzt habe ich auch Angst. Der Schock kriecht langsam durch den Körper. Nur nichts anmerken lassen. Wenn Philip so gelassen darüber reden kann, kann ich es auch.

Er berichtet: »Gestern abend kam Professor Wexer hereingefegt. Na, wie geht's... haben die Angstzustände nachgelassen... Pulsfühlen... Ist ja alles soweit wieder in Ordnung... Leider hat die Bronchoskopie ergeben, daß der Tumor weitermacht... Ungünstig... Am Bronchialstamm... Wir fangen gleich morgen mit der Chemotherapie an. Bevor ich richtig begriffen hatte, stand er schon wieder unter der Tür. Ich sagte ihm, daß ich eine so bedeutende Entscheidung mit ihm gerne etwas ausführlicher besprochen hätte, worauf er erwiderte, er habe diese Woche keine freie Minute mehr, nächste Woche dann. Und weg war er. Ich habe die Stationsschwester gefragt, warum der Professor so beschäftigt ist. Sie sagte mir, ab nächste Woche werde der OP-Saal renoviert. Deswegen müßten diese Woche noch 29 Operationen gemacht werden.«

Ich rechne kurz nach. Heute ist Mittwoch. Die sogenannte Intensivstation hat acht Betten. Die Zweibettzimmer werden renoviert. Da werden bestimmt noch mehr Fünfbettzimmer geschaffen, und die leichteren Fälle kommen dann wohl in den Kohlenkeller oder in die Waschküche.

Philip muß hier raus. Ich erzähle ihm, was wir gestern bei Michael besprochen haben. »Was soll ich denn machen, wenn der Tumor jetzt doch weiterwächst?« fragt Philip. »Auf keinen Fall eine überstürzte Entscheidung treffen«, antworte ich. »Jetzt haben wir so lange gewartet, da kann es auf eine oder zwei Wochen auch nicht mehr ankommen. Du legst dich jetzt wieder ins Bett, und ich rufe Dr. Weißmüller an und erzähle ihm alles. Er weiß bestimmt Rat.«

Auf dem Weg nach unten sehe ich in ein offenes Zimmer. Die Schwestern sind gerade dabei, einen noch unter Narkose stehenden Patienten in einem schon vollbesetzten Zimmer unterzubringen. Sie schleppen eine spanische Wand heran und bauen sie vor seinem Bett auf. Darüber hängt ein Apparat, der irgend etwas versprüht. Im Interesse des Mannes kann man nur hoffen, daß es wenigstens etwas sehr Wirksames ist.

Es gibt zwei öffentliche Telefone in diesem Hause. Beide sind natürlich besetzt. Als ich dann endlich an die Reihe komme, erreiche ich Dr. Weißmüller sofort. Ich berichte ihm zusammenfassend das Wichtigste. Er ist sofort bereit, für Philip einen Krankenhausplatz zu besorgen. Er sagt: »Wahrscheinlich läßt sich die Chemotherapie dieses Mal nicht umgehen. Aber ich rate Ihnen trotzdem dringend, keine vorschnellen Entscheidungen zu treffen. Im Hans-Schubert-Krankenhaus gibt es eine Kapazität in diesem Fach, Professor Schneider. Ich werde ihn anrufen und sehen, ob man Ihren Mann dort unterbringen kann. Melden Sie sich heute mittag noch einmal bei mir.«

Inzwischen ist es Mittagszeit geworden. Philip will nicht im Krankenhaus essen. »Du holst jetzt das Auto«, sagt er, »und hältst direkt vor dem Eingang. Dann fahren wir ins nächste Hotel.« Ich helfe Philip, ganz langsam mit den Aufzug ins Foyer zu kommen, dort wartet er auf mich.

Im Hotel bekommen wir ein ausgezeichnetes Mittagessen. Ich erzähle Philip von dem Gespräch mit Dr. Weißmüller. Er sagt: »Zum ersten Mal kann ich heute wieder besser atmen. Seit mir Professor Wexer gestern so zwischen Tür und Angel die Wahrheit an den Kopf geworfen hat, lag irgend etwas wie ein Stein auf meiner Brust. Ich habe einfach nicht mehr darüber hinausgesehen. Aber jetzt habe ich wieder Hoffnung. Wenn dieser Professor Schneider wirklich eine Kapazität in Sachen Chemotherapie ist, werde ich mich auf sein Urteil verlassen. Egal wie er sich entscheidet, ich werde mich danach richten.«

Wir unterhalten uns über die hygienischen Zustände auf der Uhlandshöhe, und ich erwähne, daß es mit dem Staub unter den Betten auch noch nicht besser geworden ist. »Du solltest mal die Toiletten in diesem Trakt sehen«, sagt Philip, »dann würdest du dich wirklich wundern.« Ich schaue sie mir an, als wir zurück sind. Es ist ein Skandal. Eine Gaststätte hätte man unter diesen Umständen schon längst geschlossen. Eine Damentoilette mit fünf Kabinen, gemeinsam für Patienten und Besucher. Im Waschraum ein Stück Seife in einer Seifenschale und ein feuchtes Stoffhandtuch. Keine Seifenspender, kein Desinfektionsmittel, keine Papierhandtücher.

Da Philip inzwischen eingeschlafen ist, mache ich einen Besuch bei der Frau Stationsärztin. Ich lasse sie erst gar nicht zu Wort kommen. Ich sage ihr, daß ich meinen Mann mitnehmen werde, und ich sage ihr auch sehr deutlich, warum. Bei jedem Vorwurf zuckt sie mit den Schultern. Sie weiß, es ist im Augenblick nicht alles ideal hier. Ich habe mich wohl verhört, das ist die Untertreibung des Jahrhunderts. Sie fährt fort: »Um auf Ihren Mann zurückzukommen. Professor Wexer will sofort mit der Chemotherapie beginnen. Ihr Mann hat durch seine Weigerung schon viel zuviel Zeit verloren. Professor Wexer wird mit einer Entlassung nicht einverstanden sein.« Ich sage ihr, was ich von einem Chefarzt halte, der nur alle acht Tage zehn Minuten Zeit für seine Patienten hat. Wieder zuckt sie mit den Schultern. Als ich meine Befürchtung äußere, daß Philip bei den katastrophalen Platzverhältnissen wohl demnächst im Heizraum landet, rafft sie sich auf: »Das dürfen Sie nicht sagen, wir haben unsere Patienten bisher immer untergebracht.« Sicher, es fragt sich nur wie.

Es hat keinen Sinn, weiterzureden. Sie ist im Grunde genommen auch nur ein Opfer der Verhältnisse. Ich frage sie nach den Nebenwirkungen der Chemotherapie. Es sind nicht wenige. Trotzdem sei dies Philips letzte Chance, erklärt sie. Eine andere Hilfe sei nicht mehr möglich. Da ich ohne Dr. Weißmüllers Auskunft nicht konkret sprechen kann, bedanke ich mich und gehe.

Philip ist inzwischen aufgewacht, und wir gehen in den Aufenthaltsraum. »Ich kann das Krankenzimmer nicht mehr sehen«, sagt er, »es sind ja lauter nette Kerle, aber es stört mich ganz gewaltig, daß sich keiner die Zähne putzt und daß alle nachts in ihrer Unterwäsche schlafen. Der eine liegt den ganzen Tag über im Anzug im Bett. Gerade noch, daß er sich Jackett und Schuhe auszieht. Und kein Mensch sagt etwas dagegen.«

Wir treffen den Leidensgenossen vom Montag. Er ist in den zwei Tagen um Monate gealtert. Außerdem könnte ich schwören, daß er schon wieder weniger Haare hat. Er setzt sich zu uns und erzählt, daß ihm die Behandlung dieses Mal überhaupt nicht bekomme. Beim ersten Mal habe er so gut wie keine Beschwerden gehabt. Ich frage ihn nach seinem Krankheitsverlauf. Es stellt sich heraus, daß seine Operation erfolgreich verlaufen ist. Der Tumor konnte ganz ausgelöst werden. Die Chemotherapie werde nur zur Sicherheit nachgeschoben. Zu wessen Sicherheit? Philip schaut mich an. Ganz fest presse ich meine Lippen aufeinander, damit ja nichts Falsches heraus-

kommt. Jeder Mensch muß so handeln, wie er es für richtig hält. Philip lenkt das Gespräch in unverfänglichere Bahnen. Ich stehe auf. Es wird Zeit, bei Dr. Weißmüller anzurufen.
Die erste gute Nachricht seit Tagen. Philip kann übermorgen ins Hans-Schubert-Krankenhaus kommen. Ich danke Dr. Weißmüller von ganzem Herzen. »Es klappt«, sage ich zu Philip. »Das hättest du gar nicht zu sagen brauchen, man sieht es dir an«, erwidert Philip. »Ich bin gespannt, ob Professor Wexer mich morgen gehen läßt.«
»Er wird. Ich komme morgen wieder sehr früh und werde so lange bleiben, bis ich dich mitnehmen kann. Notfalls auch über Nacht.« Bevor ich nach Hause fahre, schaue ich noch einmal bei der Frau Stationsärztin ins Zimmer und sage ihr, daß ich ab übermorgen einen Platz für meinen Mann im Hans-Schubert-Krankenhaus habe, und sie solle dafür sorgen, daß die Papiere fertig sind, wenn ich ihn morgen abhole. Sie sieht jetzt richtig unglücklich aus. Was wird bloß der Herr Professor zu alledem sagen?

Donnerstag, 2.9.1982

Wieder bin ich der erste Besucher auf der Uhlandshöhe. Philip geht es den Umständen entsprechend gut. Aber die Umstände sind nicht gut. »Mich strengt jeder Schritt an«, klagt er, »und geschlafen habe ich heute nacht gar nicht, der Grieche hat die ganze Nacht gehustet.« Ich suche die Stationsschwester. Sie weiß nichts von einer Entlassung. Und die Herren und Damen Ärzte operieren. »Macht nichts«, sage ich zu ihr, »ich habe Zeit. Ich werde warten.« Philip will im Besuchszimmer warten. »Die trostlose Umgebung in meinem Zimmer deprimiert mich«, sagt er.
Zwei Stunden später weiß die Schwester immer noch von nichts. Ich erkläre ihr, ich hätte bereits gestern der Frau Stationsärztin mitgeteilt, daß ich wünsche, daß mein Mann heute entlassen wird und daß ich ihn auch notfalls ohne Entlassungspapiere mitnehmen werde. Das ist natürlich auch wieder gegen die Vorschrift. Ich soll warten. Also fahren wir heute noch einmal ins Hotel zum Mittagessen. »Mußt du denn überhaupt nicht mehr arbeiten?« fragt Philip. »Ich arbeite erst wieder, wenn ich

dich unbesorgt allein lassen kann«, erwidere ich, »in diesem Horrorladen lasse ich dich keinen Augenblick mehr aus den Augen.«
Als wir zurückkommen, treffen wir im Aufzug eine junge Frau, dick, mit langen Zottelhaaren. Der Pullover erscheint mir auch nicht ganz sauber. Kurz gesagt, eine Person, die Mama sonntags nicht unbedingt zum Nachmittagskaffee einladen würde. Sie fängt sofort an zu reden: »Es wird mir ganz schlecht, wenn ich die Frischoperierten in der Intensivstation sehe. Die sehen aus wie der Tod. Bin ich froh, wenn ich wieder hier raus bin. Ich hole bloß noch die zweite Ladung.« Es stellt sich heraus, daß sie Taxifahrerin ist und Blutkonserven aus einem anderen Hospital bringt. Mit einem Blick auf ihre nicht eben einwandfreie Kleidung frage ich sie: »Können Sie denn hier einfach so ein- und ausgehen?« Ganz erstaunt schaut sie mich an. »Natürlich, ich bin oft hier. Ich stelle die Blutkonserven immer direkt in die Intensivstation. Dort braucht man sie doch.«
Manchmal frage ich mich, ob ich es bin, der hier nicht mehr normal ist. Gibt es wirklich so wenig Patienten und Angehörige, die es wagen, gegen diese Zustände zu protestieren? Das immense Wissen und das unbestritten große Können des Herrn Professor Wexer rechtfertigen schließlich nicht jede Schlamperei!
Auf dem Flur treffen wir die Frau Stationsärztin. Als sie Philip in Straßenkleidung sieht, ist sie überrascht, oder tut wenigstens so. »Sie müssen doch noch im Bett liegen!« Philip antwortet: »Ich warte nur noch auf meine Entlassungspapiere, dann werde ich gleich wieder ins Bett gehen, aber nicht hier.« Sie schaut uns an, als wäre ihr das Thema völlig fremd. Ich schalte mich ein. »Ich habe Ihnen doch gestern schon gesagt, daß mein Mann einen Platz im Hans-Schubert-Krankenhaus hat und daß ich ihn heute mitnehmen werde. So wie es hier zugeht, müssen Sie doch froh sein, einen Patienten weniger und ein Bett mehr zu haben.« Sie ist ratlos und schaut zur Decke, als ob dort die Lösung zu finden wäre. »Der Herr Professor will versuchen, ob er in den nächsten Tagen nicht doch noch Zeit für ein Gespräch mit Ihnen finden kann.« Jetzt wird es Philip zu dumm. »Damit wir uns nicht mißverstehen, ich werde heute auf jeden Fall mit meiner Frau fahren, ob mit oder ohne Entlassungspapiere. Ich bleibe keinen Tag mehr länger in Ihrer Klinik.« Jetzt ist sie ernsthaft verstört. Sie tut mir leid. Philip war stets ein so höf-

licher und gutmütiger Patient. Das Rabenvieh war immer nur ich. Und nun reagiert er so heftig. Sehr freundlich sage ich zu ihr: »Sie brauchen sich nicht zu beeilen, Frau Doktor, wir haben Zeit. Mein Mann legt sich jetzt wieder hin. Wenn die Papiere so weit sind, lassen Sie mir Bescheid zukommen, ich bin im Zimmer meines Mannes.«
Zwei Stunden später kommt eine Schwester und gibt mir einen Brief für Dr. Weißmüller. Na also. Wir können gehen. Mit einem schwerkranken Mann verlasse ich die Klinik. Philip sagt: »Was haben die bloß in den vier Tagen aus mir gemacht. Aufrecht bin ich hier angekommen, auf dich gestützt gehe ich.«
Zu Hause angekommen, rufe ich sofort Michael an. Er kommt, sobald er kann. Dany kann sein Entsetzen über Philips Aussehen kaum verbergen. »Wenn dir jemand sagt, du sehest glänzend aus, dann übertreibt er«, sagt er zu Philip. »Ich habe dich auf jeden Fall schon mal in einem besseren Zustand gesehen.«
Als Michael am Abend kommt, schaut er auch ganz erschrokken drein, obwohl er es viel besser hinter seiner dienstlichen Miene verbergen kann. Er untersucht Philip kurz und sagt: »Du gefällst mir überhaupt nicht. Zeit, daß du in ein anständiges Krankenhaus kommst. Du gehörst von Kopf bis Fuß durchgecheckt, damit man dahinter kommt, was für Schäden angerichtet worden sind. In der Zwischenzeit empfehle ich dir, deine Herz- und Kreislaufmittel nicht aus der Reichweite zu legen. Es kann sein, daß du sie ganz schnell zur Hand haben mußt.«
Solange Michael da ist, fahre ich rasch zum Einkaufen. Auf dem Rückweg treffe ich ihn auf der Treppe und frage, was er von Philip hält. »Ich bin entsetzt«, antwortet er, »ich hoffe nur, daß man ihm im Hans-Schubert-Krankenhaus schnell helfen kann. Meine Mittel sind bei weitem zu schwach dazu. Wir müssen abwarten, wie es weitergeht. Ich werde tun, was ich kann.«

Freitag, 3.9.1982

Am frühen Morgen bringe ich Philip ins Hans-Schubert-Krankenhaus. Es präsentiert sich in alter Güte und Qualität. Zimmer mit Dusche und WC, hell, modern, und vor allem sauber. »Selbst in meinem Zustand hat man noch Grund, dankbar zu sein«, sagt Philip, »und wenn es nur für eine gute Krankenhaus-

unterbringung ist.« Kaum habe ich die Tasche ausgepackt, steht schon eine Schwester da und fragt nach den Menüwünschen. Außerdem bringt sie einen Antrag auf Telefonanschluß mit.
Ein jüngerer Arzt kommt herein. Hochgewachsen, schlank, ein ernsthafter Mann, der vermutlich selten lächelt. Vielleicht hat er keinen Grund dafür. Er stellt sich vor: »Oberarzt Dr. Klein. Professor Schneider ist auf Vortragsreise in Amerika. Ich vertrete ihn.« Was soll's, es gibt auch gute Oberärzte.
Nach sehr kurzer Zeit stelle ich fest, daß er sogar ein außerordentlich guter Oberarzt ist. Er ist gründlich. Er will alles ganz genau wissen. Er hat Zeit. Er will über jedes noch so kleine Detail einen ausführlichen Bericht. Philip zählt seine Beschwerden auf. Immer wieder fragt Dr. Klein nach. Besonders die Rippenschmerzen interessieren ihn. Philip berichtet ihm, daß Professor Wexer unverzüglich mit der Chemotherapie beginnen wollte. Er hört mit unbeweglichem Gesicht zu. Man kann ihm unmöglich ansehen, was er denkt. Ob er dafür ist oder dagegen. Als Philip endet, sagt er: »Bevor eine so eingreifende Behandlung gemacht wird, sind in unserem Hause eine Reihe von Voruntersuchungen notwendig. Erst danach wird entschieden, ob in Ihrem Fall eine Chemotherapie überhaupt einen Sinn hat. Vor allem muß zuerst festgestellt werden, ob und inwieweit Metastasenbildungen erfolgt sind.«
»Professor Wexer hat aber vor jedem Tag gewarnt, der versäumt wird. Wenn ich auf der Uhlandshöhe geblieben wäre, hätte ich schon die erste Serie bekommen«, sagt Philip. Dr. Klein schaut ihn völlig ausdruckslos an. »Professor Wexer ist eine der größten Kapazitäten auf seinem Gebiet. Er ist weltweit bekannt.« Das ist keine Antwort, und Dr. Klein weiß das auch. Philip könnte jetzt tagelang weiterfragen, eine Stellungnahme zum Thema Professor Wexer würde er doch nicht bekommen. Deshalb läßt er es sein. »Wir werden noch heute mit den Untersuchungen beginnen«, sagt Dr. Klein abschließend, »auch ich bin der Meinung, daß wir keine Zeit versäumen dürfen.«
»Was hältst du von ihm«, frage ich Philip, als Dr. Klein das Zimmer verlassen hat. »Ein tüchtiger Mann, ich habe sofort Vertrauen zu ihm gefaßt. Auf sein Urteil können wir uns verlassen. Was er mir rät, werde ich tun.«
Beruhigt fahre ich ins Büro. Es wird Zeit, daß ich mich dort auch wieder einmal blicken lasse.

Am Abend bin ich wieder im Krankenhaus. Philip ist munter. Er muß inhalieren, bekommt Sauerstoff und herzstärkende Mittel. Die ersten Untersuchungen sind bereits abgeschlossen. Die Bemühungen um seine Person üben einen sehr beruhigenden Einfluß auf ihn aus. Er wirkt zum ersten Mal seit Tagen wieder gelöst und ausgeglichen. Heute nacht kann ich endlich wieder etwas ruhiger schlafen.

Montag, 6.9.1982

Philip und ich fahren mit dem Aufzug ins Erdgeschoß, um am Kiosk Lesematerial zu besorgen. Ganz langsam versucht Philip, sich wieder etwas mehr zu bewegen. Er macht kleinere Spaziergänge vom Zimmer zum Aufzug, oder im Flur von Bank zu Bank.
Im Aufzug ist eine sehr alte Frau. Sie liegt in ihrem Krankenbett und wird von einer Schwester begleitet. Sie könnte jedermanns Großmutter sein. Sie stirbt, das sieht man, nur der Termin steht noch nicht fest. Mit zuckendem Mund sagt sie immer wieder: »Ich habe solche Angst. Ich zittere am ganzen Körper.« Sie wiederholt sich, wie eine gesprungene Schallplatte. Die Schwester lächelt ihr mechanisch zu. Philip fragt die alte Frau, vor was sie so Angst habe. »Vor den vielen Untersuchungen. Jetzt wollen sie mir mit einem Rohr in den Magen schauen.« Ich kann keine Worte finden, ich bin jung und gesund. Philip spricht tröstend mit der alten Frau und sagt ihr, daß das nichts Schlimmes wäre. Bei ihm sei das auch schon gemacht worden, und er hätte kaum etwas davon gespürt. Die Schwester schaut Philip neugierig an. Dann verläßt sie mit der alten Frau den Aufzug. Ein Alptraum. Diese schwerkranke, nur durch ärztliche Kunst am Leben gehaltene, total verängstigte Frau. Ist das noch menschenwürdig? Ich denke an meine Großmutter. Sie starb vor vielen Jahren an Magenkrebs. Sie war keinen Tag im Krankenhaus. Sie hat bis zuletzt ihren Haushalt versorgt. Sieben Tage vor ihrem Tode legte sie sich ins Bett. Und dann starb sie, umringt von ihrer Familie. Sie hat zwar mit ihrem Krebs bestimmt nicht so lange gelebt wie diese alte Frau, dafür hat sie bis zum letzten Atemzug wirklich gelebt. Im Gegensatz zu der alten Frau. Und was ist, wenn diese stirbt? Wenn nicht gerade

Besuchszeit ist, stirbt sie ganz alleine, möglicherweise in irgendeiner Kammer, damit durch ihren Tod niemand belästigt wird.
Philip und ich denken das gleiche. Hoffentlich werden wir nicht auch einmal so hilflos, daß wir uns nicht mehr wehren können, wenn uns mit allen Mitteln ein Leben aufgezwungen wird, das nur noch Grauen in sich birgt und nicht mehr lebenswert ist. Philip sagt: »Ich weiß, daß du aufpaßt, daß es mir nicht auch einmal so geht.«

Dienstag, 7.9.1982

Gestern abend habe ich angerufen und unseren Urlaub abgesagt. Es ist mir schwergefallen. Aber es wäre Selbstbetrug, daran zu glauben, daß Philip innerhalb von wenigen Tagen soweit ist, daß wir zusammen wegfahren können. Zu Philip sage ich nichts davon, er wird schon von alleine auf das Thema zu sprechen kommen.
Er berichtet, daß die Tomographie eine einwandfreie Leber ergeben habe. Dr. Klein bezeichnete es »als einen schönen Erfolg«. Für seine Verhältnisse eine direkt überschwengliche Äußerung.
»Das EKG war nur mäßig«, erzählt Philip weiter. »Herzjagen verbunden mit Rhythmusstörungen. Eine unangenehme Mischung. Ich sagte zu Dr. Klein, daß dies erst seit der verpfuschten Bronchoskopie so ist. Er gab keinen Kommentar dazu.«
Als ich eine Vase für meine Blumen suche, treffe ich Dr. Klein im Flur. Ich frage ihn, ob Philips Herzstörungen gefährlich seien. Er antwortet: »Das ist nicht vorauszusagen. Vom Herz her gesehen, kann Ihr Mann 90 Jahre alt werden oder in den nächsten zehn Minuten tot umfallen. Die Ausweitung des Tumors ist viel besorgniserregender. Ich fürchte, wir können nicht mehr viel dagegen tun. Endgültiges kann ich erst sagen, wenn ich die Unterlagen von Professor Wexer bekomme.«
Philip glaubt nicht daran, daß bei ihm die Chemotherapie eingesetzt wird. Er sagt, man gehe hier sehr vorsichtig damit um und arbeite nur bei guten Voraussetzungen damit. »Man mißt den gefährlichen Nebenwirkungen eine viel größere Bedeutung bei als auf der Uhlandshöhe«, berichtet er. »Dort ging das wie

am Fließband: Aus dem OP-Saal raus, kurze Erholung, dann Chemotherapie, und zwar einheitlich und für jeden, ohne Rücksicht auf Einzelheiten. Mich würde interessieren, wie hoch die Versagerquote bei diesem Verfahren ist.«
Am Abend rufe ich Michael an und berichte ihm. Als er hört, daß Dr. Klein der Chemotherapie sehr kritisch gegenübersteht, ist er erleichtert. Mit dem einwandfreien Leberbefund hat er gerechnet. »Wir haben ja die ganze Zeit darauf hingearbeitet«, sagte er, »deswegen lehne ich auch die Chemotherapie ab. Die Gefahr, daß die starken Medikamente die Leber angreifen, ist einfach zu groß.«
Wir werden abwarten, wie Dr. Klein entscheidet.

Mittwoch, 8.9.1982

Die Untersuchungen sind soweit abgeschlossen. Dr. Klein kommt am Nachmittag und berichtet darüber. »Nach unseren Befunden beschränkt sich der Tumor bisher auf den Lungenbereich. Wie es dort aussieht, wissen wir allerdings noch nicht, da die Befunde und die Röntgenbilder von der Uhlandshöhe noch nicht da sind.« Ich bin erstaunt. »Heißt das, daß Sie hier noch keine Röntgenaufnahme von der Lunge gemacht haben?« Dr. Klein schaut mich an wie ein gestrenger Oberlehrer. »Wenn erst vor kurzem Röntgenaufnahmen angefertigt wurden, so wäre es unverantwortlich, dies ohne zwingenden Grund nach so kurzer Zeit zu wiederholen.« Mir fehlen die Worte. Wenn ich da an das Fotostudio Uhlandshöhe denke.
Philip schaltet sich ein. »Meine Frau wundert sich etwas, weil auf der Uhlandshöhe darauf nicht so sehr geachtet wird.« Dr. Klein verzieht keine Miene. »Ich kann nur wiederholen, man macht nur Röntgenaufnahmen, wenn es unbedingt erforderlich ist. Wenn Professor Wexer soviele Aufnahmen machen ließ, wird er seine Gründe dafür gehabt haben.« Das wird schon stimmen. Wahrscheinlich hatte er ungefähr 150 Gründe dafür.
Es ist komisch. Wenn sich die Ärzte nicht immer wieder – allerdings unfreiwillig – widersprechen würden, käme der Patient gar nicht auf die Idee, daß irgend etwas nicht stimmt. Allmählich haben wir geglaubt, daß Röntgenaufnahmen heute

kaum mehr gefährlicher sind als Schnappschüsse auf einem Ausflug. Erst Dr. Klein mit seiner Vorsicht macht uns wieder klar, daß das gar nicht stimmt.
»Mit dem Fieber müssen Sie leben«, fährt Dr. Klein fort. »Das wird einmal höher sein, einmal niedriger. Ich kann Ihnen nur den Rat geben, es nicht mehr zu messen, dann beunruhigt es Sie auch nicht.« Philip will wissen, ob er bezüglich der Chemotherapie schon etwas sagen könne. Dr. Klein will sich nicht festlegen. »Wenn die Befunde da sind, werden wir ausführlich darüber reden.« Philip sagt ihm, daß er sich in jedem Fall nach seiner Entscheidung richten werde. Dr. Klein nickt nur. Er hat nichts anderes erwartet.

Donnerstag, 9.9.1982

Als ich ins Krankenhaus komme, ist jede Menge Besuch da. Offenbar hat es sich herumgesprochen, daß Philip wieder im Krankenhaus ist. Ich hätte es mir ja denken können. Sobald er auch nur einigermaßen Luft bekommt, telefoniert er. Ein Blick auf den Gebührenzähler bestätigt es. Philip war nicht untätig. Kein Wunder, daß sich die Besucher die Türklinke in die Hand geben. Er wirft mir einen hilfesuchenden Blick zu. Die Geister, die er rief... Ich versuche es mit dem Hinweis, daß er heute etwas abgespannt aussehe. Das hat nicht den gewünschten Erfolg. Also werde ich deutlicher: »Es ist wirklich lieb, daß ihr Philip solange Gesellschaft geleistet habt, bis ich komme, aber ich glaube, daß er sich jetzt ein wenig ausruhen sollte.« Einer nach dem anderen verabschiedet sich. Sie wollen bald wiederkommen.
Es war höchste Zeit. Philip ist sehr erschöpft. Sein Herz macht wieder ganz komische Sprünge. Dr. Klein kommt und sagt, daß im Moment gar nichts gemacht werden könne, weil die Unterlagen immer noch nicht gekommen seien. Ich frage ihn, ob er schon einmal nachgefragt hätte. »Mein Assistenzarzt hat schon mehrere Male angerufen. Die Unterlagen sind inzwischen fertig, aber man muß noch warten, bis die Hauspost sie hierher bringt.« Ich sage ihm, er solle die Hauspost abstoppen. Ich werde morgen früh selbst auf die Uhlandshöhe fahren und sie abholen. Dann weiß ich wenigstens sicher, daß sie hier ankom-

men. Lieber nehme ich ein paar Stunden frei, als daß Philip hier noch länger untätig herumliegen muß. Wenn ich daran denke, was wir zu Hause alles für ihn tun könnten, werde ich ungeduldig. Ich verspreche Dr. Klein, die Papiere morgen vormittag selbst zu holen. Und wenn sie nicht fertig sind, werde ich den alten Trick anwenden und dasitzen und warten, bis ich sie bekomme.

Freitag, 10.9.1982

Heute machen wir einen kleinen Ausgehversuch. Im Trainingsanzug über den Aufzug in den Krankenhausgarten. Mit Mühe und Not erreichen wir die erste Parkbank. Dort läßt sich Philip ganz außer Atem nieder. Er hat schon wieder blaue Lippen. Es dauert fast eine Viertelstunde, bis er wieder einigermaßen normal atmen kann. Wir sitzen an einem kleinen Parksee. Auf einmal sagt Philip: »Wann hast du eigentlich unseren Urlaub abgesagt? Am Montag wäre doch unser erster Ferientag gewesen?«
»Zwei Tage nach der Bronchoskopie«, antworte ich. Philip schaut über den See. »Ich konnte vorher nicht darüber reden, ich war so schrecklich enttäuscht. Ich bin es immer noch. Es tut mir leid, daß ich unsere Pläne verdorben habe. Ich habe mir alles so schön vorgestellt. Und jetzt ist nichts daraus geworden.«
»Vergiß es«, antworte ich ihm. »Wir werden es nachholen. Im Frühjahr werden wir mindestens zwei Wochen lang nach Locarno fahren.« Philips Stimmung hebt sich. »Glaubst du, daß wir uns den Urlaub dann noch leisten können?« fragt er eifrig.
»Wir werden auf jeden Fall hinfahren, auch wenn wir es uns nicht leisten können.« Das ist ein Versprechen.
»Ich habe mir schon so viele Vorwürfe gemacht«, meint Philip, »daß ich die Bronchoskopie machen ließ. Jetzt wissen wir zwar, daß der Tumor weitermacht. Aber wir können mit diesem Wissen überhaupt nichts anfangen. Zu was dann der Aufwand? Ich brauche bestimmt Wochen, bis ich wieder meinen alten Zustand erreicht habe, falls ich es überhaupt noch einmal schaffe.«
Er schaut mich fragend an. »Natürlich schaffst du es auch dieses Mal wieder. Vielleicht dauert es etwas länger als sonst. Aber du hast ja Zeit. Ich habe meinen Urlaub verschoben und nehme ihn, wenn du aus dem Krankenhaus entlassen wirst. Wir wer-

den uns vierzehn schöne Tage zu Hause machen und langsam mit kleinen Spaziergängen wieder anfangen. Wenn ich dich pflege, bist du bald wieder in Ordnung.«
»Ich werde mich anstrengen«, sagt Philip.

Samstag, 11.9.1982

Philip wird am Montag entlassen. Dr. Klein erklärt uns, daß ein weiterer Krankenhausaufenthalt keinen Sinn hätte, weil er sich entschlossen habe, die Chemotherapie nicht durchzuführen. Er berichtet vom Ergebnis der Untersuchungen: »Ich habe mich sehr eingehend mit Ihrer Krankengeschichte befaßt und bin zu dem Ergebnis gekommen, daß die Aussicht auf Erfolg bei der Anwendung von Zytostatika in keinem Verhältnis zu den möglichen Nebenwirkungen steht. Gerade bei einem Plattenepithel, wie Sie es haben, wurden bis jetzt so gut wie keine positiven Ergebnisse damit erzielt. Ich kann es nicht verantworten, Sie der großen Gefahr, die von der Behandlung ausgeht, auszusetzen. Ich werde selbstverständlich Ihren Fall noch mit Professor Schneider durchsprechen, wenn er nächste Woche zurückkommt. Falls er anderer Meinung ist, verständigen wir Sie und sprechen noch einmal darüber. Nach meiner Ansicht ist es das beste, abzuwarten, wie sich die Dinge entwickeln. Falls irgendeine Verschlechterung eintritt, kommen Sie bitte sofort wieder hierher. Die Anfälle von leichtem Fieber sind nicht besorgniserregend. Was mir Sorge bereitet, ist Ihre Speiseröhre. Sie ist vom Tumor angegriffen. Da werden irgendwann Schwierigkeiten auftreten. Ich kann nicht sagen, wann. Das kann drei Wochen oder drei Monate dauern, aber sie werden kommen. Ich würde sagen, im Moment gehen Sie erst einmal nach Hause, und bei jeder Veränderung Ihres Befindens verständigen Sie uns. Dann werden wir sehen, was zu tun ist.« Das war eine klare und verständliche Auskunft, und Philip bedankt sich dafür.
Ich hoffe nicht, daß Philip es genauso empfindet, aber für mich heißt das, daß die Ärzte ihn als hoffnungslosen Fall aufgegeben haben. Als Dr. Klein das Zimmer verlassen hat, sagt Philip: »Jetzt wüßte ich auch nicht mehr weiter, wenn ich Micha nicht hätte. Was machen eigentlich andere Krebskranke, denen man so etwas sagt. Heimgehen und verzweifeln, nehme ich an.«

Also hat er auch verstanden, was Dr. Klein gemeint hat. Aber wie so oft, wenn Philip über seine Krankheit spricht, kommt es mir vor, als wäre er gar nicht daran beteiligt, als würde er über jemand anderen reden. Auch jetzt wirkt er völlig emotionslos, als er sagt: »Gegen die Geschichte mit der Speiseröhre kann Micha auch nichts tun. Da muß ich eben abwarten, wie es weitergeht. Auf jeden Fall werde ich eine neue Operation so lange wie möglich rausschieben. Lieber ernähre ich mich nur noch von Suppe.«
Er ruft Micha an und sagt ihm, daß die Chemotherapie abgelehnt wurde und daß er am Montag heimkomme. Es wird ein langes Gespräch. Michael hat sich inzwischen sehr gründlich überlegt, wie es weitergehen soll. Offenbar hat er da einige Ideen, die er Philip erläutert. Als er aufgelegt hat, sagt Philip: »Micha hat schon wieder ein volles Programm für mich erstellt. Den Tag möchte ich erleben, an dem ihm nichts mehr einfällt.« Ich möchte den Tag nicht erleben.
Zu Hause erzähle ich Dany, was heute besprochen wurde. Er sagt: »Jeder andere würde jetzt einen Pfarrer oder einen Psychiater brauchen. Was haben wir beide für ein Glück, daß Philip es uns so leicht macht.«

Montag, 13.9.1982

Heute ist mein erster Urlaubstag. Ich hole Philip aus dem Krankenhaus. Besser kann mein Urlaub gar nicht anfangen. Jetzt, wo wir wissen, daß wir ganz allein auf uns gestellt sind und von der Schulmedizin keine Hilfe mehr zu erwarten haben, dürfen wir keine Zeit mehr verlieren. Morgen wird Michael mit seinem neuen Behandlungsplan beginnen, und ich werde wieder einmal einen Erstattungsversuch bei der Krankenkasse machen. Inzwischen gibt es ein interessantes Urteil des Oberverwaltungsgerichts in Münster. Es besagt, »daß bei der Bekämpfung von Krebskrankheiten auch wissenschaftlich noch nicht anerkannte Medikamente beihilfefähig sein können«. Die Urteilsbegründung führt an, daß »bei Versagen der wissenschaftlich anerkannten Mittel auch solche Medikamente angewendet werden dürfen, die sich noch in der Erprobung befinden«.
Das trifft auf Philip voll zu. Mal sehen, was die Privatkassen von diesem Urteil halten.

Als ich ins Krankenhaus komme, hat Philip seine Reisetasche schon gepackt. Dr. Klein schaut noch einmal herein und sagt: »Also, denken Sie daran, wenn es Schwierigkeiten gibt, gleich zu uns kommen!« Hoffentlich lassen die Schwierigkeiten recht lange auf sich warten.
Wir fahren zum Mittagessen ins vegetarische Restaurant. Danach ist Philip so kaputt, daß er den Rest des Tages auf der Couch verbringt. Die Katze Eduard ist darüber verärgert und zieht beleidigt in den Katzenkorb um.

Donnerstag, 16.9.1982

Unser Urlaubsprogramm ist täglich das gleiche. Am Vormittag fahren wir zu Michael. Philip bekommt seine Spritzen. Ozon, Trockenzellen, Misteln, Vitamine und guten Zuspruch, alles zusammengemixt und richtig serviert. Philip sagt zu Michael: »Ich komme mir vor wie ein Nadelkissen. Wenn ich nicht mehr wasserdicht bin, bist du schuld daran. Außerdem brennen die Ozonspritzen ganz fürchterlich.« Michael läßt sich nicht aus der Ruhe bringen. »Dafür hast du frische Luft, garantiert sauber, aus erster Hand. Besser als im Schwarzwald.« Philip schüttelt den Kopf. »Aber lange nicht so angenehm. Wenn ich es mir aussuchen dürfte, würde ich lieber den Schwarzwald wählen.« »Das wäre viel teurer, und außerdem würde die Krankenkasse nicht bezahlen«, meint Michael. Was wir von den Spritzen ja auch nicht genau wissen.
Am Nachmittag fahren wir mit dem Wagen irgendwohin, wo es schön ist und vor allem, wo es viele Sitzgelegenheiten gibt. Philip kann seine Spaziergänge nur auf Raten machen. 500 m gehen, dann eine halbe Stunde sitzen. Aber wir sind schon froh darüber, daß das Herz wenigstens 500 m lang mitmacht.

Montag, 20.9.1982

Wir haben ein herrliches Spätsommerwetter, und es fällt schwer, nicht an die Segelboote auf dem Chiemsee zu denken. Als Ersatz fahren wir an unseren Haussee. Philip sitzt bereits wieder am Steuer des Autos. Er meint, Beifahrer sein sei zu anstrengend.

Der See ist klein und übersichtlich. Sein größter Vorteil sind die vielen Sitzgelegenheiten rundum. Wir spazieren von Bank zu Bank und haben so nach zwei Stunden den halben See umrundet. Philip ist wieder bei seinem Lieblingsthema angelangt. Wie lange es wohl noch dauern wird, bis er wieder arbeiten kann. »Es hat sich inzwischen so viel Unerledigtes angesammelt, daß ich möglichst bald mit den dringendsten Fällen anfangen muß.«
»An welchen Arbeitsumfang denkt du denn«, frage ich ihn, »immerhin geht es dir ja noch nicht so glänzend.«
»Erst einmal das Allerdringendste, vielleicht einmal die Woche. Ich werde bald merken, was ich kann und was ich nicht kann.« Hoffentlich ist es dann nicht zu spät, denke ich, behalte es aber lieber für mich. Ich möchte Philip jetzt nicht alle Beschwerden aufzählen, mit denen er sich zur Zeit herumplagt und die durch Arbeit nicht unbedingt besser werden. Er kennt sie selbst. Deswegen höre ich mir brav und ohne Widerrede an, was in den letzten Wochen wieder alles schiefgelaufen ist und was er unbedingt persönlich regeln muß. Bei der Gelegenheit erfahre ich auch gleich, daß er sich bereits vom Krankenhaus aus wieder in verschiedene Fälle eingeschaltet hat. Wir beschließen, das heißt Philip beschließt, Anfang nächster Woche bei Michael das Thema anzuschneiden. Ich bin beruhigt. Michael wird es schon in die richtigen Bahnen lenken.

Sonntag, 26.9.1982

Heute bleiben wir zu Hause, denn da, wo es schön ist, sind bestimmt schon eine Menge anderer Leute. Außerdem wollen wir nicht das Risiko eingehen, irgendwo in einen Sonntagnachmittagsstau zu geraten. Da bekäme Philip überhaupt keine Luft mehr. Er hat so schon Schwierigkeiten genug. Sein Herz rast und stolpert und stockt zwischendurch, daß einem angst und bange werden kann. Michael hat ihm bereits stärkere Mittel gegeben und gesagt, daß er zu einem Internist gehen solle.
Philip rätselt immer noch daran herum, was bei der Bronchoskopie falsch gelaufen ist. »Hätte Professor Wexer vorher in meinen Akten nachgesehen, hätte er doch sehen müssen, daß mein Herz nicht mehr in Ordnung ist. Was heißt das: Beim nächsten Mal kommt so etwas nicht mehr vor. Das hätte schon

dieses Mal nicht passieren dürfen. Und ein nächstes Mal gibt es sowieso nicht mehr.«
Dabei fällt ihm eine neue Story ein. »An dem Vormittag, als ich auf die Bronchoskopie gewartet habe, ist mir im Flur ein überaus nervöser Mann in meinem Alter aufgefallen. Er rannte hin und her. Da hab' ich ihn gefragt, was ihm fehlt. Er war richtig froh, mit jemand darüber sprechen zu können. Er erzählte seine Geschichte. Lungenkrebs, vor vier Wochen bei einer Nierenoperation entdeckt. Voruntersuchungen in einem benachbarten Krankenhaus. Danach direkte Einweisung in die Uhlandshöhe. Zwei Tage später sollte operiert werden. Er berichtete aufgeregt, da sein Krankenbericht vom Kreiskrankenhaus noch nicht eingetroffen sei, wolle man aufgrund der telefonischen Auskunft von dort operieren. Es sei ihm gar nicht wohl dabei. Ich sagte ihm, er solle schnellstens jemand von seiner Familie ins Kreiskrankenhaus schicken und die Akten abholen und herbringen lassen. Er schaute mich groß an und sagte: Ja, kann man denn das? Der Mann wußte nicht einmal über seine Rechte Bescheid.«
Ich weiß, es ist bösartig, aber ich stelle mir bei Philips Erzählung den operierenden Arzt vor. In der einen Hand das Skalpell, in der anderen den Telefonhörer. »Wie waren doch gleich die Herz- und Kreislaufbefunde des Patienten X, lieber Kollege?«

Mittwoch, 29.9.1982

Heute abend ist eine Fahrlehrerveranstaltung. Philip will unbedingt hingehen. Er sagt, wegen der interessanten Tagesordnung. Ich glaube, es ist eher, weil er versuchen will, an sein Leben von vor Monaten anzuknüpfen. Man kann ihn einfach nicht zu Hause halten. Als Michael gestern zu ihm sagte: »Für dein Herz wäre es besser, wenn du mehr liegen und dich möglichst wenig anstrengen würdest«, antwortete er: »Wenn ich nur noch liegen darf und mich schonen muß, weiß ich nicht, für was ich mein Herz noch brauche. Entweder es macht mit oder nicht. Zu Hause herumhängen ist für mich kein Leben.«
Ich für meinen Teil bin selbstsüchtig genug, mir zu wünschen, Philip würde sich schonen, damit ihm ja nichts passiert. Am

liebsten würde ich ihn morgens, wenn ich wieder ins Büro fahre, in einer Sofaecke deponieren, in der er sitzen bleibt, bis ich abends wieder nach Hause komme. Aber das behalte ich für mich.
Ich werde ihn heute abend begleiten und unauffällig auf ihn aufpassen.
Der Abend wird stürmisch. Die Tagesordnung scheint wirklich interessant zu sein. Philip regt sich auf, als ob es seine Probleme wären. Er mischt sich in die Diskussion ein, ereifert sich, trinkt zwei Gläser Bier und sagt hinterher, daß er sich schon seit langem nicht mehr so wohl gefühlt habe. Trotzdem braucht er meine Hilfe, um die paar Treppen in unsere Wohnung zu schaffen.

Montag, 4.10.1982

Heute ist mein erster Arbeitstag nach dem Urlaub. Jetzt muß ich Philip allein zu Hause lassen. Aber es geht eben nicht anders. Wir brauchen mein Gehalt dringender denn je.
Die Krankenkasse hat uns dieser Tage mitgeteilt, daß sie für die neue Kur entgegenkommenderweise und freiwillig einen Zuschuß von 1000 DM bezahlen werde. Das heißt, daß wir wieder rund 5000 DM selbst aufbringen müssen. Michael ist fest davon überzeugt, daß es hilft, und Philip hat sich der Meinung angeschlossen.
Was sind schon 5000 DM im Verhältnis zu der Hoffnung, die Philip nach der deprimierenden Aussage von Dr. Klein jetzt wieder neu belebt. Er stützt sich immer mehr auf Michael und scheint vergessen zu haben, daß es einmal eine Zeit gab, in der er die Heilkunst in das Reich der Märchen und Sagen verwies. Damals, als Dr. Wagner so verächtlich darüber sprach. Was würde wohl Dr. Wagner heute in dieser Situation sagen? Würde er immer noch sagen, daß wir unser Geld zum Fenster hinauswerfen, oder würde er einsehen, daß der Mensch eben irgend etwas braucht, an das er glauben kann, auch wenn er dafür bezahlen muß?
Mit Dany habe ich neulich darüber gesprochen, als er mitbekam, daß wieder eine Trockenzellen-Kur fällig wird. »Früher hätte ich darüber gelacht«, sagte er, »wenn jemand gekommen

wäre und hätte vorgeschlagen, Krebs mit homöopathischen Mitteln zu behandeln. Aber heute bin ich mir nicht mehr so sicher. Philips Krankheitsverlauf erscheint mir doch ziemlich atypisch. Vor vier Wochen hat sich die Operation gejährt. Nach Professor Wexers Berechnungen müßte er schon längere Zeit tot sein. Dabei bestand doch bis zur Bruchoperation berechtigte Hoffnung, daß der Krebs nicht weitermacht. Ich weiß nicht, ob das Zufall ist oder Michaels Behandlung. Zumindest ist es einen Versuch wert.«

Freitag, 8. 10. 1982

Philip war heute zur Routineuntersuchung bei Dr. Weißmüller. Im allgemeinen ist er zufrieden. Nur das Herz gefällt ihm nicht. Das ist nichts Neues. Er hat ihm verschiedene Medikamente verschrieben. Michael ist damit einverstanden, denn er sagt, daß seine Herzmittel jetzt nicht mehr ausreichen.
»Hoffentlich helfen die Medikamente bald«, sagt Philip. »Ich habe immer noch vor, so rasch wie möglich wieder zu arbeiten. Ich will nicht ewig zu Hause herumsitzen.« Er hat sich vom Büro einige Akten bringen lassen und arbeitet daran. Dazwischen telefoniert er mit Kunden. »Telefonbetreuung« nennt er die Gespräche.
Ich sitze da und sehe zu, wie er seine Aufzeichnungen macht. Ich habe heute einen miserablen Tag. Die Hochspannung der letzten Wochen hat etwas nachgelassen, und jetzt kommt die Reaktion. Ich bin müde. Nicht nur körperlich. Manchmal kann ich mich gar nicht mehr an die Zeit erinnern, als Philip noch gesund war und wir keine anderen Probleme hatten, als tausend andere Familien auch. Es scheint mir, daß unser Kampf schon ewig andauert.
Wenn ich in Gedanken soweit bin, schäme ich mich. Wenn Philip sich nicht beklagt, geht es auch nicht an, daß ich dasitze und mir Depressionen einrede. Außerdem ist Dany ja schließlich auch noch da, mit einem Anspruch auf einen Rest des Familienlebens. Er steckt im Endspurt um das Abitur und hat eine Menge eigener Probleme, da braucht er nicht noch mein trübseliges Gesicht dazu.
Es ist also insgesamt besser, wenn ich jetzt in die Küche gehe

und einen Kuchen backe. Erstens lenkt das ab, und zweitens hat Philip am Dienstag Geburtstag. So wird der kommende Sonntag wohl ein Familientag werden.
Zusammen mit der Katze Eduard gehe ich in die Küche. Als sie merkt, daß es nur ein Kuchen wird, setzt sie sich demonstrativ vor die Waschmaschine und schaut dem Hauptwaschprogramm zu.

Sonntag, 10.10.1982

Der Kuchen war gut, Philip fühlte sich wohl, die Kinder haben sich gefreut, und die Katze Eduard war artig. Abgesehen davon, daß sie grundsätzlich keine Gäste mag. Also insgesamt gesehen, eine heile Sonntagswelt. Philip hat den Kindern von seinem Aufenthalt auf der Uhlandshöhe erzählt. Sie haben zwischendurch immer ganz ungläubig geschaut. Philips Bericht klang eher ironisch als anklagend. Er war in guter Form.
Jetzt ist der Besuch fort, und Philip liegt auf der Couch. Das Schauspiel der heilen Familie ist zu Ende. Zurückgeblieben ist ein Mann, der völlig erschöpft ist, eine Frau, die ihn sorgenvoll und bedrückt betrachtet, und ein Sohn, der am Schreibtisch sitzt und versucht, noch etwas von der verlorengegangenen Zeit einzuholen.
»Es war schön, die Familie wieder einmal dazuhaben. Wir sehen uns viel zu selten.« Philip spricht jetzt ganz leise. Dann ist er eingeschlafen. Ich räume auf und denke darüber nach, warum Philip um keinen Preis wahrhaben will, wie schlecht es ihm jetzt manchmal geht. Lieber strengt er sich an und tut so, als wäre alles nur ein vorübergehendes Unwohlsein.

Dienstag, 12.10.1982

Wir gehen mit Michael und Hanah zum Geburtstagsessen. Wenn Michael nicht gleichzeitig unser ärztlicher Berater wäre, hätten wir es ausfallen lassen müssen. Philips Kreislauf will nicht mitmachen. Er braucht mindestens drei Versuche, ehe er vom Stuhl aufstehen kann, und dann muß er sich noch festhalten. Außerdem scheinen sich die Herzmittel von Dr. Weißmüller auf den Magen zu legen. Er hat seit einigen Tagen kaum mehr Hunger. Das ist bei Philip so ungewöhnlich, daß es Besorgnis erregt. Ein Philip, der nichts essen mag, ist etwas ganz Neues, Unheimliches. Ich stecke die Tabletten ein, um sie Michael zu zeigen.

Michael braucht die Tabletten erst gar nicht zu sehen. Es genügt ihm, Philip anzusehen. Als wir am Tisch sitzen, sagt er sofort: »Phil, deine neuen Herzmittel sind nicht das Richtige. Du hast blaue Lippen. Du bekommst zuwenig Sauerstoff.« »Sag lieber, zuwenig Luft, das ist richtiger«, antwortet Philip. Dann berichtet er von seinen Kreislaufschwierigkeiten. Michael besteht darauf, daß er sich noch in dieser Woche einen Termin bei einem Herzspezialisten geben läßt.

Beim Essen unterhalten sich Michael und Dany über das bevorstehende Abitur. Hanah und ich tauschen Rezepte im Diätstil aus. Sie hat immer wieder neue Anregungen für mich. Phil stochert schweigend auf seinem Teller herum. Den Rostbraten kaut er, als wären es Charly Chaplins Lederschuhe. Nachdem er kaum die Hälfte gegessen hat, schiebt er den Teller weg. Michael sagt: »Mit dir erlebt man immer wieder Überraschungen. Jetzt kenne ich dich schon so lange. Aber daß du einen Rostbraten zurückgehen läßt, habe ich noch nie erlebt!« »Ich habe überhaupt keinen Hunger«, antwortet Philip, »und außerdem habe ich bei jedem Bissen das Gefühl, daß er im Hals stecken bleibt.« Michael sagt nichts mehr, aber er sieht besorgt aus. »Schaut nicht so trübsinnig drein«, sagt Philip, »das ist nur mein Beitrag zur neuen Sparwelle.« Dann bestellt er sich demonstrativ ein großes Eis. »Rutscht besser«, sagt er. »Das beruhigt mich«, meint Michael, »solange du noch Eis ißt, besteht berechtigte Hoffnung.«

Dann kramen Michael und Philip in Erinnerungen und erzählen Stories aus längst vergangenen Zeiten. Dany hört aufmerksam zu und kommt langsam dahinter, was ihm noch alles bevorsteht.

Sonntag, 17.10.1982

Danys 19. Geburtstag. Wir gehen jugoslawisch essen. Dany mag das. Wir bestellen eine Familienplatte. So fällt es weniger auf, daß Philip kaum etwas ißt. Ich merke es aber trotzdem. Am Montag hat er einen Termin beim Internisten. Es ist höchste Zeit.
Am Nachmittag geht Dany mit Schulkameraden aus. Philip döst vor sich hin. Ich habe ein paar kleinere Reparaturen auszuführen, wie Knöpfe annähen und aufgeplatzte Nähte wieder in Ordnung zu bringen. Die Katze Eduard hilft mir dabei, indem sie den Inhalt des Nähkastens neu sortiert. Allerdings nicht zu meiner vollen Zufriedenheit.
Dann setze ich mich in einen bequemen Sessel und lese in Moodys ›Leben nach dem Tod‹, das Dany neulich nach Hause brachte. Es ist erstaunlich, in welche Fiktionen sich die Menschen flüchten, wenn es um den Tod geht. Ich habe immer geglaubt, die Christen hätten es da einfacher. Der Himmel muß doch ein sehr erstrebenswerter Ort sein im Vergleich dazu, wie es hier auf der Erde zugeht. Wenn ich als Christ die Wahl hätte zwischen dem Himmel und, sagen wir, der Uhlandshöhe, wüßte ich genau, was ich wählen würde. Statt dessen hängen sie genauso an ihrem Leben wie wir Heiden und versuchen, den Tod mit solchen Geschichten zu verniedlichen. Liebe Menschen, von denen man an der Schwelle des Todes abgeholt wird, sanfte Töne, große Helligkeit. Hoffentlich kommt nie der Tag, an dem ich es nötig habe, Trost in solchen Geschichten zu suchen.

Montag, 18.10.1982

Der Internist scheint ein Fachmann zu sein. Das kann man schon allein daraus ersehen, daß er ganz anderer Meinung ist als seine Kollegen vor ihm. Philip darf ab sofort überhaupt keine Herzmedizin mehr nehmen. Er hat es auch erklärt. Übrigens so ziemlich mit den gleichen Worten wie Michael, nur daß der unbedingt für eine Behandlung ist. Philips Herz schlägt nur deshalb so schnell, weil seine Sauerstoffzufuhr erheblich eingeschränkt ist. Jedes Medikament, das die Frequenz verlangsamt, verhindert die notwendige Sauerstoffzufuhr.

Die Rhythmusstörungen beunruhigen ihn nicht so sehr. Damit könne man hundert Jahre alt werden. Die Appetitlosigkeit käme von den Herzmitteln. Er solle die Pillen sofort weglassen, nach vierzehn Tagen wäre dann alles aus dem Körper raus, dann käme der Appetit wieder, und dann könne man erst eine richtige unverfälschte Diagnose stellen. Er hat sich auch die Röntgenbilder angesehen, aber dazu hat er nichts gesagt.
Philip hält ihn für einen guten Arzt und hat sofort alle Herzmittel weggeworfen. Außer Michaels ›Notfalltropfen‹.

Freitag, 29. 10. 1982

Meine Kollegin hat heute ihren grünen Tag. Sämtliche Pflanzen in Reichweite werden geteilt, geviertelt, geachtelt, gesechzehntelt usw., solange der Vorrat reicht. Überall stehen Vasen mit Ablegern zum Wurzelziehen. Der Chef kommt, schaut sich die Bescherung an und sagt: »Da soll noch einer sagen, in unserer Firma hätte der Nachwuchs keine Chance.« Damit verschwindet er in seinem Büro.
Mir ist überhaupt nicht nach Lachen zumute. Gestern abend ist Philip beim Kegeln fast erstickt. Das heißt, er kegelt ja noch nicht, er schaut nur zu. Er hat daneben gegessen, und wahrscheinlich wurde er durch einen besonders guten oder besonders schlechten Wurf abgelenkt. Auf jeden Fall blieb ihm ein Salatblatt im Halse stecken. Es ging nicht mehr vor und nicht mehr zurück. Philip versuchte es mit Nachspülen. Das Bier kam zum Teil zurück, zum Teil lief es in die Luftröhre. Ein fürchterlicher Hustenanfall war die Folge. Philip meinte hinterher, es sei durchaus nicht so angenehm, im Bier zu ertrinken. Michael zeigte ihm, wie er mit erhobenen Händen und gestrecktem Oberkörper die Speiseröhre entlasten kann. Es funktionierte. Das Salatblatt ging seinen vorgeschriebenen Weg. Als Philip wieder genügend Luft bekam, fuhren wir nach Hause.
Heute früh hat er den Internisten angerufen und ihn gefragt, was man in so einem Fall als Erste Hilfe tun könne. Er wußte es auch nicht, meinte aber, am besten wäre es, wenn Philip erst gar keinen Salat essen würde. Ein Fachmann, ich sagte es ja bereits.

Also ist jetzt der Salat vom Speiseplan gestrichen. Künftig gibt es Salat in Saftform. Solange noch eine Alternative vorhanden ist, geht es. Was machen wir aber, wenn das Brot im Hals stekken bleibt? Dann wird es wesentlich schwieriger.

Montag, 1. 11. 1982 (Allerheiligen)

Philip hat uns heute ziemlich erschreckt. Wir standen alle drei um Danys Kofferradio herum. Irgendein Schalter wollte nicht so, wie Dany es sich vorstellte. Das Radio stand auf dem Fußboden. Philip ging in die Hocke, um sich den Schalter aus der Nähe anzusehen. Als das Ding wieder funktionierte, erhob er sich, das heißt, er wollte, denn er kam nur bis zur halben Höhe, und nur Danys schneller Reaktion war es zu verdanken, daß Philip nicht der Länge nach hinfiel. Wir zogen ihn gemeinsam hoch. Philips Arme und Beine zuckten ein paarmal, dann war er wieder da. Er schaute uns ganz entsetzt an und sagte: »Jetzt hat irgendwo irgendwas ausgesetzt. Bei mir war momentan Funkstille.« Wir führten ihn zum Sofa, von dem er die nächsten zwei Stunden nicht mehr aufstand. Jeder Versuch endete auf halber Höhe. Inzwischen hatte er auch ganz weiße und kalte Hände bekommen. Ich versuchte es mit den ›Notfalltropfen‹. Nichts half. Erst gegen Mittag ging es wieder einigermaßen.
Jetzt überlegen wir, was das wieder bedeuten soll. Ich meine, so kleinere Kreislaufstörungen mit schwankender Umwelt haben wir ja fast alle hin und wieder, aber ein völliges ›black out‹ ist doch etwas ganz anderes. Gar nicht auszudenken, wenn so etwas im Auto passiert oder am Beginn einer steilen Treppe, oder... Es gibt da noch weitere Möglichkeiten, an die ich nicht einmal denken darf.
Philip hat den Schreck überwunden. Er meint: »Bei mir schaut eben an allen Ecken und Enden die Holzwolle heraus. Jeden Tag etwas Neues. Ich habe gehofft, daß es jetzt langsam wieder besser wird, bis jetzt wird es dauernd nur schlechter.«
Ich weiß manchmal auch nicht mehr, was ich darauf antworten soll, zumal mir der Schreck noch in den Knochen sitzt. »Bei einem unsportlichen Menschen wie dir«, sagt Dany, »besteht

kein Grund für überflüssige Kniebeugen. Wenn mein Radio mal wieder nicht funktioniert, stelle ich es eben auf den Schreibtisch.«

Freitag, 5.11.1982

Nach Büroschluß hole ich Philip im Billardclub ab. Er beklagt sich, daß er nicht einmal mehr Billard spielen könne. Es werde ihm jetzt schon schwindlig, wenn er einige Zeit nach unten schaue. Der Internist meint, daß das Herzmittel noch nicht ganz abgebaut sei. Es scheint sich hier um ein ganz besonders hartnäckiges Medikament zu handeln, weniger in seiner Wirkung als in seiner Nebenwirkung. Inzwischen behelfen wir uns mit den guten alten Kampfertropfen. Nicht, daß sie besonders gut helfen, aber die moralische Wirkung ist durchaus vorhanden. Man muß doch irgend etwas tun. Es ist schon fast soweit, daß ich abends, wenn ich heimkomme, Angst davor habe, zu erfahren, welche neuen Komplikationen heute wieder aufgetreten sind.
Am Abend sprechen wir über Philips schlechten Zustand. Er räumt ein, daß er sich vielleicht zu kritisch beobachtet. Er sagt: »Ich muß wieder soweit kommen, daß ich meine Beschwerden nicht mehr so ernst nehme. Genau wie der Internist sagt, damit können Sie noch 24 Stunden leben oder 24 Jahre. Es hat keinen Sinn, wenn ich mir die 23 Stunden oder 23 Jahre davor auch noch kaputtmache. Wenn es dann soweit ist, reicht es immer noch. Und wenn ich Glück habe, merke ich gar nichts mehr davon.«

Donnerstag, 11.11.1982

Als Folge unseres Gesprächs von neulich abends ist Philip heute zum ersten Mal wieder dienstlich unterwegs. Er besucht einen Kunden. Einen unzufriedenen Kunden, wie er mir erklärte. Ich habe Angst. Ich hoffe, daß alles gutgeht. Aber ich sage nichts. Wenn Philip versucht, sich wieder in Schwung zu bringen, möchte ich ihn nicht bremsen.
Am Abend holt er mich im Büro ab. Er ist noch ganz aufgeregt. Offensichtlich hatte er heute einen guten Tag. Der Kunde hat

sich gefreut, Philip auch, die Schwierigkeiten sind beseitigt. Philip ist zwar müde, aber man merkt ihm die Befriedigung über den gelungenen Tag an. »Jetzt habe ich Hunger«, sagt er, »heute mittag habe ich mich nicht getraut, viel zu essen. Ich hatte Angst davor, daß mir etwas im Hals steckenbleibt. Hoffentlich gibt es jetzt etwas Gutes.« Bevor ich mit dem Kochen fertig bin, ist er eingeschlafen. Als er nach zwei Stunden wieder aufwacht, stochert er nur im Essen herum und ißt mir zuliebe ein paar Bissen. Zwischendurch bekommt er einen Hustenanfall. Danach bringe ich ihn zu Bett.

Samstag, 13.11.1982

Die ersten Frühwinterausläufer sind mit Regen und Kälte gekommen. Die Katze Eduard schaut nur einmal vor die Haustür, dann tritt sie beleidigt den Rückweg an. Sie macht uns persönlich für das schlechte Wetter verantwortlich. Ist mir auch recht, denn nasse, schmutzige Katzenpfoten in der Wohnung sind nicht gerade meine größte Freude.
Philip trägt immer noch seine Sommerjacke. Ich frage ihn, ob es nicht langsam an der Zeit wäre, den Wintermantel herauszuholen. »Ich habe ihn schon angehabt, dann aber wieder weggepackt«, antwortet Philip. »Er ist mir zu schwer, nach ein paar Metern bin ich müde.« Philip hat einen Ledermantel, gefüttert mit Lammfell. Ein warmes Prachtstück. »Frieren ist auch keine Lösung«, sage ich, »dann müssen wir uns eben nach etwas Passendem umsehen.« Philip will nicht so recht. Er sei zu müde... später, wenn es ihm besser gehe... Mein großzügiger Mann ist in den letzten Wochen beachtlich sparsam geworden. Ich überrede ihn zu einem weißen Steppblouson aus einem Katalog. Schick und warm, ohne mühsame Einkaufstour, frei Haus. Dagegen kann er wenig sagen. Philip geht zum Café-Stammtisch, ich ans Telefon, um die Bestellung aufzugeben, ehe er es sich anders überlegt hat. Es ist ja schließlich nicht so, daß wir wegen jeder Winterjacke gleich am Hungertuch nagen müßten.
Vor ein paar Wochen sahen wir bei einem Stadtbummel eine wunderschöne dunkelblaue Strick-/Wildlederjacke im Schaufenster. Philip sagte ohne nachzudenken: »So etwas habe ich mir schon lange gewünscht. Gefällt sie dir auch?« Ich finde, daß

ihm die Farbe blau besonders gut steht und riet ihm deshalb, sie zu kaufen. Philip zog ein Gesicht. »Wie stellst du dir das denn vor. Das ist doch keine Jacke für einen armen Rentner. Da reicht es höchstens für einen handgestrickten Pullover ohne Ärmel.«
Ich habe ihm die Jacke zum Geburtstag geschenkt. Er trägt sie fast immer.

Mittwoch, 17.11.1982 (Bußtag)

Heute hat eine Freundin aus Philips vorehelichen Zeiten Geburtstag. Schon seit vierzehn Tagen liegt die Einladung auf dem Tisch. Die Kreislaufbeschwerden sind heute so massiv, daß ich mehrfach versucht bin, anzurufen und abzusagen. Philip will nichts davon wissen. Er hat sich auf die Geburtstagsfeier gefreut und will auch hingehen. Bis jetzt ist er noch nicht einmal in der Lage, aufzustehen und sich zu rasieren. Als er mal muß, bringt Dany ihn bis zur Toilettentür und wartet dort auf ihn. Er kann keine fünf Schritte allein machen, will aber trotzdem unbedingt zur Geburtstagsfeier.
Das Mittagessen ist eine völlige Fehlanzeige. Er hat keinen Hunger. Außerdem blockiert schon beim ersten Bissen die Speiseröhre für längere Zeit. Erst beim Nachtisch klappt es wieder. Nach dem Mittagessen ruft er Michael an und fragt, was er gegen die Kreislaufstörungen tun könne. Michael sagt, er solle alle Stunde zehn ›Notfalltropfen‹ nehmen. Sie könnten auf keinen Fall schaden.
Im Gegenteil, sie helfen, und Philip macht einen 30-Minuten-Spaziergang im Zimmer auf und ab. Danach ist er in der Lage, sich geburtstagsfein zu machen. Es gelingt ihm ausgezeichnet, und man sieht ihm kaum mehr an, wie miserabel es ihm heute morgen ging.
Die Feier ist schon in vollem Gange, als wir eintreffen. Alles alte Freunde von Philip. Die Freude ist lautstark und echt. Zum Kaffee sucht sich Philip ein Stück Sahnetorte aus. Da es damit keine Probleme gibt, nimmt er sich auch noch ein zweites, und etwas später folgt ein drittes. Das Geburtstagskind sagt wohlwollend: »Ich freue mich, daß es dir so gut schmeckt.« Wenn die wüßte!

Philip redet ziemlich viel an diesem Nachmittag. Überhaupt ist er wie aufgedreht. Wahrscheinlich wegen der Mischung von Kreislaufmittel, Kaffee und Geselligkeit. Da müssen wir nur zusehen, rechtzeitig nach Hause zu kommen, bevor die Wirkung nachläßt. Beim Abendessen redet er immer noch so viel, daß es gar nicht auffällt, wie wenig er ißt. Nach dem Essen gibt es Sekt. Wieder gut für den Kreislauf; und mit dieser Unterstützung kommt Philip ausgezeichnet über die Runden. Auf dem Heimweg fahre ich. Als ich vor der Garage ankomme, ist er eingeschlafen. Zusammen mit Dany bringe ich ihn zu Bett. Er merkt nicht mehr viel davon.

Sonntag, 21. 11. 1982

Philip hat die Feier vom vergangenen Mittwoch erstaunlich gut überstanden. Außer einer gründlichen Heiserkeit kam nichts nach. Michael war natürlich nicht begeistert. Er hat ihn inhalieren lassen, und danach gab es eine doppelte Ration Sauerstoff. Mittlerweile ist fast nichts mehr zu merken.
Heute mittag hatte er mit dem Essen wieder mal erhebliche Schwierigkeiten. Daß ihm der erste Bissen im Halse steckenbleibt, daran haben wir uns bereits gewöhnt. Aber heute hat es fast eine halbe Stunde gedauert, bis er endlich durch war. Danach kam ein endlos andauernder Schluckauf, der ihm das Weiteressen unmöglich machte. Alles in allem sind die Mahlzeiten zu einer anstrengenden Angelegenheit geworden. Wahrscheinlich ist seine andauernde Appetitlosigkeit eine Abwehrreaktion dagegen. Ich habe heute mittag das Essen abgetragen und eine Sago-Suppe gekocht, die er dann mühelos runterschluckte.
Nach dem Mittagessen sagt Philip: »Ich glaube nicht, daß sich die Geschichte mit der Speiseröhre noch lange rauszögern läßt. Wenn es so weitergeht, bringe ich in vier Wochen keinen Bissen mehr hinunter.« Ich habe natürlich auch schon daran gedacht, besser gesagt, befürchtet, daß bald etwas geschehen muß. Zusammen überlegen wir uns, was es überhaupt für Möglichkeiten gibt. Bis jetzt hat sich noch kein Arzt präzise dazu geäußert. Ich könnte mir vorstellen, daß ein Kunststoffteil eingesetzt wird. Von einer Operation will Philip nichts wissen. »Lieber ernähre ich mich von Brei und Suppen«, sagt er.

Mittags am Kaffeetisch debattieren Philip und Dany über die Bundeswehr. Danys Einberufung rückt zu seinem Leidwesen immer näher. Er überlegt sich sämtliche Möglichkeiten, wie er davon loskommen kann. Philip als ehemaliger Berufsoffizier hat kein Verständnis dafür. Er versucht, Dany die Annehmlichkeiten des Soldatenlebens zu schildern. Am Ende fragt Dany nur: »Wenn das alles so toll war, warum bist du dann ausgestiegen?« Das gibt der Diskussion neuen Aufschwung. Die Katze Eduard und ich sind stille Zuhörer. Da die beiden mit Händen und Füßen reden, glaubt sie, das wäre ein neues Spiel, und beobachtet jede Bewegung, damit sie den Augenblick nicht verpaßt, an dem sie eingreifen kann. Ich freue mich still vor mich hin, denn im Eifer des Gefechts ißt Philip schon das dritte Stück Kuchen. Obwohl er gleichzeitig redet, ist bis jetzt alles gutgegangen. Wahrscheinlich hat er noch gar nicht gemerkt, was er tut.
Danach ist Philip müde. Als er gerade eingeschlafen ist, läutet das Telefon. Ein ehemaliger Bürokollege, der ihn über das Betriebsgeschehen informieren will. Ich würde ihn gerne loswerden, ehe Philip aufwacht. Doch er hat es schon gehört und wird wieder munter. Ich räume das Geschirr weg, bügle ein paar Hemden und Blusen. Als ich wieder ins Zimmer komme, höre ich, daß irgendwer ausgefallen ist und Philip seinen Termin übernehmen soll. Mein Mann ist damit natürlich sofort einverstanden. Als er auflegt, wirft er mir einen schrägen Blick zu. Wahrscheinlich kann er die Begeisterung über diesen Auftrag an meinem Gesicht ablesen. Dann will er es sicher wissen. »Was meinst du denn dazu, wenn ich morgen brav zu Hause bleibe, kann ich am Dienstag doch bestimmt den Vortrag halten. Es handelt sich um eine Repräsentation meiner Firma bei einem Management-Seminar.«
Mein Entschluß steht fest: Ich werde ihn von nichts abhalten. Er darf nichts von der Sofaecke wissen, in die ich ihn am liebsten setzen würde, denn er wäre in dieser Ecke todunglücklich. Deswegen antworte ich: »Natürlich wird es gehen. Wenn du so unternehmungslustig bist, weiß ich wenigstens, daß du dich wohl fühlst.«

Dienstag, 23.11.1982

Himmel, ist so ein Tag lang. Bei jedem Telefonanruf fahre ich zusammen. Meiner Phantasie sind wieder einmal keine Grenzen gesetzt. Gar nichts passiert. Philip holt mich abends ab. Er ist ziemlich geschafft. Besonders deswegen, weil er den ganzen Tag vorsorglich nichts gegessen hat. Ich mache einen Grießbrei. Es ist schon lange her, daß er soviel auf einmal gegessen hat. Philip erzählt von seinem Vortrag und wie gut er angekommen sei. Jetzt gerade ist er wieder einmal überzeugt davon, daß er bald wieder arbeiten kann. »Das Autofahren macht mir überhaupt keine Schwierigkeiten, und mit dem Mikrophon kann ich jeden Vortrag halten. Die Materie beherrsche ich immer noch«, meint er.
Trotzdem ist er eingeschlafen, noch ehe er sich richtig hingelegt hat.

Mittwoch, 24.11.1982

Als ich nach Hause komme, ist Philip noch nicht da. Ich nutze die Gelegenheit und rufe Michael an. Ich frage ihn nach seiner Meinung über Philips Zustand. Er sagt: »Im allgemeinen bin ich recht zufrieden mit ihm. Nur das Herz macht mir Sorgen. Aber du weißt ja, was der Internist dazu meinte. Seither läßt Phil sich in dieser Hinsicht nichts mehr sagen. Wenn der Arzt sagt, daß es soweit in Ordnung sei, muß ich es akzeptieren, obwohl ich nicht der gleichen Meinung bin. Ich glaube immer noch, daß man etwas tun sollte.«
Ich frage ihn, wo Philips Essensunlust herkomme. Er ist überrascht. »Davon weiß ich ja gar nichts. Willst du damit sagen, daß Phil keinen Hunger hat?« Ich erzähle ihm von den letzten Wochen. Michael kann es kaum glauben. »Davon hat er mir nie etwas gesagt. Beim Wiegen habe ich auch nichts gemerkt. Er hat zwar zwei Pfund abgenommen, aber das ist immer drin. Ich weiß, daß er Schluckbeschwerden hat, aber daß es so schlimm ist, hat er mir nicht gesagt. Ich will mal sehen, daß ich ihm ein leichtes krampflösendes Mittel aufschreibe, vielleicht hilft das. Aber ansonsten würde ich mir an deiner Stelle keine unnötigen Sorgen machen. Solange Phil nicht mehr abnimmt, ist es nicht

tragisch. Wahrscheinlich bekommt er im Laufe des Tages seine Kalorien so zusammen, wenn auch nicht bei den Familienmahlzeiten. Auf jeden Fall kann ich nur raten, auf jeglichen Eingriff zu verzichten, solange Phil noch etwas runterbringt. Eine Operation ist das letzte, was wir jetzt brauchen können. Sie muß hinausgezögert werden, so lange es irgendwie geht.«
Nach dem Gespräch bin ich wieder etwas beruhigter.

Freitag, 26. 11. 1982

Freitag ist Einkaufstag. Da wird der Wochenbedarf nach Hause getragen bzw. gefahren. Wenn Philip sich wohl fühlt, treffen wir uns nach Büroschluß und gehen zusammen einkaufen. Er sucht sich dann die Wochenendmenüs aus. Heute hat er im Büro angerufen und gesagt, daß ihn sein Kreislauf ärgere und er deshalb lieber zu Hause bleibe.
Als ich in der Garage auspacke, wundere ich mich wieder einmal, was eine dreiköpfige Familie mit Katze in einer Woche alles verbraucht. Ich läute zweimal, damit mir jemand beim Rauftragen hilft. Von wegen. Da sich offenbar niemand angesprochen fühlt, schleppe ich die erste Ration allein in den ersten Stock. Als ich die Tür aufmache, trifft mich fast der Schlag. Philip liegt am Boden, und Dany versucht, ihn aufzurichten. Ich lasse alles fallen und helfe ihm. Philip murmelt vor sich hin: »Ich bin einfach umgefallen.« Er ist offenbar nicht richtig da. Dany ist ganz blaß. Er sagt: »Nachdem du geläutet hast, hörte ich einen Schlag, und als ich aus meinem Zimmer kam, lag Philip auf dem Boden.« Zusammen legen wir ihn aufs Bett. Ich hole die ›Notfalltropfen‹. »Jetzt bleibst du ganz ruhig liegen«, sage ich zu ihm, »ich packe nur schnell aus, dann komme ich wieder.« Es dauert gar nicht lange, da steht Philip in der Küche. Es geht ihm wieder leidlich. Er weiß nicht, was passiert ist. »Ich habe geschlafen, und als ich aufwachte, lag ich am Boden. Das kann ja heiter werden, wenn das so weitergeht.«
Beim Nachtessen fängt er wieder davon an. »Eigentlich ist es gar nicht so übel, wenn es so schnell geht. Stell dir vor, mich hätte der Schlag getroffen, dann hätte ich gar nichts davon gemerkt.« Ich habe nicht die geringste Lust, mir das vorzustellen. »Jetzt übertreibe bloß nicht«, sagt Dany, »du bist eben um eine

Sekunde schneller aufgestanden als dein Kreislauf. Sobald der dich einholt, bist du wieder voll da. Man schießt auch nicht so einfach in die Höhe.«
»Ich muß mir eine Liste anlegen«, brummt Philip, »damit ich nicht vergesse, was ich alles nicht mehr darf. Was erlaubt ist, brauche ich mir nicht aufzuschreiben, das bißchen kann ich mir auch so merken.«

Montag, 29. 11. 1982

Trotz allem war Philip heute wieder für seine Firma unterwegs. Siebeneinhalb Stunden, drei davon im Auto. Und wie fast zu erwarten, gab es keinerlei Kreislauf- oder sonstige Probleme. Abgesehen vom Essen natürlich. Aber das ist inzwischen so alltäglich geworden, daß es gar nicht mehr besonders erwähnt wird.
Philip erzählte mir, daß der Kollege, den er heute besuchte, erschrak, als er ihn sah. »Ich kam mir ganz komisch vor, als der mich anstarrte. Wenn das so weitergeht, kann ich bald eine Geisterbahn aufmachen, mit mir als Hauptdarsteller.« Sind manche Leute blöd. Wenn sie schon erschrecken, dann könnten sie es wenigstens besser verbergen. So eine Reaktion wirkt bestimmt nicht aufmunternd.
Philip betrachtet sich im Spiegel. »Eigentlich sehe ich gar nicht so schlecht aus. Ein bißchen weiß und ein bißchen faltig.« Er steigt auf die Badezimmerwaage. »Immerhin noch 84,5 kg. Meinst du nicht auch, daß das reicht?«
»Bei deinen einsvierundachtzig reicht das bestimmt«, antworte ich ihm. Die Katze Eduard kommt anstolziert. Sie macht sich niedlich und will gestreichelt werden. »Da schau her«, sage ich, »der Damenwelt gefällst du immer noch.«
»Ich weiß«, antwortet Philip, »dir und Miezi gefalle ich auch noch als greußliches Faltengespenst. Und das ist schließlich die Hauptsache.«

Sonntag, 5. 12. 1982

»Heute lade ich euch ganz groß zum Mittagessen ein«, verkündet Philip am Frühstückstisch. »Wieso«, fragt Dany, »hast du im Lotto gewonnen?« Normalerweise ist das Thema Geld in unserer Familie kein Thema mehr. Philips Rente reicht immer gerade für seine allernötigsten Bedürfnisse. Es besteht also kein Grund, groß darüber zu reden. »Ich habe diese Woche den Scheck für meine Arbeit bekommen. Das muß gefeiert werden.« Dany schaut auf Philips Teller. »Dann ist es wirklich gut, wenn du mich mitnimmst. Bei dem, was du zur Zeit ißt, trägst du nicht gerade zum Stolz eines Gastwirts bei.« Ich schlage vor, die Katze Eduard mitzunehmen, um die Familienehre zu retten. Dany meint, das könne er auch allein.
Und wirklich, er hält sich tapfer. Er ißt sich durch ein komplettes Menü hindurch. Zwei Gänge schaffe ich auch. Philip schaut ab der Vorspeise zu. Da er mit der geräucherten Forelle keine Schwierigkeiten hat, weiß ich nicht, warum er nicht weiterißt. »Ich habe keinen Hunger mehr. Aber es freut mich, wenn es euch so gut schmeckt«, sagt er. Dany schaut ihn über seinen vollen Teller hinweg an. »Wenn du auf dieser Speisekarte nichts findest, ist es wirklich an der Zeit, einen guten Arzt zu suchen. Das ist ja nicht mehr normal.«
Nein, es ist wirklich nicht mehr normal. Ich habe den Eindruck, daß Philip das Ganze zu leicht nimmt. Er tut so, als handle es sich um eine vorübergehende Magenverstimmung und will lieber nicht darüber sprechen. Michael weiß auch nicht so recht, warum Philip nicht mehr essen mag. Er schlägt vor, so bald wie möglich einen Termin mit Professor Schneider zu vereinbaren. »Bis Weihnachten mußt du wieder essen«, sagt Dany, »wir können dir ja nicht gut zumuten, daß du beim Gänsebraten zuschaust.«
Weihnachten. Ich habe ein ungutes Gefühl, wenn ich an die vielen Feiertage mit der Notarztbesetzung denke. Hoffentlich bekommt Philip nicht noch größere Schwierigkeiten mit seiner Speiseröhre.

Montag, 13. 12. 1982

Heute mittag hat Philip im Billardclub eine Bohnensuppe gegessen. Obwohl er versichert, daß er gut aufgepaßt habe, ist ihm etwas in der Speiseröhre steckengeblieben. Er hat bereits alles mögliche versucht, Husten, Finger in den Hals, Strekken, Entspannen. Ohne Erfolg. Es geht überhaupt nichts mehr. Weder vorwärts noch rückwärts. Als ich nach Hause komme, machen wir noch mal einen Versuch. Zwecklos. Nicht einmal ein Schluck Wasser geht durch. Wir fahren zu Michael. Er tippt auf Speiseröhrenkrampf und gibt Philip Tropfen, die er im Mund behalten soll, bis sie durch sind. So eine Art ›Rohrfrei‹ für den Hals, stelle ich mir vor. Und wirklich, nach einiger Zeit ist die Flüssigkeit weg. Philip holt sich bei Hanah ein Glas Milch. Auch die Milch nimmt ihren natürlichen Weg.
Zu Hause mache ich eine Sago-Suppe. Nach den ersten paar Löffeln bekommt Philip einen Hustenanfall, und hinterher meint er, irgend etwas hätte sich in seiner Speiseröhre gelöst. Aber essen mag er jetzt auch nicht mehr. Er trinkt lieber ein Glas Milch mit Nährmittelkonzentrat. Das ist weniger anstrengend.
Ich frage, wie es überhaupt zu der Blockade gekommen ist. »Ich habe ganz vorsichtig gegessen«, antwortet Philip. »Wahrscheinlich lag es daran, daß ich mich nebenher unterhalten habe und dadurch abgelenkt war.« Ich rate ihm, morgen mittag die Sago-Suppe daheim zu essen und erst hinterher in den Billardclub zu gehen.

Dienstag, 14. 12. 1982

Rücksichtnahme ist ja ganz schön, aber man kann sie auch übertreiben. Es ist nicht einzusehen, warum Philip mich nicht im Büro anruft, wenn etwas Wichtiges vorliegt. Das sage ich ihm auch, als ich nach Hause komme und höre, daß heute wieder den ganzen Tag nichts rauf- und runterging.
»Ich habe nur auf dem Sofa gelegen und deshalb bestimmt ganz wenig Kalorien verbraucht«, entschuldigt sich Philip. »Das ist kein Argument«, antworte ich. »Wenn du mal acht Tage lang

ohne Essen auf dem Sofa gelegen hast, wirst du schon merken, wieviel Kalorien du trotzdem verbrauchst. Außerdem ist das Trinken viel wichtiger. Dein Flüssigkeitspegel ist bestimmt schon an der unteren Grenze.«

»Natürlich müssen wir etwas tun«, meint Philip, »ich wollte nur warten, bis du zu Hause bist.« Inzwischen ist es halb fünf geworden, ziemlich spät, um noch etwas zu unternehmen. Philip hat übermorgen einen Termin bei Professor Schneider. Aber so lange können wir nicht mehr warten. Also versuche ich, den Professor zu erreichen. Er ist tatsächlich noch da. Als er hört, was passiert ist, will er, daß Philip sofort kommt. Heute abend noch. Jetzt weiß ich auch, warum der Oberarzt der Inneren Abteilung so gut ist. Bei dem Chef.

Gegen fünf Uhr sind wir im Krankenhaus. Professor Schneider hat sich inzwischen Philips Krankengeschichte angesehen und ist mit den Fakten ziemlich vertraut. Er untersucht Philip und stellt ihm eine ganze Menge Fragen. Was er hört, gefällt ihm nicht. Er sagt, es sei heute zu spät, um noch etwas zu unternehmen. Das Personal an den wichtigen Stellen hätte Feierabend.

Mit ernster Miene sagt er: »Wir werden morgen ihren Fall besprechen. Ich werde auch meinen Kollegen von der Radiologie befragen. Vielleicht können wir noch einmal bestrahlen, damit die Speiseröhre wieder aufgeht. Wenn nicht, werde ich mir einen anderen Weg überlegen. Kommen Sie bitte morgen um acht Uhr nüchtern wieder her, mit Gepäck, vielleicht müssen wir Sie hierbehalten.« Mir wird eiskalt, und mein Magen steigt langsam in die Höhe. Professor Schneider glaubt offensichtlich, daß der Tumor die Speiseröhre verschlossen hat.

Philip ist jetzt auch ernsthaft beunruhigt. »Kannst du dir vorstellen, daß so etwas so schnell geht?« fragt er auf dem Heimweg. »Gerade kann ich noch essen und eine halbe Stunde später ist alles zu.« Ich kann es mir nicht vorstellen.

Ich beschließe, das Weihnachtsgeschäft sich selbst zu überlassen und mit Philip morgen ins Krankenhaus zu fahren. Wenn sich irgend etwas Schlimmes herausstellt, braucht er mich. Weihnachten ist auch nächstes Jahr wieder.

Mittwoch, 15.12.1982

Ich rufe gleich um sieben Uhr im Büro an und melde mich bis auf weiteres ab. Ich nehme mir vor, wenn es irgendwie geht, heute noch ein paar Stunden zu arbeiten, damit ich wenigstens meinen guten Willen gezeigt habe.
Bevor wir zu Professor Schneider kommen, wird geröntgt. Das ist gar nicht so einfach, da die Kontrastflüssigkeit immer wieder zurückkommt. Endlich hat der Arzt doch genug gesehen und schickt uns zum Chefarzt der gastrologischen Abteilung zu einer Magenendoskopie. Ich setze mich solange ins Wartezimmer. Das Wartezimmer ist trostlos. Kunstlicht, Kunststoffmöbel, wahrscheinlich ist das Grünzeug auch aus Kunststoff. Es sieht so krank aus wie die Patienten, die hier warten. Eine ältere Frau in einem geblümten Morgenmantel, der gut zu einem Kopf voll Lockenwicklern gepaßt hätte, fragt mich, warum ich hier sei, ich sähe doch ziemlich gesund aus. Als ich einen Antwortversuch mache, merke ich, daß sie gar nichts von mir wissen will. Sie hat nur eine Möglichkeit gesucht, mir von ihren Leiden zu erzählen. Ich höre geduldig zu, nicke an den rechten Stellen und bin mit den Gedanken meilenweit weg. Das heißt, nicht meilenweit, sondern nur ein paar Meter weiter, bei Philip, im Behandlungszimmer. Da drinnen geht es für uns um Lebenswichtiges, und ich soll sagen, ob es meiner Meinung nach ein Gallenstein oder eine Magenschleimhautentzündung sei. Irgendwann bemerkt meine Nachbarin meine Abwesenheit. Jetzt will sie wissen, warum ich hier bin. Ich sage ihr nur das Allernötigste, denn sie sieht so aus, als wisse sie zu allem ein passendes Beispiel. Richtig. Kaum habe ich geendet, kommt eine fürchterliche Geschichte mit grauenerregendem Ende, erlebt vom Vater der Schwägerin der jüngsten Nichte. Die Frau ist ein richtiger Sonnenschein. Gerade das, was ich im Augenblick nicht brauche. Das nächste Mal warte ich lieber vor der Tür auf den Stufen im Schneematsch.
Endlich kommt Philip. Ich bestürme ihn mit Fragen. Er winkt ab. »Am besten, du sagst überhaupt nichts, denn alles, was es zu diesem Thema zu sagen gibt, habe ich eben vom Professor schon gehört. Er hat ein Stück Rindfleisch von zweieinhalb Zentimeter Durchmesser aus meiner Speiseröhre geholt. Quer

liegend, an einem Engpaß, wo der Krebs die Speiseröhre eingedellt hat.«
Es ist wirklich besser, wenn ich nichts dazu sage. Es ist inzwischen elf Uhr. Ich habe noch nicht gefrühstückt, und meine Nerven sind auch leicht angegriffen.
Philip verteidigt sich: »Der Professor sagte, wenn die Nahrung im Mund an eine bestimmte Stelle kommt, erfolgt automatisch ein Schluckreflex, gegen den man nichts machen kann.« Man kann sie höchstens vorher kleinschneiden. Aber das behalte ich dann doch für mich.
Professor Schneider ist erleichtert, als er von dem Ergebnis hört. Das hindert ihn nicht daran, Philip sehr eindringlich auf die Gefahr hinzuweisen, die feste Nahrung für ihn birgt. »Alles nur noch püriert, keinerlei feste Nahrung, sonst sind Sie alle drei Tage hier.« Er verabredet mit Philip einen Termin im neuen Jahr. Bis dahin will er sich soweit informiert haben, daß er weitere Vorschläge machen kann.
Auf dem Heimweg sagt mir Philip, daß der Magenprofessor bei der Endoskopie eine Gewebeprobe der Speiseröhre entnommen habe. Er habe die Genehmigung dazu gegeben. Ich weiß nicht, ob es in Anbetracht der angegriffenen Speiseröhre das richtige war. Aber wahrscheinlich kommt es jetzt darauf auch nicht mehr an.
Ich bringe Philip heim und fahre dann ins Büro. Heute abend werde ich mich erst einmal informieren, was es auf dem Kindernahrungsmarkt alles gibt.

Sonntag, 19. 12. 1982 (4. Advent)

Vom Fertiggrießbrei bis zur ersten Gemüse-Kalbfleisch-Mahlzeit habe ich jetzt alles im Hause. Wenn Philip vorher bei meinen liebevoll gekochten Mahlzeiten keinen Appetit hatte, kann ich mir nicht vorstellen, daß ihn Nudeln mit Rindfleisch ab dem 3. Monat reizen.
Heute mittag mache ich Gemüse aus dem Mixer und Kartoffelbrei. An den Wochenenden geht das ganz gut, da kann ich kochen. Aber die Woche über bleibt eben doch nur die Kindernahrung.
Wir reden über den Heiligen Abend, und ich mache mir Gedan-

ken, hinter welchem Menü man am besten Philips Appetitlosigkeit verstecken kann. Er will nicht, daß die Familie allzuviel davon merkt. Dany schlägt Schweinebraten mit Rotkohl und Knödel vor. Philip schaut sehr überrascht. »Na ja«, meint Dany, »die Knödel kannst du zerdrücken, und das Rotkraut benützt du, um den Schweinebraten, den du nicht essen kannst, darunter zu verstecken.« Ich habe eine bessere Idee. Zuerst Forellenfilet, das kann Philip auf jeden Fall essen, dann Kalbsbraten mit Kartoffelpüree. Ohne den Braten müßte das auch gehen und zum Nachtisch Weincreme. Der Vorschlag findet Zustimmung. Wieder etwas erledigt.
Nach dem Mittagessen machen wir unseren Spaziergang, kommen aber nicht weit, weil sich die Katze Eduard in den Kopf gesetzt hat, uns zu begleiten. Im gleichbleibenden Abstand von ein paar Metern läuft sie hinter uns her. Von Busch zu Busch, von Baum zu Baum, immer in Deckung, aber immer hinter uns. So machen wir eben nur eine kleine Runde und vermeiden Straßenüberquerungen.
Danach legt sich Philip hin und schläft sofort ein. Als er wieder aufwacht, hat er Fieber. 39,2°. Er kann kaum die Augen offenhalten und dämmert so den ganzen Abend vor sich hin. Ich mache mir Sorgen, was jetzt wieder auf uns zukommt. Dany fährt morgen mit seinem Vater für drei Tage nach München zu einer Kunstausstellung. Mit ihm kann ich also nicht rechnen, und ich muß unbedingt noch bis Mittwoch arbeiten, freinehmen ist so kurz vor den Feiertagen nicht möglich.
Hoffentlich ist es nichts Ernstes.

Montag, 20. 12. 1982

Bevor ich aus dem Haus gehe, fühle ich an Philips Stirn. Sie ist ganz kühl. Das Fieber scheint wieder weg zu sein. Gegen neun Uhr ruft Philip an. Seine Stimme klingt munter. Ich lege ihm aber dringend ans Herz, heute zu Hause zu bleiben, um nichts zu riskieren. Ich bin beruhigt. Trotzdem atme ich auf, als ich abends die Bürotür hinter mir schließen kann. Philip hat wieder über 39° Fieber, außerdem hat er sich inzwischen einen beachtlichen Husten zugelegt. Er meint, er fühle sich heute nicht so wie andere junge Männer. Außerdem hat er wieder nichts ge-

gessen. Ich koche Kartoffeln und mache Quark dazu. Nach dem dritten Bissen bekommt er einen fürchterlichen Hustenanfall, der ihn total erschöpft. Ich trage das Essen in die Küche und mische ein Stärkungskonzentrat. Ganz langsam und vorsichtig trinkt er das Glas leer. Danach geht es ihm besser. Ich hole die Hustentropfen und reibe ihm außerdem Brust und Rücken ein. Die Katze Eduard kommt aus der Küche. In der Eile habe ich die Tür aufgelassen, und so hat sie beschlossen, daß es schade wäre, die Kartoffeln und den Quark wegzuwerfen.
Philip schläft, dabei keucht er leise. Ich überlege mir, daß eine Erkältung jetzt eine mittlere Katastrophe wäre. Wenn es morgen nicht besser ist, rufe ich Michael und Dr. Weißmüller an.

Dienstag, 21.12.1982

Es ist nicht besser. Philip hat immer noch Fieber, und ich lasse ihn sehr ungern alleine. Das Telefon steht neben seinem Bett. Für alle Fälle. Dr. Weißmüller hat versprochen, am Nachmittag vorbeizukommen, und Michael kommt gleich nachher.
Der Tag zieht sich endlos in die Länge. Philip ruft nicht an, und ich weiß nicht, ob es ein gutes oder schlechtes Zeichen ist. Ich überlege mir, ob ich nicht zurückrufen soll, aber ich möchte ihn nicht aufwecken, falls er schläft. Dann rufe ich Michael an. Er sagt, er glaube, daß es eine starke Erkältung sei. Auf jeden Fall müsse Philip Antibiotika bekommen. Als endlich Feierabend ist, liegen alle meine Nervenenden bloß.
Philip glüht. Dr. Weißmüller hat eine Bronchitis festgestellt, vielleicht auch wieder ein Abszeß. Er hat sofort Antibiotika gespritzt und einen Vorrat an Tabletten dagelassen. Bis jetzt ist es Philip allerdings noch nicht gelungen, die Tabletten bis in den Magen zu bringen. Alles, was er zu schlucken versucht, verursacht einen würgenden Hustenanfall. Der Husten ist mittlerweile wesentlich bedrohlicher geworden. Es hört sich so an, als löse sich seine Lunge in ihre Bestandteile auf. Er bekommt auch nur sehr schwer Luft. Zwischendurch schläft er. Als er aufwacht, hat er großen Durst. Aber selbst stilles Wasser löst einen Hustenanfall aus. Hoffentlich gibt das keine Lungenentzündung.

Ich muß den morgigen Tag noch hinter mich bringen. Dann werde ich zehn Tage lang keinen Schritt mehr von Philips Seite weichen, bis er wieder relativ gesund ist.

Mittwoch, den 22. 12. 1982

Endlich ist der letzte Arbeitstag für dieses Jahr vorbei. Ich bin mittlerweile in so großer Sorge, daß es fast in Panik ausartet. Philip hat sich wieder den ganzen Tag nicht gemeldet. Allerdings hatte er heute morgen nur noch geringe Temperaturerhöhung. Als ich in den Hof fahre, sitzt die Katze Eduard vor der Tür und gibt empörte Laute von sich, weil sie nicht reingelassen wurde. Das bedeutet bestimmt nichts Gutes.
Philip sieht erschreckend aus. Rot im Gesicht. Aufgesprungene Lippen. Er hat Durst. Zuerst helfe ich ihm, damit er seinen Mund mit Wasser ausspülen kann. Er sagt, daß er Angst davor hatte, allein etwas zu trinken. Wir versuchen es zusammen. Das Ergebnis ist eine Katastrophe. Der darauf folgende Hustenanfall hält uns für eine ganze Weile in Atem. Das ist keine Bronchitis. Das ist etwas viel Schlimmeres. Irgendwie gelangt alles, was Philip zu sich nimmt, in die Luftröhre. Ich schaue auf die Uhr. 16.30 Uhr. Wenn ich gleich anrufe, erreiche ich vielleicht noch Professor Schneider. Wir haben Glück. Philip spricht selbst mit ihm. Schon nach wenigen Worten wird er unterbrochen, und ich höre ihn antworten: »Jetzt gleich? ... ja ... selbstverständlich gar nichts mehr.« Was das bedeutet, weiß ich. So fange ich einstweilen mit dem Kofferpacken an.
Im Krankenhaus werden wir bereits erwartet. Noch während ich auspacke, bringt eine Schwester die Infusionsflasche. Kaum liegt Philip im Bett, kommt der Stationsarzt. Als allererstes schließt er die Infusion an. Dann beginnt er, den Aufnahmebogen auszufüllen. Ich setze mich an Philips Bett. Tausend Gedanken gehen mir durch den Kopf, aber eines weiß ich sicher: Es ist etwas Unwiderrufliches, nicht wieder Gutzumachendes geschehen. Ein neues Kapitel unseres Kampfes hat begonnen, und ich habe schreckliche Angst.
Philips Gesichtsfarbe nimmt langsam wieder eine normalere Färbung an. Das Dunkelrot weicht einem gemäßigteren Ton. Er schaut mich an, und ich sehe in seinen Augen, daß auch er weiß,

daß die sieben mageren Jahre begonnen haben. Gegen halb sieben kommt Professor Schneider. Er macht ein ernstes Gesicht, als er Philip sieht und will alles genau wissen, was in den letzten drei Tagen passiert ist. Die Hustenanfälle interessieren ihn besonders. Als Philip mit seinem Bericht fertig ist, sagt er: »Ohne den Untersuchungen vorgreifen zu wollen, kann ich Ihnen jetzt schon sagen, daß vor zwei Tagen Ihre Speiseröhre durchgebrochen ist und daß danach alles, was Sie gegessen und getrunken haben, in den Bronchial-Lungenraum lief. Die Gefahr der Entzündung dieser Fremdstoffe in der Lunge ist groß, obwohl ich hoffe, daß Sie den größten Teil wieder ausgehustet haben.«
Der Schock läßt uns verstummen, aber er kommt nicht unerwartet. Es ist seltsam, jetzt, wo das Schlimmste ausgesprochen ist, verliert es schon etwas von seinem Schrecken. Jetzt wissen wir wenigstens, gegen was wir kämpfen müssen.
Professor Schneider schaut Philip scharf an, als ob er einen hysterischen Aus- oder Zusammenbruch erwarte. Nichts folgt. Philip nimmt es so auf, wie ich es von ihm kenne. Ruhig. Der Professor schaut erleichtert drein. Philip fragt nach den verbleibenden Möglichkeiten. Der Professor will sich nicht festlegen. Man muß die Untersuchungen abwarten. Dann gibt er die Anweisung, ununterbrochen Flüssigkeit zuzuführen. »Sie haben ein enormes Flüssigkeitsdefizit«, sagt er, »das ist im Moment die größte Gefahr. Wir müssen den Wasserverlust Ihres Körperhaushalts so rasch wie möglich ausgleichen.« Dann geht er.
Ich bleibe noch lange an Philips Bett sitzen. Wir sind beide sehr still geworden. Wir wissen, daß wir haarscharf an einer lebensgefährlichen Situation vorbeigekommen sind. Was daraus entstehen wird, wissen wir nicht.

Donnerstag, 23.12.1982

Meinen ersten Urlaubstag habe ich mir auch ganz anders vorgestellt. Zuerst starte ich den Familienrundruf und mache den Beteiligten klar, daß die Weihnachtsfeier in diesem Jahr ausfällt. Ich sage nur, daß Philip überraschend ins Krankenhaus mußte. Mehr nicht.
Um zehn Uhr bin ich im Krankenhaus. Die Untersuchungen

haben bereits begonnen. Beim Röntgen läuft die Kontrastflüssigkeit natürlich sofort in die Lungen, danach dauert es eine ganze Weile, bis Philip wieder Luft bekommt. Es wird Blut genommen, es wird gemessen, gewogen, kurzum, der klinische Apparat hat sich in Bewegung gesetzt. Philip sieht heute längst nicht mehr so ausgetrocknet aus. Man merkt, daß sein Wasserhaushalt wieder stimmt. Dafür hat er jetzt Hunger.

Am Nachmittag, als alle Ergebnisse vorliegen, kommt Professor Schneider. Er sieht unfroh aus. Er sagt: »Wir haben festgestellt, daß es nicht mehr möglich ist, daß Nahrung auf dem normalen Weg in Ihren Körper gelangt. Deshalb müssen wir operieren. Es muß eine Magensonde gelegt werden, über die Sie sich nachher ernähren können. Das ist eine verhältnismäßig leichte Operation mit einer kurzen Narkose und wenig Gefahr für Herz und Kreislauf.«

Philip will wissen, wie das mit der Sonde funktioniere. Professor Schneider erklärt: »Die Sonde beginnt im Magen und endet auf der Bauchdecke. Es handelt sich um eine sog. Witzel-Fistel, in die spezielle Flüssignahrung eingeführt werden kann.«

Mein Gott, das ist ja grauenvoll. Kann man denn damit überhaupt leben, mit dem Wissen, nie mehr etwas essen zu können. Nie mehr den Geschmack einer gut zubereiteten Mahlzeit oder eines edlen Weines spüren zu können. Philip sieht völlig versteinert aus. Als der Professor das Zimmer verlassen hat, sagt er: »Jetzt ist das Leben alles, was ich noch habe.«

Ich rede darauf los, was mir gerade einfällt, nur einfach reden, damit er den abwesenden Blick verliert. Daß es zuerst einmal das Allerwichtigste ist, daß er lebt. Daß ihm die Sonde die Möglichkeit gibt, auch unabhängig vom Krankenhaus weiterleben zu können. Daß er mit der Sondenernährung wieder kräftig und leistungsfähig wird, weil sie in allen Bestandteilen genau ausgewogen und genau berechenbar ist. Daß er keinen Hunger und Durst leiden muß wie in den vergangenen Tagen. Daß er damit wieder soweit kommt, daß er seiner geliebten Arbeit nachgehen kann. Ich sage ihm, daß er in seinem körperlichen Wohlbefinden einen Ausgleich finden wird, daß es wichtigere Werte im Leben gibt als das Essen.

Daß wir es zusammen schaffen werden.

Langsam erwacht Philip aus seiner Starre. Gelegentlich wirft er ein Wort dazwischen. Als er den ersten zusammenhängenden

Satz sagt, atme ich auf. Zögernd stellt er über die Praktizierbarkeit der neuen Ernährung Überlegungen an. Wo man sie kaufen kann, was sie kostet, was davon die Krankenkasse übernimmt. Wir reden, bis die Besuchszeit zu Ende ist. Es ist höchste Zeit, denn meine Beherrschung ist auch zu Ende. Das erste Mal seit dem Ausbruch von Philips Krankheit weiß ich nicht mehr, wie es weitergehen soll. Ich muß nach Hause, muß in Ruhe nachdenken. Irgend etwas muß mir einfallen.
Dany ist vor einer Stunde aus München zurückgekommen. Er hat sich schon gewundert, daß das Haus leer ist. Als ich ihm alles erzähle, ist seine erste Reaktion: »Das ist doch völlig unmöglich. Philip kann so nicht leben. Wie soll denn unser Familienleben weitergehen, sollen wir künftig im Keller essen?«
»Ich weiß es nicht«, antworte ich ihm, »ich weiß es wirklich nicht. Aber wir werden schon einen Weg finden.«
Dany verspricht, mir die Verständigung der Familie abzunehmen. »Laß mir noch etwas Zeit«, sagt er, »damit ich zuerst selbst damit fertig werde und die richtigen Worte finde.«
Ich fahre zu Hanah und Michael. Der Schock ist auch für die beiden groß. Wir sprechen über die Möglichkeiten, die zu dem Durchbruch geführt haben könnten. Die Ärzte im Krankenhaus lassen sich über dieses Thema nicht gerne aus. Professor Schneider sagt, daß der Tumor jetzt die Speiseröhre erreicht habe, der Stationsarzt meint: »Es wäre möglich... unter Umständen auch denkbar... aber vielleicht nicht ganz auszuschließen...«, und danach wissen wir genausoviel wie vorher.
Ich kann mir die Sache gar nicht vorstellen. Krebs ist doch etwas, das wächst. Also könnte die Speiseröhre höchstens zuwachsen, aber nicht durchbrechen. Michael meint, daß der Durchbruch evtl. auch eine Spätfolge der Bestrahlungen sein könnte. Er erzählt von einer Patientin, der nach Gebärmutterbestrahlungen der Darm durchgebrochen ist. Er sagt zögernd: »Habt ihr mir nicht erzählt, daß vor ein paar Tagen eine Gewebeprobe von der Speiseröhre entnommen wurde?« Daran habe ich überhaupt nicht mehr gedacht. Wäre es möglich, daß der Durchbruch an der Stelle erfolgte, an der die Probe entnommen wurde? »Wenn das so ist«, sagt Michael, »dann werdet ihr das nie erfahren. Vergiß es also. Und vor allem, erwähne Phil gegenüber kein Wort davon. Es ist sowieso nicht mehr zu ändern. Es tut mir leid, daß ich davon angefangen habe.«

Je länger ich darüber nachdenke, desto wahrscheinlicher erscheint mir der Strahlenschaden. Das würde auch erklären, warum Philip seit einem halben Jahr kontinuierlich sich verstärkende Beschwerden beim Essen hatte. Wahrscheinlich begann schon damals der Prozeß der Auflösung der Speiseröhre. Und Professor Wexers Dehnungsversuch trug bestimmt auch nicht zur Stabilisierung bei.
Ich will von Michael wissen, ob es für Philip keine andere Lösung gibt als die Sondenernährung. Er sagt, es sei heute schon möglich, eine Kunststoffspeiseröhre zu verlegen. Ich frage ihn, warum das dann bei Philip nicht gemacht werde. Er zögert. »Phils Zustand läßt im Augenblick einen so großen Eingriff nicht zu. Ich nehme an, man wählt die gefahrloseste Methode.« Das ist vielleicht unser Silberstreif am Horizont. Eine totale Umlegung der Speiseröhre mit Kunststoffersatzteilen. Ich bedanke mich und gehe nach Hause. Dany sitzt auf der Couch und schaut vor sich hin. »Die Familie hat mich geschafft«, sagt er, »sie wollen alle gleich morgen ins Krankenhaus und Philip trösten. So durcheinander wie die sind, gibt das ein Chaos.« Ich nehme mir vor, morgen als erstes klarzustellen, daß Philip nur geholfen ist, wenn jeder Besucher in der Lage ist, ruhig und ohne Hysterie mit ihm zu reden. Dann erzähle ich Dany von der Kunststoffspeiseröhren-Möglichkeit. Er wird wieder munter, und mit der Aussicht auf diese neue Möglichkeit machen wir uns gemeinsam Mut.
Am liebsten würde ich heute abend noch Philip anrufen und ihm davon erzählen. Aber es ist so spät, daß er bestimmt schon schläft.

Freitag, 24. 12. 1982

Nur nicht darüber nachdenken, wie dieser Tag in den vergangenen Jahren verlaufen ist. Philip schmückte den Christbaum, ich bereitete das Festessen für die Familie vor, und aus dem Radio ertönten Weihnachtslieder. Das Radio hat in diesem Jahr Sendepause. Disco-Sound aus dem Kassettenrecorder.
Philip ruft an und sagt, daß er sich gut fühle. Er ist aufgestanden und spaziert mit seinem Infusionsständer durchs Haus, um am Kiosk einzukaufen. »Es ist seltsam«, sagt er, »wenn ich so vor

der Auslage stehe und mir die Schokolade, die Pralinen und Kekse ansehe, dann habe ich gar nicht das Gefühl, daß ich das nie mehr essen darf. Irgendwo kommt mir mein Zustand immer noch wie ein Zwischenstadium vor. Ich werde wahrscheinlich erst allmählich begreifen, was es heißt, von der normalen Ernährung völlig ausgeschlossen zu sein.« Ich sage ihm, daß ich so schnell wie möglich komme und daß Michael und ich schon wieder neue Ideen hätten. Er lacht. Endlich lacht er wieder! »Euch beiden gehen die Ideen wohl nie aus, ihr seid wie zwei Stehaufmännchen.«

Aber dann hört er doch eifrig zu, als ich ihm eine Stunde später von Michaels Ausführungen erzähle. Er sagt: »Ich habe auch darüber nachgedacht. Vielleicht ist es möglich, daß ich mich so an die neue Ernährungsart gewöhne, daß das gar nicht notwendig wird. Ich bin es müde, immer wieder operiert zu werden und danach Monate zu brauchen, bis ich mich davon erholt habe.«

Ich bin überrascht, lasse aber das Thema sofort fallen. Es wäre ja geradezu ein Glücksfall, wenn Philip sich an den Gedanken gewöhnen könnte, wenigstens vorübergehend mit der Sondenernährung zu leben. Dann hätten wir Zeit abzuwarten, bis er sich wieder ganz erholt hat. Danach wird man dann weitersehen.

Am Nachmittag kommt Michael. »Es läßt mir keine Ruhe, ich muß doch nach meinem Patienten schauen. Von dir hört man ja schöne Dinge.« Er schaut die Infusionsflasche an. »Da ist noch der Schweinebraten von heute mittag drin«, sagt Philip, »zum Kaffee habe ich mir Sahnetorte bestellt.« Michael lacht. »Auf jeden Fall sind da eine ganze Menge Kalorien drin, die kannst du dringend brauchen.« Dann reden sie vom Sport, von der Politik, und ich sitze daneben und staune darüber, wie schnell Philip zu seiner alten Gelassenheit zurückgefunden hat. Äußerlich wenigstens. Gegen Abend kommt Dany, um mich abzuholen. Zuerst ist er etwas befangen. Als er merkt, daß Philip so ist wie immer, schaut er recht erleichtert drein und erzählt unbekümmert die letzten Neuigkeiten. Langsam wird Philip müde, und wir verabschieden uns. Für Dany und mich gibt es einen stillen Heiligen Abend.

Samstag, 25. 12. 1982

Als ich heute zu Philip komme, ist er sehr nachdenklich. Ich frage ihn, wie er sich fühle, er antwortet nur abwesend. Nach einer Weile fängt er an zu reden: »Ich stelle mir vor, wie es wäre, wenn plötzlich meine Speiseröhre wieder zuwachsen würde und irgend jemand sagte, ich hätte gar keinen Krebs, alles sei nur ein Irrtum gewesen.« Ich streichle seine Hand und versuche, eine Antwort zu formulieren. Auf keinen Fall darf sich Philip in irreale Träume flüchten, aus denen es nachher ein bitteres Erwachen gibt.
Ich versuche es ihm zu erklären. »Liebling, es hat keinen Sinn, darüber nachzudenken. Du verlierst dabei nur den Kontakt zur Wirklichkeit. Du wirst es lernen, die Situation so zu ertragen, wie sie ist. Wir haben es in den letzten zwei Jahren immer wieder geschafft, wir werden auch dieses Mal eine Lösung finden. Denk auch einmal daran, wie viele Menschen mit noch viel größeren Behinderungen leben müssen. Blind, gelähmt. Stell dir vor, du könntest auf einmal nichts mehr sehen oder dich überhaupt nicht mehr bewegen. Vollkommen abhängig von der Hilfe anderer Menschen. Das wäre doch noch viel schlimmer. Es ist gefährlich, immer nach oben zu sehen, auf die, denen es besser geht. Schau lieber nach unten, es gibt viele, denen es noch schlechter geht als dir.«
Ein Teil meiner Entschlossenheit geht auf Philip über. »Das war ja auch nicht ernst gemeint«, sagt er entschuldigend, »nur so ein Traum.« Dann machen wir Pläne, was wir tun werden, wenn er wieder kräftiger ist. Wir überlegen uns, wie wir trotzdem im Frühjahr nach Locarno fahren können. Innerlich atme ich auf: Der gefährliche Moment scheint vorüber zu sein.
Als Irene mit ihrem Freund kommt, ist er schon wieder in der Lage, seinen Spaß mit sich selbst zu machen. »Was glaubt ihr«, sagt er zu den beiden, »wie der Ober staunt, wenn ich am Tisch meinen Schlauch aufmache und das Bier da reingieße.« Dann erzählt er ihnen eine Geschichte aus seiner Motorradrennzeit. »Einmal habe ich in Rosenheim eine Kurve falsch mitgezählt und bin dann ziemlich unsanft abgestiegen. Danach lag ich ein halbes Jahr lang im Krankenhaus, bis alles wieder zusammengeflickt war. Wenn ich das überlebt habe, dann überlebe ich diese Geschichte hier auch.« Ein Hustenanfall beendet abrupt

die Unterhaltung. Die beiden verabschieden sich, und Philip schläft ein. Ich sitze noch lange an seinem Bett und bewache seinen Schlaf.

Sonntag, 26. 12. 1982

Eine halbe Stunde lang versuche ich, Philip telefonisch zu erreichen, um zu erfahren, wie es ihm heute geht. Immer belegt. Ich schließe daraus, daß es ihm gut geht. Nach dem Mittagessen fahre ich ins Krankenhaus. Auf dem Flur treffe ich ihn. Er hält einen Schwatz mit der Stationsschwester, eine freundliche ältere Dame, die er schon von seinen früheren Aufenthalten kennt. Sie mag Philip sehr gerne, weil er immer so gut aufgelegt ist. Auch jetzt höre ich die beiden lachen. Als Philip mich kommen sieht, sagt er zu ihr: »Mit meiner Frau rede ich heute nichts. Sie hat den ganzen Morgen nicht angerufen.« »Das glaube ich nicht«, anwortet sie, »Ihre Frau ist ja morgens die erste und abends die letzte hier im Krankenhaus.«
Ein Blick auf den Gebührenzähler bestätigt, daß ich heute morgen keine Chance hatte, durchzukommen. »Ein paar Weihnachtswünsche«, sagt Philip, »ich muß doch auch an meine Freunde denken.«
Am Nachmittag kommt überraschend Philips ehemaliger Chef. »Sie haben mich ganz schön erschreckt mit Ihrem Anruf«, sagt er. Er ist ein sehr kluger Mann, und so geht er erst gar nicht auf Philips Zustand ein. Er beginnt sofort, die neuesten Bürotragödien aufzuzählen. Es sind derer nicht wenige. Sie erfüllen ihren Zweck. Philip ist vollkommen abgelenkt. Ich lese die Zeitung. Als ich zwischendurch aufblicke, blättert er im Kalender für das nächste Jahr, also hat er schon wieder Pläne.
Gegen abend fangen die Operationsvorbereitungen an. Der Chef geht nach Hause, Philip bekommt eine Injektion. Danach dämmert er vor sich hin. Als er zwischendurch aufwacht, sagt er: »Du gehst doch noch nicht heim?« Nein, ich gehe nicht. Es hat schon zweimal gegongt, ehe ich endlich aufstehe. »Wir sehen uns morgen vor der Operation noch«, sage ich zu Philip. »Ich komme vorher rein und warte mit dir zusammen.«

Montag, 27.12.1982

Fünf Minuten nach neun Uhr stehe ich wieder vor seinem Bett. Eine Krankenschwester ist gerade dabei, ihm weiße Gummistrümpfe anzuziehen. »Mein Fifi wird mir fehlen«, sagt Philip und deutet auf seinen Infusionsständer, »ich werde mich nachher beim Spazierengehen ganz alleine fühlen, wenn er mich nicht mehr begleitet.« »Ich bringe dir die Katze Eduard mit«, antworte ich, »dann hast du jemand zur Begleitung.« »Sie fehlt mir«, meint Philip, »wenn sie nicht so unmöglich wäre, könntest du sie mal für einen Mittag in einem Korb einschmuggeln.«
Philip bekommt eine Beruhigungsspritze. Ich frage ihn, ob er aufgeregt sei. Er antwortet: »Warum? Wenn ich wieder aufwache, habe ich es schon hinter mir, und wenn ich nicht mehr aufwache, merke ich nichts mehr davon.« Ich sage ihm, daß das eine sehr egoistische Einstellung sei, und er solle sich gefälligst bemühen, daß er wieder aufwacht. Dann schläft er ein.
Mittags bin ich wieder im Krankenhaus. Die Operation ist vorbei. Philip geht es nach Auskunft des Pflegers den Umständen entsprechend gut. Er liegt in der Intensivstation. Natürlich darf ich nicht hinein. Das beruhigt mich, hier herrscht Ordnung. Ich packe seine Sachen und bringe sie in die Chirurgische Abteilung, in die er nachher verlegt wird.

Dienstag, 28.12.1982

Am Morgen liegt Philip bereits in seinem neuen Zimmer. Er ist sehr schwach und braucht Sauerstoffunterstützung. Sein Herz rast. Reden kann er fast gar nicht. Er muß dauernd husten, dabei tut ihm alles weh. Sein Husten klingt, als käme er aus einem Teich, vielmehr aus einem Sumpf, irgendwoher, wo es zähflüssig ist. Und das Ergebnis davon sieht ebenfalls so aus, als käme es aus einem Sumpf. Außerdem fehlt ihm der linke Schneidezahn. Eine Jacketkrone fiel der Operation zum Opfer. Philip hat sie in einer Schachtel mitbekommen. »Sie sind mit dem Schlauch dagegen gestoßen«, sagt die Schwester, als ich sie danach frage.
Philip schläft und hustet im Wechsel. Ich bleibe den ganzen Tag bei ihm. Viel kann ich nicht für ihn tun, höchstens ab und zu nach einem Hustenanfall die Stirn abwischen, das ist alles.

Ich denke über unsere vergangenen gemeinsamen sieben Ehejahre nach. Ehe Philip krank wurde, habe ich nicht gewußt, wie unendlich groß meine Liebe zu ihm ist. Natürlich, man liebt sich, an einem Tag mehr, am anderen weniger, an seltenen Tagen gar nicht. Es gibt da die Sprüche »Liebe ist...«, und dann folgt irgend etwas ziemlich Banales. Ich würde es heute so formulieren: Liebe ist, einen verschwitzten, schlecht riechenden, total verändert aussehenden Mann so zu behandeln, als wäre er der Liebhaber von ehedem, der gutaussehende Mann, den man gewählt hat. Liebe ist, ihm die heiße Stirn zu kühlen, ihm mit Eiswasser unermüdlich Wadenwickel zu machen, auch wenn man acht anstrengende Bürostunden hinter sich hat. Liebe ist, sich nicht hinzusetzen und zu heulen, wenn man nicht mehr weiter weiß und wenn man glaubt, keine weiteren Hiobsbotschaften mehr verkraften zu können. Liebe ist, ihn nicht merken zu lassen, was für eine grauenvolle Angst über einen gekommen ist, immer so zu tun, als wäre das alles eine Kleinigkeit und nicht weiter erwähnenswert. Wenn ich an die vergangenen zwei Jahre denke, ließe sich diese Liste beliebig erweitern.

Mittwoch, 29.12.1982

Philip ist heute aufnahmefähiger. Er kann auch ein bißchen reden. Die Hustenanfälle sind die gleichen geblieben. Immer wieder braucht er Sauerstoff, um überhaupt Luft zu bekommen. Es hört sich immer noch so an, als würde er sich die Lunge aus dem Leib husten.
Ich sage ihm, daß die Familie nur sehr schwer davon abzubringen ist, ihn zu besuchen. Er reagiert unerwartet heftig. Er will keinen Besuch. Niemand soll ihn in diesem Zustand sehen. Sie sollen später kommen, wenn es ihm wieder besser geht.
Philip zeigt mir seinen Bauch. Ein dicker Verband liegt rundum. Aus der Mitte ragt ein dünner roter Schlauch heraus. Mit blauem Verschluß obendrauf. Es sieht makaber aus, wenn ein Schlauch aus dem Körper herauswächst.
Mit Unterbrechungen erzählt Philip, daß der Chefarzt beim Skifahren sei, deshalb sei er vom Oberarzt operiert worden. Das ist das Leidige an den Feiertagen, die Krankenhäuser arbeiten nur mit halber Besetzung. Auch den Schwestern merkt man

an, daß die Mannschaft nicht vollständig ist. Sie haben viel weniger Zeit, als wir das gewohnt sind.
Philip klagt darüber, daß er ständig einen trockenen Mund habe. Ich hole im Schwesternzimmer ein Kamillenkonzentrat. Ganz vorsichtig, damit er ja nichts verschluckt, gurgelt Philip mit der Lösung. Danach ist es für eine Weile besser. Dann tut ihm der Rücken vom vielen Liegen weh. Ich reibe ihn mit Franzbranntwein ein. Ein Glück, daß ich Urlaub habe und den ganzen Tag im Krankenhaus sein kann.

Donnerstag, 30. 12. 1982

Philip ist erschreckend abgemagert in den letzten Tagen. Als er heute zum ersten Mal aufsteht, fällt es so richtig auf. Das Gesicht ist nur noch weiße Haut über die Knochen gespannt, die Schultern weit nach vorne gebeugt, auf dünn gewordenen Beinen schlurfend, sieht er aus wie ein alter Mann, wie ein kranker alter Mann. Er hat wieder ziemlich hohes Fieber und bekommt Antibiotika. Zur Ursache des Fiebers wissen die Ärzte nichts zu sagen, wenigstens nicht zu uns. Mir scheint, die Herren Chirurgen sind mit dem inneren Teil der Krankheit etwas überfordert. Zumindest sehen sie ziemlich ratlos aus, wenn man sie nach der Ursache des Hustens und des gräßlichen Auswurfs fragt.
Außerdem hat Philip wieder ständig Durst. Ganz ausgetrocknet ist er. Ich mache mich auf die Suche nach dem Stationsarzt. Auf meinen Bericht hin denkt er angestrengt nach. »Der gestörte Wasserhaushalt, hm, ja.« Dann kommt ihm die Erleuchtung. »Wir werden heute mit der Verabreichung von Tee anfangen.« Er gibt den Schwestern die entsprechenden Anweisungen. Ich schaue ganz genau zu, damit ich es notfalls auch machen kann. Ein Spritze mit 200 ml Inhalt wird aufgezogen. Sie wird an der Sonde angesetzt und langsam und schubweise entleert. Philip merkt nichts davon, nach einer Weile und mehreren Wiederholungen hat er weniger Durst.
Gegen Abend kommt der Stationsarzt. Er strahlt, als er hört, daß alles glatt läuft, besieht sich kopfschüttelnd Philips Hustenergebnisse und läßt danach einen Inhalationsapparat ins Zimmer bringen, den Philip selbst ein- und ausschalten kann, wenn

er ihn braucht. Der Apparat versprüht einen feinen Nebel, der gut riecht. Da alles, was feucht ist, willkommen ist, läuft das Ding für den Rest des Tages.

Freitag, 31.12.1982

Eines ist sicher. Heute gibt es kein Galadiner im Kerzenschein und keinen Tanz ins neue Jahr wie in den vergangenen Jahren. Auch kein Abendkleid und keinen Smoking. Ein Krankenhausflügelhemd, weiße Operationsstrümpfe und einen Morgenmantel darüber, so sitzt Philip im Lehnstuhl, als ich komme. Er schläft. Ganz leise verteile ich meine Blumen im Zimmer. An einem Hustenanfall wacht er auf. Ich hole eine frische Nierenschale und Zellstofftücher. Es ist auffallend, wie selten man in diesen Tagen eine Schwester im Zimmer sieht. Gerade, daß jemand kommt, wenn die Infusionsflasche gewechselt oder eine Teeration fällig wird. Und dann muß alles schnell gehen. Man ist dankbar für jede Handreichung, die ich übernehme.
Später kommt Michael. Er ist wirklich der Allerbeste. Weil wir seit vielen Jahren Silvester zusammen verbracht haben, will er Philip wenigstens besuchen. Er besichtigt die Magensonde und läßt sich die Bedienung erklären. Dann kommt die Schwester mit dem Tee. Philip bleibt im Lehnstuhl sitzen. Die Schwester ist in Eile. Der Tee wird etwas zu schnell eingespritzt, dazu die abgeknickte Haltung im Lehnstuhl, und bevor jemand reagieren kann, steigt der Tee in der Speiseröhre hoch und fließt in die Lunge. Philip bekommt keine Luft mehr, läuft blau an, Michael zieht ihn aus dem Lehnstuhl hoch, die Schwester rennt nach dem Sauerstoff. Ein explosionsartiger Hustenanfall verschafft Philip die notwendige Luft, um weiterleben zu können. Die Schwester ist fürchterlich erschrocken. Als Philip, zwar immer noch leicht blau, aber mit Sauerstoff und Inhalationsgerät besser atmend im Bett liegt, erklärt ihr Michael, wie wichtig es ist, daß die Flüssigkeit ganz langsam eingespritzt wird, damit sie Zeit hat, nach unten in den Magen zu fließen, und daß dies um so besser funktioniert, je mehr sich der Patient dabei ausstreckt. Sie hört mit großen Augen zu. Anscheinend hat sie die Theorie dieses Vorgangs in ihrer Ausbildung bisher nicht mitbekommen.

Michael erzählt uns später: »Diese sogenannte Witzel-Fistel ist früher oft gesetzt worden. Die älteren Schwestern können ganz gut damit umgehen. Aber seit diese Operation so selten gemacht wird, wissen die jüngeren Schwestern nicht mehr Bescheid. Eigentlich hätte der Stationsarzt der Schwester die Sache vormachen und ganz genau erklären müssen. Aber vielleicht weiß er selbst nicht viel darüber.«
Philips Pulsschlag liegt immer noch bei 140 Schlägen in der Minute. Seine Lippen sind blau. Er hört entweder mit geschlossenen Augen zu, oder er schläft vor sich hin. Immer wieder wird er von einem Hustenanfall geschüttelt. Mich packt die große Wut, wenn ich daran denke, daß er es jetzt ausbaden muß, daß irgend so ein Arzt vergessen hat, die Schwestern richtig einzuweisen. Wenn Michael nicht zufällig dagewesen wäre, hätten wir gar nicht gewußt, wo der Fehler liegt. Noch ein paar so mißglückte Versuche, und Philips Herz macht nicht mehr mit. Als er zwischendurch wieder einmal die Augen aufmacht, sagen wir ihm eindringlich, daß er künftig selbst darauf aufpassen muß, daß so etwas nicht mehr vorkommt. Er selbst muß auf die richtige Lage und auf die langsame Zufuhr achten.
Nur ungern lasse ich ihn allein. Aber die Besuchszeit ist zu Ende. Dany ist zu einer Silvesterparty gegangen. Ich sitze allein zu Hause und überlege mir, was uns das neue Jahr wohl bringen wird.

Samstag, 1.1.1983

Noch bevor ich ins Krankenhaus komme, hat es schon wieder eine Panne mit der Ernährung gegeben. Nicht so schlimm wie gestern, weil Philip dieses Mal gleich richtig reagierte und die Spritze rauszog. Aber es reichte trotzdem. Bei meiner Ankunft bekommt er gerade wieder etwas mehr Luft, und er erzählt mir japsend, was passiert ist. Jetzt reicht es mir. Ich beruhige Philip, dann suche ich die Schwester. Es ist eine andere als gestern abend. Sie weiß von nichts und schon gar nicht, daß gestern auch etwas schiefgegangen ist. Niemand hat ihr gesagt, daß sie etwas Besonderes beachten müsse.
Das beruhigt mich keineswegs. Ziemlich scharf sage ich zu ihr: »Mein Mann hat Ihnen doch sicher gesagt, daß Sie aufpassen

sollen, damit die Flüssigkeit nicht in die Höhe steigt.« Sie schaut mich mit einem seltsamen Blick an. Neugier, Mitleid, Abschätzung? Was glaubt sie eigentlich? Daß sich die Mühe nicht mehr lohnt? Daß Philip ohnehin zu krank ist, um sich zu wehren? Aber ich bin gesund, und ich kann mich sehr gut wehren. Das sage ich ihr recht deutlich. Dann will ich mit dem Stationsarzt sprechen. Der hat neujahrsfrei. Die Schwester bietet an, den Sonntagsarzt zu rufen. Was fange ich mit dem Sonntagsarzt an? Wieder ein neuer Mann, dem man alles von vorne erklären muß und außerdem wahrscheinlich auch ein Chirurg.
Zu Philip sage ich: »Du mußt selbst darauf aufpassen, daß alles richtig gemacht wird. Die Schwestern hier haben einfach zu wenig Erfahrung damit.« »Es geht doch nicht«, antwortet Philip leise, »daß die an mir ausprobieren, wie so etwas funktioniert. Darüber gibt es doch sicher auch Lehrbücher.« Ich beruhige ihn. »Mach dir keine Sorgen, ich habe der Schwester klargemacht, daß dies der letzte derartige Versuch war. Ich bin sicher, daß es jetzt gutgeht. Außerdem werde ich mit dem Arzt darüber reden.«
Der Sonntagsarzt ist sehr bemüht. Er verspricht, sich gleich darum zu kümmern und dem Stationsarzt zu berichten. Als er fort ist, schläft Philip ein. Er schläft auch noch, als ich gehe. Die neuerliche Panne hat ihn doch sehr mitgenommen.

Sonntag, 2.1.1983

Die Numerus-clausus-Generation hat in die Krankenhäuser Einzug gehalten. Warum ist man nur so sicher, daß ein Schnitt von 1,3 im Abitur alle Voraussetzungen für einen guten Arzt schafft?
Ein sehr junger, nie gesehener Arzt kommt ins Zimmer.
Mit frohgemuter Stimme fragt er: »Na, wie geht es uns heute?« Was soll man darauf antworten? Vielleicht: »Wie es Ihnen geht, lieber Herr Doktor, weiß ich nicht, aber mir geht es ganz bescheiden.« Doch Philip ist ein freundlicher Mensch. Also antwortet er: »Danke, recht gut, Herr Doktor, bloß habe ich dauernd Durst. Ich bin ganz ausgetrocknet.« Der hoffnungsvolle Ärztenachwuchs setzt eine väterliche Miene auf und sagt: »Das ist völlig normal nach einer Operation. Sie müssen trin-

ken, trinken, trinken.« Philip denkt, das sei ein schlechter Scherz, lächelt gequält und antwortet: »Ich wüßte nicht, was ich lieber täte, aber ich habe doch ein Loch in der Speiseröhre!« Für einen Augenblick vergeht dem Sonnyboy dann doch das Lachen. »Ach, Sie sind der Fall..., ja, dann müssen wir uns ganz schnell etwas anderes überlegen.«
Bis jetzt ist er nicht wiedergekommen, wahrscheinlich überlegt er noch.
So kann das nicht weitergehen. Also gehe ich zur Schwester, hole mir einen großen Topf Tee und sage ihr, daß ich ab sofort die Flüssigkeitszufuhr selbst übernehme, und zwar alle 20 Minuten, so lange, bis der Flüssigkeitspegel wieder stimmt. Sie macht ein erfreutes Gesicht und gibt mir bereitwillig die notwendigen Utensilien mit. Es handelt sich heute um eine sehr nette Schwester. Sie sagt: »Es tut mir leid, wenn Ihr Mann zu kurz kommt, aber ich habe einfach nicht die notwendige Zeit. Morgen, wenn der normale Betrieb wieder losgeht, wird es besser.« Das hoffe ich auch. Denn ab morgen muß ich wieder arbeiten und kann erst am Abend kommen.
Ganz langsam, wie Michael es uns erklärt hat, spritze ich den Tee. Es gibt keinerlei Schwierigkeiten. Die Schwester schaut zwischendurch mal rein und strahlt, als ich ihr erkläre, daß wir alleine zurechtkommen. Gegen Abend bringt sie einen Topf Sondennahrung. Damit soll jetzt begonnen werden. Sie soll die Infusion ersetzen. Die Schwester erklärt mir, aus was die Sondennahrung besteht und sagt mir auch, daß es Entsprechendes in den Apotheken zu kaufen gibt. Das ist wichtig, denn langsam muß ich mich darum kümmern, wie das nachher zu Hause weitergehen soll. Nicht, daß ich glaube, daß Philip so bald entlassen wird, aber es muß ja alles bereitstehen, wenn er wieder nach Hause kommt.
Die letzte ›Mahlzeit‹ bekommt er kurz nach acht Uhr. Ich darf deswegen sogar die Besuchszeit überschreiten. Bis ich nach Hause komme, ist es fast neun Uhr. Dany will wissen, wo ich so lange gewesen bin. Ich erzähle ihm, daß wir die Ernährung heute selbst gemacht haben. Er schüttelt nur den Kopf.

Montag, 3.1.1983

Am Vormittag ruft Philip im Büro an. Es ginge ihm leidlich. Seine Stimme ist so schwach, daß ich ihn kaum verstehe. Mittendrin bricht das Gespräch durch einen Hustenanfall ab. Jetzt verstehe ich, warum er nicht mehr gerne telefoniert und warum auf seinem Gebührenzähler erst zwei Einheiten sind. Bei Philip ist das wirklich bedenklich.
Als ich nach Büroschluß ins Krankenhaus komme, sehe ich am Ernährungsplan, daß man mit der Verabreichung hoffnungslos im Rückstand liegt. Nach dem Plan müßte es jetzt Vormittag 11.45 Uhr sein. Irgend etwas läuft hier völlig verkehrt. Außerdem liegt eine gebrauchte Spritze auf dem Tisch, die so aussieht, als wäre sie schon den ganzen Tag über in Benützung. Philip ist offensichtlich zu schwach, um sich durchzusetzen. Als ich ihm vorrechne, wie wenig Kalorien und Flüssigkeit er heute insgesamt bekommen hat, zuckt er mit den Schultern. »Ich kann nicht dauernd nach der Schwester läuten, die hat schließlich auch noch andere Patienten.« Typisch Philip. Immer liebenswürdig und zuvorkommend. Auch wenn es zum eigenen Schaden ist. Als die Schwester hereinkommt, schaue ich zu, wie sie damit beginnt, die Sondennahrung in die verklebte Spritze zu füllen. Ich unterbreche ihre Tätigkeit und frage, ob es nicht vielleicht besser wäre, die Spritze vorher auszuwaschen. Sie gibt zu, daß es besser wäre, sie hätte es nur vergessen. Als sie das Zimmer verläßt, nehme ich Philip das Versprechen ab, notfalls eben auch einmal ein unfreundliches Wort zu sagen, wenn überhaupt nichts klappt.
Ich suche den Stationsarzt auf und sage ihm, daß nach meiner Meinung die Ernährung meines Mannes überhaupt nicht funktioniere. Er sieht so aus, als wäre er der gleichen Meinung. Aber er antwortet: »Ihr Mann hat soviel Durst, daß dauernd Tee zugeführt werden muß. Dabei kommt die Nahrungsaufnahme etwas zu kurz.« Dafür sind Ärzte ja da, daß sie solche Probleme lösen, wenn sie auftauchen. Das sage ich ihm auch. Er will sehen, was er tun kann.
Bei der Gelegenheit erfahre ich, daß heute eine Röntgenaufnahme der Lunge gemacht wurde und daß der Chefarzt, Professor Ehlmann, morgen aus dem Urlaub zurückkommt. Professor Ehlmann wird sich die Aufnahme anschauen, und danach

kann ich mit ihm sprechen. Philip ist über die Neuigkeit nicht besonders begeistert. Er verspricht sich nichts von der Rückkehr des Professors. »Er ist auch nur ein Chirurg«, sagt er, und dann sprechen wir zum ersten Mal über eine eventuelle Rückverlegung in die Innere Abteilung zu Professor Schneider. »Ich wäre viel ruhiger«, sagt Philip, »wenn ich wieder unter der Obhut von Professor Schneider wäre. Der chirurgische Teil ist jetzt ja abgeschlossen. Es ist nicht einzusehen, warum ich hierbleiben soll, zumal der Verband bis heute sowieso erst zweimal gewechselt worden ist.« Ich muß nachfragen, ob ich richtig verstanden habe. Ich habe. Also gehe ich noch einmal zum Stationsarzt. Schließlich ist nicht jede Nachlässigkeit mit den Feiertagen zu entschuldigen. Der Stationsarzt weiß von nichts, wozu hat man seine Assistenzärzte. Er schaut sich Philips Karte an und meint, mein Mann müsse etwas durcheinanderbringen. Trotzdem wird der Verband noch am selben Abend neu angelegt.

Dienstag, 4.1.1983

Am Nachmittag lerne ich Professor Ehlmann bei seiner ersten Visite kennen. Er will noch nichts zu Philips Fall sagen, er muß erst die Akten studieren.
Philip atmet viel freier. Auf meine Frage antwortet er: »Ohne Tee in der Lunge geht es eben besser.« Er zeigt wieder mehr Anteilnahme, und so erzähle ich ihm zwischen den einzelnen Tee- und Ernährungsrationen aus dem Büro und von zu Hause. Dany arbeitet von morgens bis abends. Nach den Weihnachtsferien beginnt das Abitur. Die Katze Eduard macht es sich auf Philips Liege bequem. Wenn ich sie auf der einen Seite hinunterscheuche, steigt sie auf der anderen Seite wieder hinauf. Sie ist völlig unempfänglich für meine Drohungen und gähnt mich nur an. »Mangelnde Disziplin, weil niemand nach ihr sieht«, sagt ausgerechnet Philip.
Ich erzähle ihm, daß ich mich inzwischen erkundigt habe, wie die Sondenernährung nachher durchgeführt werden kann und was sie kostet, und vor allem, wer sie bezahlt. »Der Apotheker sagte mir, daß der Tagesbedarf vier Flaschen à 500 ml beträgt. In diesen 2000 ml ist dann alles drin, was ein Mensch braucht.

Es gibt zwei Hersteller. Der Inhalt ist derselbe. Das Ganze kostet ungefähr 600 DM im Monat. Die Krankenkasse wird sich daran beteiligen. In welchem Umfang, kann in der Stuttgarter Niederlassung niemand sagen. So etwas haben sie noch nicht gehabt. Sie müssen erst in der Hamburger Zentrale nachfragen. Wahrscheinlich muß ein Präzedenzfall ausgearbeitet werden.«
Trotz aller Anstrengungen habe ich es auch nicht geschafft, den Ernährungsplan einzuhalten. Aber wenigstens haben wir heute nur eineinhalb Stunden und dreihundert Kalorien Verspätung.

Mittwoch, 5. 1. 1983

Ein durch und durch unerfreulicher Tag. Das Wetter ist so mild, daß man schon vom Blick auf das Thermometer Migräne bekommt. Die Post muß noch raus, weil morgen Feiertag ist, und so komme ich völlig abgehetzt im Krankenhaus an. Philip ist in allerschlechtester Verfassung. Er hatte am Vormittag einen Blutsturz. »Zwei Schalen Blut kamen aus meiner Lunge«, sagt er, und das Entsetzen darüber steht ihm im Gesicht geschrieben. Es ist zum Verzweifeln. Warum wird es jeden Tag schlechter anstatt besser? Ich nehme Philip in die Arme und tröste ihn. »So ein Blutsturz ist auch nicht viel schlimmer als Nasenbluten, wahrscheinlich ist durch das viele Husten irgendeine Ader geplatzt. Und das ist ja wirklich nicht tragisch.« Ich habe zwar keine Ahnung, was ein Blutsturz wirklich ist und durch was er ausgelöst wird, aber das spielt jetzt überhaupt keine Rolle. Langsam beruhigt sich Philip. Zögernd und mit leiser Stimme erzählt er mir, daß heute morgen wieder ein Teil der Sondennahrung in die Lunge aufgestiegen ist. »Aber nur ein ganz kleiner«, fügt er hinzu. Philips Erzählung wird durch schwere Hustenanfälle unterbrochen, und nach jedem Anfall spuckt er Blut. Das rote Blut in der Schüssel macht die Situation zu einem Alptraum. Ich frage Philip, was Professor Ehlmann dazu sagt. Er verzieht das Gesicht. »Professor Ehlmann hat vorgeschlagen, auf der Uhlandshöhe eine Bronchoskopie machen zu lassen. Aber ich habe Angst davor.« So ruhig wie möglich sage ich: »Es ist wohl das beste,

wenn ich mit Professor Ehlmann über deine weitere Behandlung rede.« Philip antwortet: »Ich wußte, daß du das sagen würdest. Du bist wie ein treuer Hofhund, der aufpaßt, daß seinem Herrn nichts passiert.«
Ich sage der Schwester, daß ich den Herrn Professor sprechen will. Solange ich auf ihn warte, gehen mir immer die gleichen Sätze durch den Kopf. »Jetzt, nachdem an Philip herumgepfuscht worden ist und alles schiefging, was überhaupt möglich war, soll er abgeschoben werden. Und ausgerechnet auf die Uhlandshöhe. Aber nur über meine Leiche.«
Das sage ich natürlich nicht, als der Professor kommt. Ich frage ihn ganz höflich, was nach seiner Meinung die Ursache des Blutsturzes sei. Er schaut mich an, wie um zu prüfen, was ich vertrage und antwortet: »Sie wissen ja, wie schwer krank Ihr Mann ist. So ein Anfall ist gefährlich für ihn. Er belastet sein Herz auf stärkste Weise.« So freundlich wie möglich antworte ich: »Wäre es dann nicht besser, wenn man alles tun würde, um so einen Anfall zu vermeiden?« Der Professor zuckt mit den Schultern. »So genau kann man gar nicht sagen, woher dieser Anfall kam. Gerade deshalb habe ich Ihrem Mann vorgeschlagen, auf der Uhlandshöhe nochmals eine Bronchoskopie machen zu lassen.«
Ich befürchte, daß mein Ton jetzt etwas schärfer wird. »Herr Professor Ehlmann, bevor mein Mann zur letzten Bronchoskopie ging, war er in guter Verfassung und munter. Nach der Bronchoskopie war er halb tot. Wenn er in diesem Zustand bronchoskopiert wird...« Den Rest des Satzes lasse ich unvollendet in der Luft hängen. Sofort antwortet der Professor: »Natürlich wird nichts ohne die Einwilligung Ihres Mannes unternommen. Wir können ihn ja nicht dazu zwingen.« Das weiß ich auch. Ich muß ihn noch etwas fragen. »Angenommen, eine Bronchoskopie würde eine starke Verschlechterung ergeben, was könnte man da noch tun?« Professor Ehlmann bleibt mir die Antwort schuldig. Ich stehe auf, und im Hinausgehen sage ich: »Wäre es nicht besser, sich vorher zu überlegen, was noch getan werden kann und erst dann eine Bronchoskopie in Erwägung zu ziehen?« Ganz leise schließe ich die Tür hinter mir. Das Gespräch hat mich meine ganze Selbstbeherrschung gekostet. Am liebsten hätte ich die Tür zugeknallt, daß der Putz von den Wänden rieselt.

Ich mache mich sofort auf den Weg, um für Philip einen Platz in der Inneren Abteilung zu organisieren. Eine Verlegung ist jetzt lebensnotwendig geworden. Die Herren Chirurgen scheinen mit ihrem Latein am Ende zu sein. Ich habe Glück. Professor Schneider ist noch im Hause. Ich erzähle ihm, was geschehen ist. Als er von dem Blutsturz hört, macht er ein bedenkliches Gesicht. Er ist auch für eine Verlegung. Aber morgen ist Feiertag, und so geht es frühestens am Freitag. Ich bedanke mich.
Als ich Philip davon erzähle, lächelt er zum ersten Mal seit Tagen. »Es ist unglaublich, was du alles fertigbringst, wenn du in Wut kommst. Ich habe dir angesehen, daß du dich kaum mehr bremsen konntest. Der arme Professor Ehlmann hat mir leid getan. Aber du glaubst gar nicht, wie froh ich bin, daß ich hier rauskomme. Zu Professor Schneider und seinem Team habe ich Vertrauen. Dann wird alles wieder gut.« Bevor er einschläft, sagt er noch: »Ich hoffe, daß ich dir auch einmal helfen kann, wenn du mich brauchst.«
Da ich so spät heimkomme, weiß Dany, daß wieder einmal etwas passiert ist. Er ist dann aber doch sehr betroffen über das Ausmaß der Verschlechterung. Michael ist ein paar Tage verreist, so kann ich ihn nicht informieren und muß ohne seine Hilfe versuchen, das richtige zu tun.

Donnerstag, 6. 1. 1983 (Dreikönigstag)

Als der Pförtner die Tür zum Hans-Schubert-Krankenhaus aufschließt, bin ich der erste Besucher. Es ist gerade 9 Uhr. Bevor ich zu Philip gehe, sage ich der Schwester, daß sie sich heute nicht um Philips Ernährung zu kümmern braucht. Sie freut sich darüber, denn sie glaubt, daß ich es mache, um sie zu entlasten. Lassen wir ihr den Glauben. Wir müssen nur noch den einen Tag hinter uns bringen. Ab morgen wird alles besser. Jetzt darf wirklich nichts mehr schiefgehen, und wenn ich alles selbst machen muß. Philip staunt, als ich schon so früh dastehe. Ich erkläre ihm, daß ich ihn heute den ganzen Tag nicht aus den Augen lasse. Der Ernährungsplan liegt auf dem Tisch. Wir fangen sofort damit an. Danach bekommt Philip alle 20 Minuten etwas, entweder Tee oder Nahrung. Es funktioniert ausgezeichnet. Wir haben keinerlei Schwierigkeiten. Philip dämmert vor

sich hin. Die Hustenanfälle haben sich leicht gebessert, es kommt nur noch wenig Blut.
Ich sitze an seinem Bett und schwanke zwischen Angst und Hoffnung. Angst, weil plötzlich so viele schlimme Symptome auftreten. Warum erholt er sich dieses Mal so langsam oder gar nicht? Er hat nur noch ganz wenig Interesse an seiner Umwelt. Er will kein Telefon mehr neben seinem Bett. Er will nicht lesen. An was denkt er den ganzen Tag? Wenn ich ihn frage, antwortet er: »Ich schlafe vor mich hin und warte, daß der Tag vorbeigeht.« Woher kommt das alles? Er ist jetzt schwer krank, aber er ist doch noch nicht so krank, daß er nicht mehr leben kann? Das ist einfach nicht möglich. Ein Mensch, der an Krebs stirbt, hat überall Metastasen, magert ab bis zum Skelett und hat furchtbare Schmerzen. Das liest man überall, und alle sagen es. Philip hat keine Metastasen, er sieht auch nicht viel anders aus als nach seinen früheren Operationen, und Schmerzen hat er überhaupt keine. Das können doch genausogut Nachwirkungen von der Operation oder von der mangelhaften Ernährung der letzten Wochen sein. Das alles kann doch nicht ausreichen, daß ein Mensch sterben muß.
In den letzten Tagen ist mir klargeworden, daß es ein Fehler war, irgendwo im Laufe meines Lebens den Glauben zu verlieren. Ich habe nichts, an was ich mich halten kann. Wenn ich noch fromm wäre, könnte ich jetzt beten. Ich könnte den Herrgott bitten, mir meinen Mann zu lassen. Oder ich könnte versuchen zu handeln. Ihm ein Auge oder ein Ohr oder einen Arm oder ein Bein von mir anbieten. Oder eine Wallfahrt, auch auf Knien oder rückwärts. Oder einen neuen Altar oder ein Kirchenfenster. Wahrscheinlich würde das alles auch nichts nützen, aber vielleicht würde es mir Hoffnung geben.

Freitag, 7. 1. 1983

Ich habe heute nicht die Nerven, den Feierabend abzuwarten. Also mache ich früher Schluß und fahre ins Krankenhaus. Als ich in der Inneren Abteilung ankomme, sagt die Stationsschwester: »Ihr Mann ist vor kurzem hier eingetroffen. Er ist sogar zu Fuß gekommen.« Da muß es ihm ja ziemlich gutgehen.
Als ich in sein Zimmer komme, sehe ich, daß es ihm durchaus

nicht gutgeht. Er sitzt auf seinem Bett, blutverspritzt der Schlafanzug, blutverschmiert sein Gesicht, in der Hand eine Schale voll Blut. Eine Schwester stützt ihn. Der Blutsturz muß gerade erst aufgehört haben. Philip zittert. Ein Arzt spritzt ihm Valium. Gemeinsam mit der Schwester waschen wir ihn ab, ziehen ihn um und legen ihn ins Bett. Der Arzt gibt schnelle Anweisungen, wenig später ist Philip an den Sauerstoff und an die Infusion angeschlossen. Der Arzt nimmt Blut ab, mißt und hört ab. »Wir werden die Ursache des Blutsturzes finden«, sagt er. Ich frage mich, ob Philips Spaziergang die Ursache war. Kann man einen so schwerkranken Mann nicht im Bett oder im Rollstuhl transportieren? Ich erkläre dem Arzt die Schwierigkeiten mit der Ernährung in den letzten Tagen. »Das werden wir ändern«, sagt er.
Das Valium und die neue Umgebung haben Philip beruhigt. Vor dem Einschlafen sagt er: »Du wirst schon sehen, ab Montag läuft der ganze Untersuchungsapparat hier an, dann bin ich schnell wieder in Ordnung.«

Samstag, 8.1.1983

Als ich ins Krankenhaus komme, das gewohnte Bild. Philip sitzt im Lehnstuhl und wartet. Geduldig? Ergeben? Er hat keine Beschwerden und er hat keine Wünsche. Alles klappt. Die Flüssigkeit wird per Infusion zugeführt, die Ernährung über die Sonde, und zwar als Dauertropf angeschlossen. Das ist also des Rätsels Lösung, wie man beides vereinbaren kann und trotzdem den Zeitplan einhält. Ich habe drei große Blumensträuße mitgebracht und verteile sie im Zimmer. »Als Vorboten, solange es draußen noch keine gibt und solange wir noch nicht spazierengehen können.« Er lächelt, er sagt nichts, aber er freut sich. Ich erzähle ihm das Neueste aus dem Büro, von Dany, von der Katze Eduard. Langsam steigt seine Anteilnahme, und er stellt Zwischenfragen. Als wir auf das Thema »neues Auto im Frühjahr« kommen, wird er geradezu munter. Na also, offenbar kommt es nur auf das richtige Thema an.
Nach einer Weile schläft er ein. Ich lese. Zwischendurch wacht er auf und sagt: »Geh nicht weg, während ich schlafe.« Ich setze mich näher an den Lehnstuhl und halte seine Hand. Dann

schläft er weiter. Pünktlich zur Sportschau wird er wach. Offensichtlich klappt das sogar hier im Krankenhaus.
Ich stelle den Fernseher an und verabschiede mich. Auf dem Parkplatz treffe ich Michael und Hanah. Michael ist von seiner Reise zurück und möchte jetzt Philip besuchen. Also gehe ich mit den beiden noch einmal hinauf. Philip ist froh, daß er mit Michael sprechen kann, als Fachmann. Er erzählt ihm von den beiden Blutstürzen. Michael kann die Ursache auch nur vermuten. Er sagt, daß die Verlegung in die Innere Abteilung das einzig Richtige gewesen sei. Dann besprechen sie den neuen Behandlungsplan, der sofort gestartet werden soll, wenn Philip entlassen wird. »Es wird schon noch ein paar Wochen dauern«, sagt Michael, »aber dann fangen wir sofort an. Es wäre doch gelacht, wenn wir es nicht auch dieses Mal wieder schafften.« Philip sagt nichts dazu, aber ich sehe, daß er aufmerksam zuhört.
Wir merken, daß es Zeit ist, daß er sich wieder ausruht, also gehen wir. Dieses Mal frage ich Michael nicht nach seinem Eindruck. Ich will nicht, daß er lügen muß, und eine schlechte Auskunft ertrage ich auch nicht mehr.

Sonntag, 9. 1. 1983

Ich habe mir die Haare gewaschen und koche jetzt rasch ein Mittagessen für Dany und mich, ehe ich ins Krankenhaus fahre. Fünf Minuten nach zwölf läutet das Telefon. Egal, wer es ist, es muß schnell gehen, damit ich rechtzeitig fertig werde.
Eine mir unbekannte Stimme sagt: »Ich bin Dr. Kreisler, der diensthabende Arzt des Hans-Schubert-Krankenhauses. Ich muß Ihnen leider sagen, daß Ihr Mann soeben gestorben ist.«
Philip ist tot. Wie soll ich weiterleben?

Persönliche Erfahrungen mit Krisen

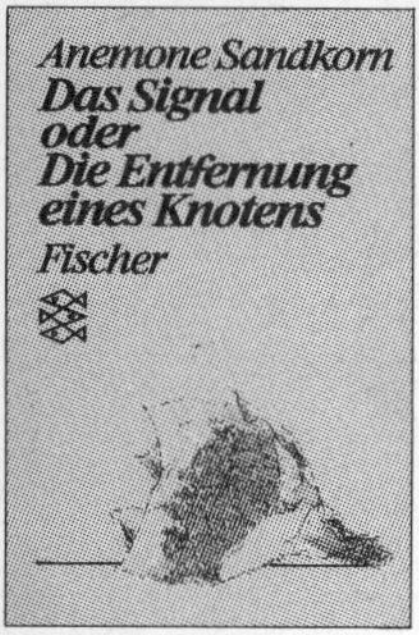

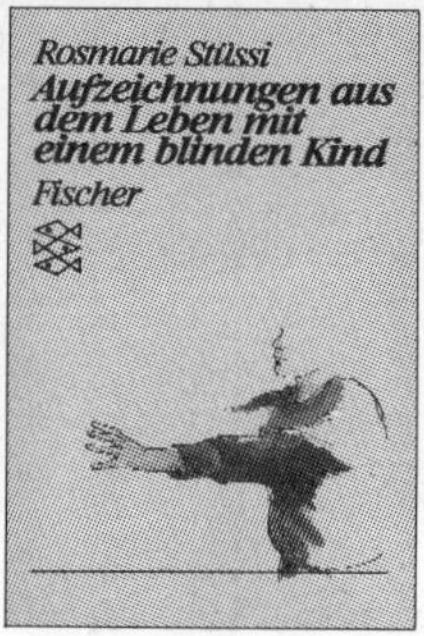

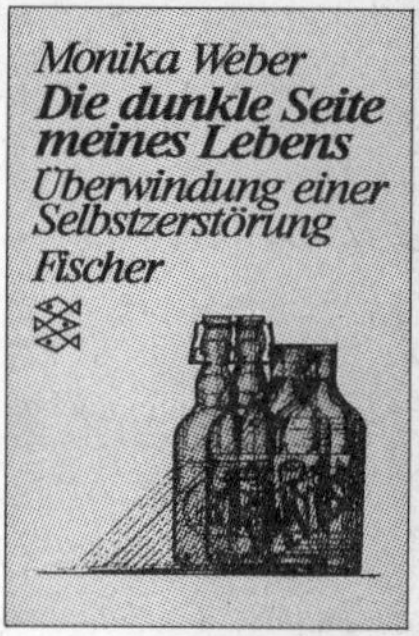

Marlene Lohner
Plötzlich allein
Frauen nach dem Tod des Partners
Band 3290

Hiltrud Minwegen
Mario
Von der Sucht zur Hoffnung. Band 3282

Heide Nullmeyer
Ich heiße Erika und bin Alkoholikerin
Band 3808

Elisabeth Opitz
Horch in das Dunkel
Ein Bericht über eine Depression. Band 5193

Nina Rempp
Schichtbarrieren
Von den Verständigungs-schwierigkeiten in einer Psychoanalyse
Band 3254

Anemone Sandkorn
Das Signal oder Die Entfernung eines Knotens
Band 3298

Kathryn Seidick
Mit den Anforderungen wächst der Mut
Band 3283

Lydia Stephan
Du hättest so gern noch ein bißchen gelebt. *Band 3297*

Rosmarie Stüssi
Aufzeichnungen aus dem Leben mit einem blinden Kind. *Band 3295*

Ingrid Tropp Erblad
Katze fängt mit S an
Aphasie oder der Verlust der Wörter
Band 3293

Valérie Valère
Das Haus der verrückten Kinder
Ein Bericht
Band 3828

Marianne Weber
Lernprozeß
Leben mit einem neuen Gesicht
Band 3291

Monika Weber
Die dunkle Seite meines Lebens
Überwindung einer Selbstzerstörung
Band 3285

Frank Wola
Sebastian, ich will es dir erklären
Anmerkungen zu einem Diebstahl
Band 3292

Laure Wyss
Ein schwebendes Verfahren
Mutmaßungen über die Hintergründe einer Familientragödie
Band 3526

Irvin D. Yalom/
Ginny Elkin
Jeden Tag ein Stück weiter
Die Chronik einer Therapie
Band 3251

Fischer Taschenbuch Verlag

fi 26 / 4 b